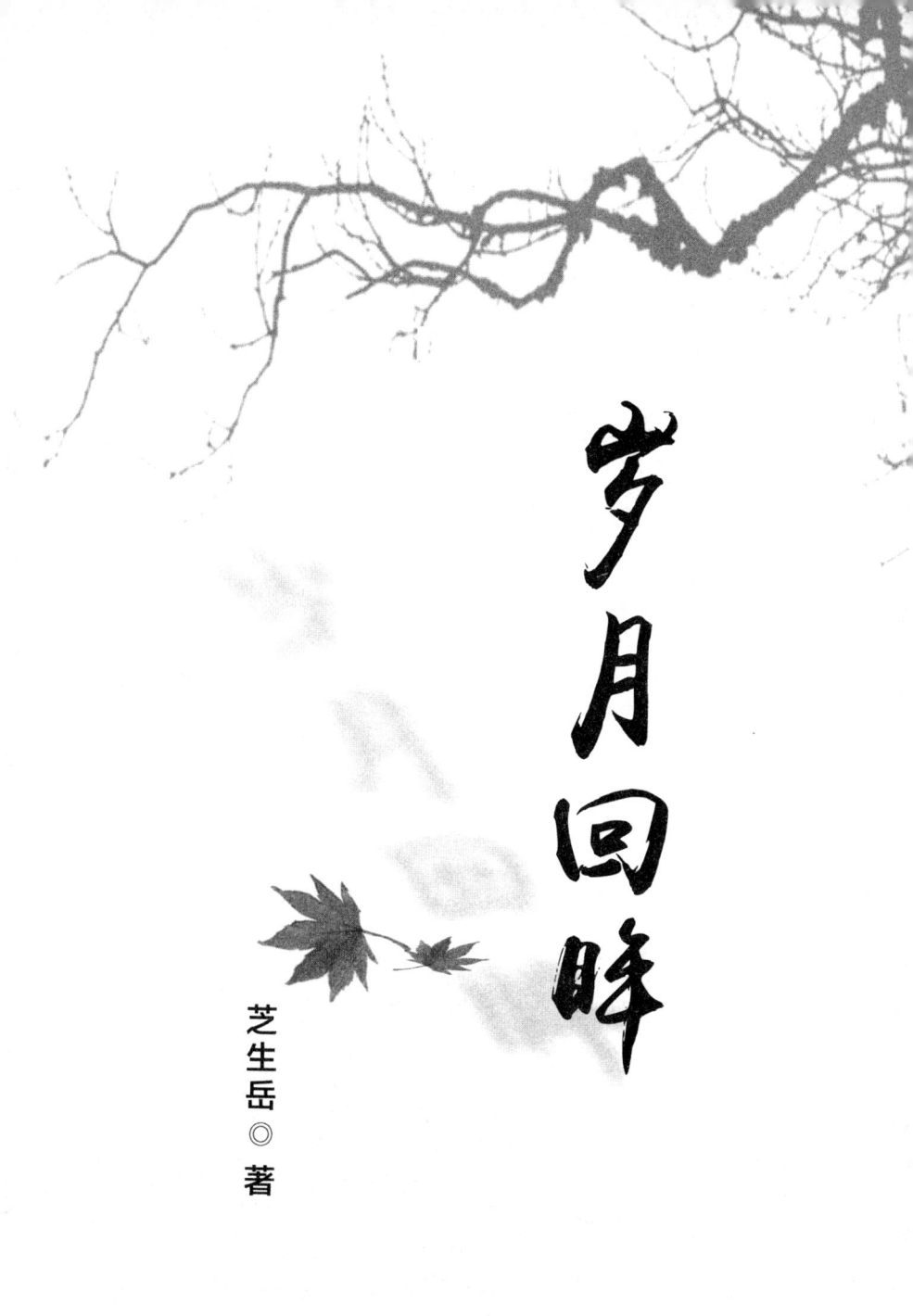

岁月回眸

芝生岳 ◎ 著

甘肃人民出版社

图书在版编目(CIP)数据

岁月回眸 / 芝生岳著. -- 兰州：甘肃人民出版社，2016.12(2022.1重印)
ISBN 978-7-226-05052-1

Ⅰ.①岁… Ⅱ.①芝… Ⅲ.①芝生岳—回忆录 Ⅳ.①K825.46

中国版本图书馆 CIP 数据核字（2016）第 297342 号

责任编辑：牟克杰
封面设计：梁　楠

岁月回眸

芝生岳　著

甘肃人民出版社出版发行
(730030　兰州市读者大道568号)
三河市嵩川印刷有限公司印刷

开本 880毫米×1230毫米　1/32　印张 8.5　插页 2　字数 222千
2016年12月第1版　2022年1月第2次印刷
印数：501~1500

ISBN 978-7-226-05052-1　　定价：48.00元

编 委

策 划：沈明永

顾 问：范多旺　高延新

编 辑：张旭文　芝生郁　聂明利　祁国良

　　　　王显瑞　芝永斌

前　言

　　从懵懂无知的童年到步履蹒跚的耄耋之年，一生中在心底沉甸甸的"陈芝麻烂谷子"，时常盘旋在我的脑海里，挥之不去，静心梳理思绪，写出自己平凡的经历，也算是了却了自己的一片心愿。人老了，总喜欢怀旧，喜欢诉说，总想与亲人、挚友相聚在一起，回首逝去的时光，回味过去的人和事。然而，人事变迁，老朋友相聚谈何容易！经历的事情太多太多，能够倾诉的人却日渐减少。

　　这部回忆录，是以时间为序，从20世纪30年代我的儿时开始，至今已经跨越了多半个世纪（1939年—2016年），平铺直叙一些生活、学习和工作中酸甜苦辣的琐事，还有我想，在记录自己的人生历程的同时，尽可能地在人情世故中，把怎样奉行和传承中华民族的孝道文化，怎样珍惜亲情，怎样明理做人等方面，提供一些材料以及见解，深望自己的子孙们吸取应用，对自己的人生将会有所裨益的。我也深信，当子孙们果真了解父辈、祖辈过去的生活，读懂了我的"回忆"内涵，他们定会代代相传，受益终身，增光门庭。

2016年9月26日

芝生岳先生一生从事教育工作已逾四十年,浇灌、耕耘、颇多建树,诚为教界楷模。平生学行,从《岁月回眸》中可窥其一二。今天此书行将出版,不但是他自己的一件大事,实乃我县教育的莫大光荣、可喜可贺,故书此以纪之。

沈明永题记
二〇一六年九月二日

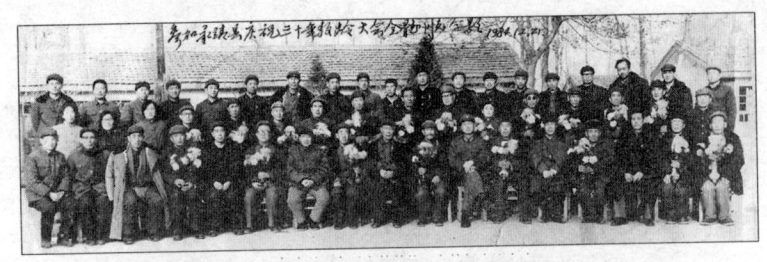

1984年全县30年以上教龄的52名教师合影留念

前排左起1.祁国润9.王世新10.王万宝;中间左起7.何世安9.肖绍周10.何世栋12.肖怀圣;后排左起11.芝生岳(其他教师姓名不详)

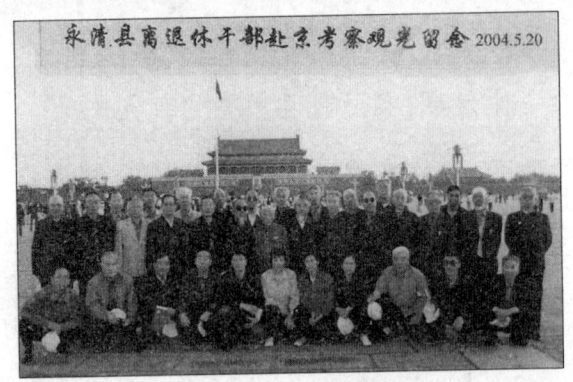

参加者前排左起1.金永歆4.李继哲;中间左起3.罗发秀10.谢延忠、12.谢莫惠;后排左起1.祁国润3.周仲才4.白树德8.芝生岳(其他干部姓名不详)

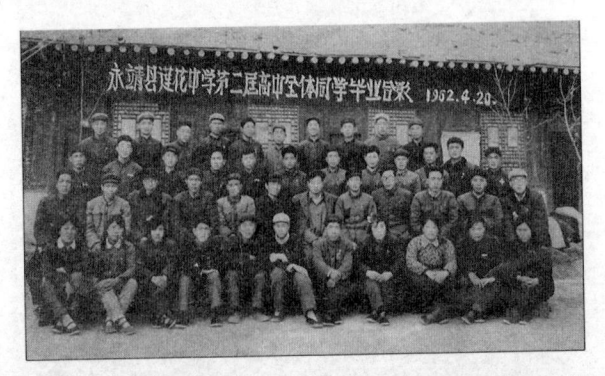

永靖县莲花中学第二届高中全体同学毕业合影,参加的老师有前第二排左起张世清、赵连礼、未一功、王世新(校长)、杨光跃(书记)、张入斋(校长)、邹化伯、陈忠庆、蔡亚平、郝文智、杜老师、薛斌林

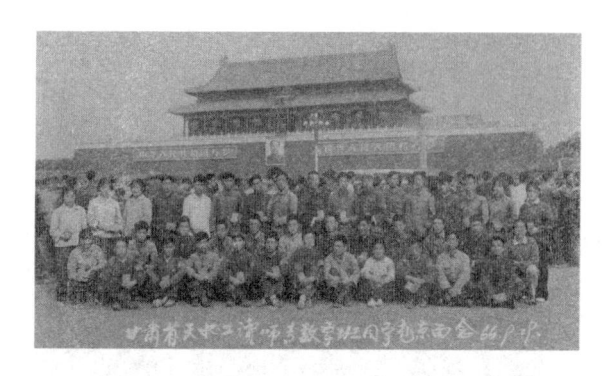

前排左起：1.韩翠英 3.崔腾武 5.王香和 7.吴思敏 8.周生录 9.芝生岳 10.张英才 12.李雪儒 13.张宏训 17.张治江 18.牟正甲等，后排左起：1.马彦 2.李富富 3.张芹芳等

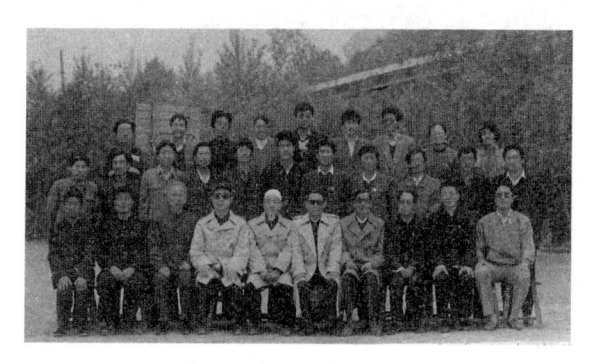

州县督导组与九中全体教师合影

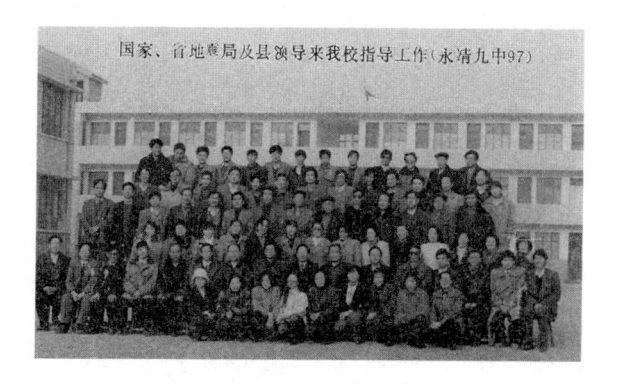

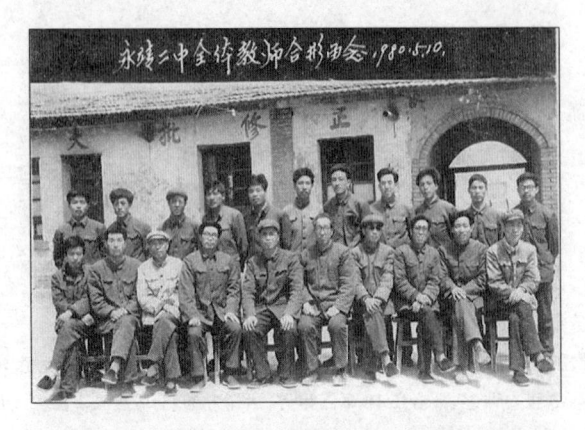

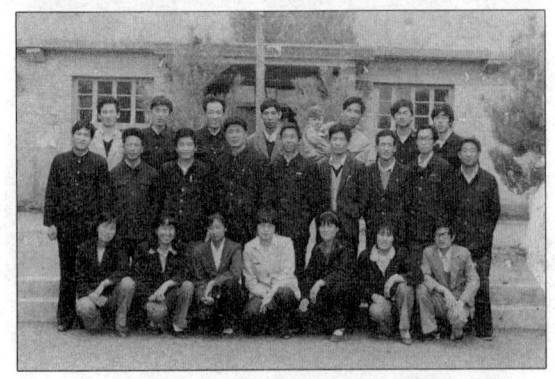

永靖五中全体教师合影(1988年)

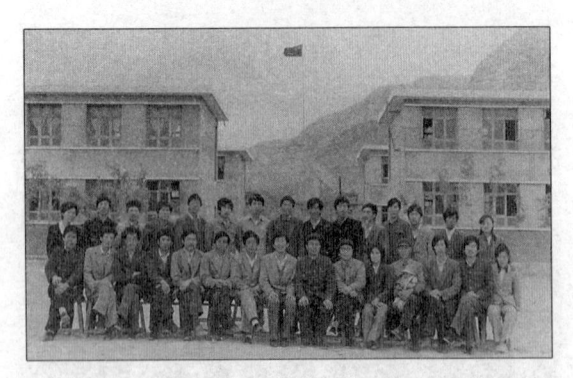

永靖九中全体教师合影(1989年5月16日)

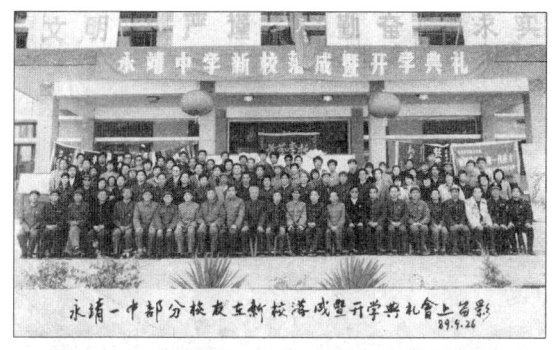

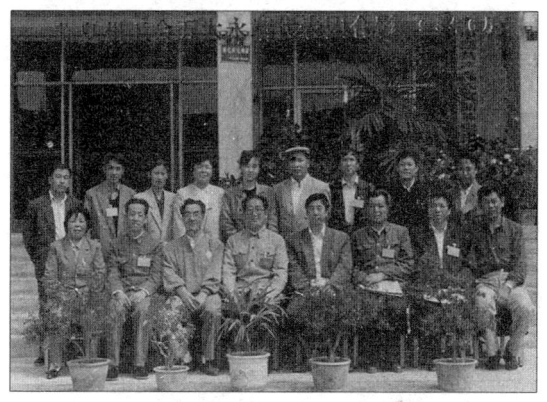

1993年参加州工会五大会议时的合影

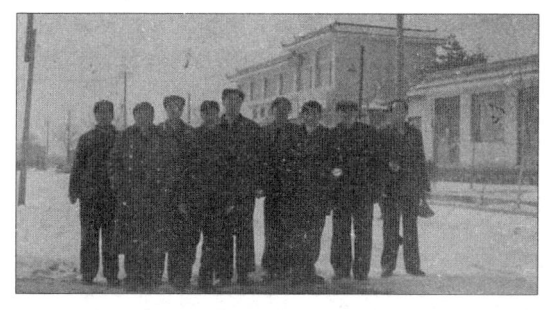

2005年农历正月初九,接迎高白村秧歌去刘家村时与村里老年人合影留念,他们是(左起)芝世贤、肖怀智、芝生郁、肖怀仁、芝生岳、芝生菁、肖怀儒、芝生堂、芝生斌

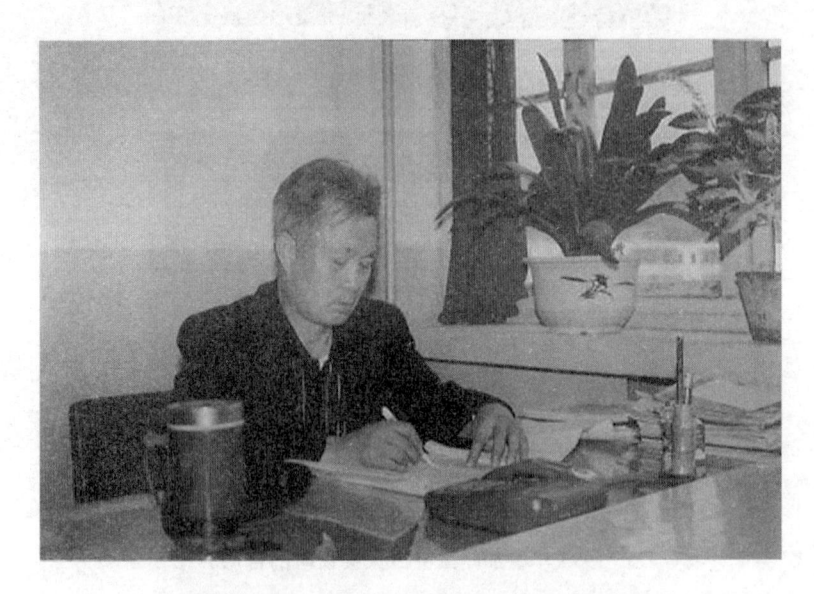

全国优秀教师 甘肃省优秀教师标兵 中学高级教师
（图为1996年在永靖九中工作照）

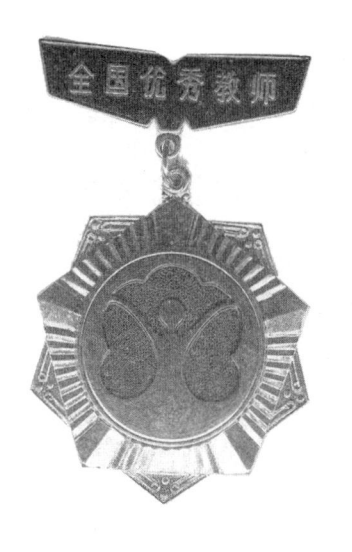

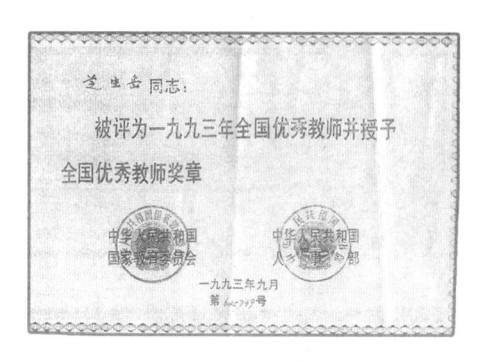

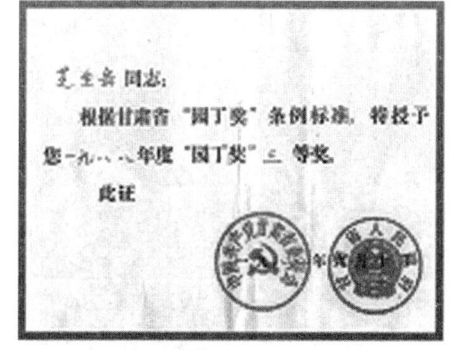

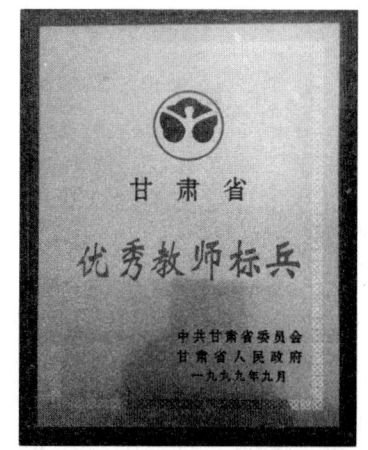

1999年获优秀教师标兵奖

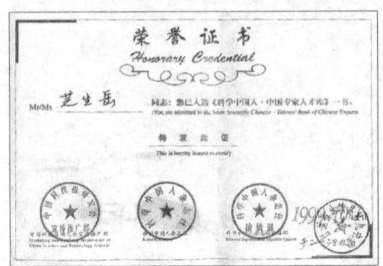

《入选科学中国人·中国专家人才库》

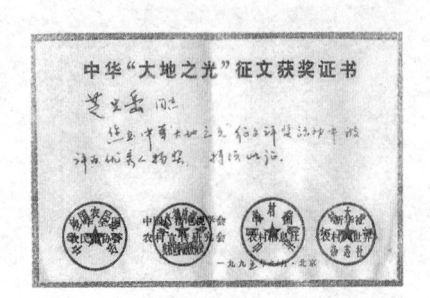

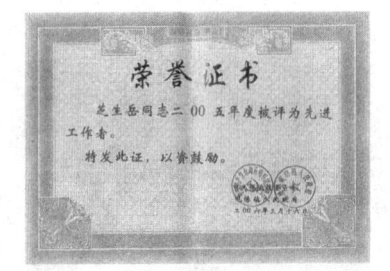

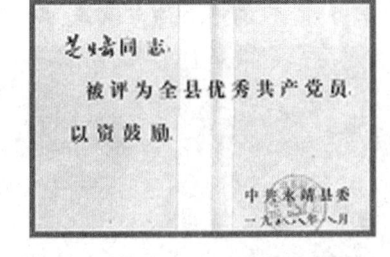

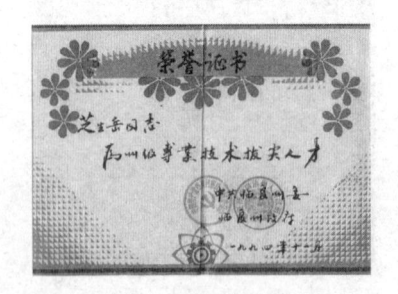

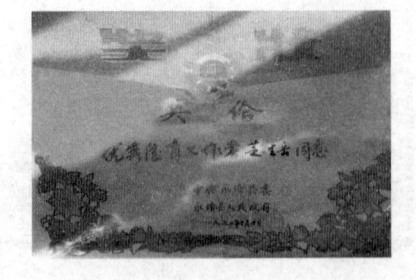

序 一

范多旺

  芝生岳老师打来电话，嘱我为他的《回忆录》写序，我真的感到诚惶诚恐。芝老师是我初中、高中的老师，老师向学生提出这样的要求，矛盾的心情顿时产生。答应吗，真有些冒犯，不答应吗，老师向我提出要求，却之不恭啊。通过反复思考，最终还是答应了。老师仍然是老师，老师的人生价值学生们可以来评。这样的联系沟通还能缩小师生之间的距离，增进师生之间的感情，何乐而不为。

  据我所知，芝老师1966年从天水师专进修毕业后，被分配到新建的陈井农中，他是我农中的第一任老师，我是农中的第二届学生。当时农中条件很差，就说吃饭，没有炊事员，老师亲自到沟里挑水，自己做饭。农中4年，到1970年，农中开始搬迁，并把农中县上批成"永靖二中"，成了完全中学。这样芝老师又成了永靖二中的第一批老师，第一任校长，我也成了永靖二中的第一届高中生。谈起二中的教学工作，芝老师挑的担子够重，根据当时的处境，一面学校搬迁搞修建，一面组织师生上文化课等，真是万事开头难。芝老师在农中和二中的十四年，他呕心沥血，一心扑在学校里，在他组织带领下，加强学校管理，完善各项制度，强化德育工作，还有突出的一面，带领师生削山填沟，拓宽了校园。把原来6亩多的校园扩展成30多亩。新建的二中不断发展壮大，到1980年当他调离二中时，真不亏为县上的二中，它的规模仅次于县一中。我与芝老师相识在上中学年代，直到今天，已有四十几个年头了。期间，我与老师的交往便一直不曾间断。恩师平生从事教育事业,他在永靖县是很有名气的好老师、好校长。我也相识几位他的同事,都说芝老师的业务、管理能力相当强,我深信他们的评价。芝老师有朴实耿直的精神品质,不流俗套的独到见解,自身具备深厚的文化修养。在他门下走出的无数永靖学子,遍及省内外,给他冠名"桃李满天下"是恰如其分的。

最近,年近八旬的芝老师把自己平时所写的文字集结成册,这也很符合老先生所说"求精神生命之不死"的人生愿望。人的肉体生命终有完结之日,渴望永恒是人之常情。而精神的传递,就是这鲜活泼洒的笔墨文章了。翻开芝老师写成的《回忆录》,看看这低声细语、娓娓道来的朴实无华心灵独白之吟唱,那也是人生一乐。读着书稿,我发现原来这是一种整理自己记忆的探索体验。芝老师是一个大有智慧的老师,是一个豁达自信的老师,因为他在教育岗位三十多年的时间里,每天都生活在天真烂漫、朝气蓬勃的学生中间,生活在有知识有文化有修养的同事中间,精心地呵护着祖国的花朵拔节绽叶、次第开放。我看到书中节选的永靖县志记述芝老师:每到一校,率先垂范,调查了解,对教师量才适用,建立健全规章制度,稳定教学秩序,调动人的积极性,鼓励教师爱岗敬业,多渠道培养提高。真是如此,他是含着喜悦,带着憧憬,引导帮助着永靖县的学子茁壮成长,这中间的松土除草、剪枝打药,虽然不无辛苦,但在前些年生活并不富足的环境中,一个个可爱孩子的健康成长不就是让他欣喜的事吗?从《回忆录》知道芝老师童年饱受疾苦,早年丧父,在艰难岁月中,靠母亲拉扯下度过学子生涯,在他心灵深处埋下了中华孝道的种子;在《回忆录》中他对去世亲人们的一一缅怀,充分彰显了他既是一个尊亲孝道,明礼诚信的文化人,又是一个坚持感恩图报,重视亲情可贵的楷模者。

他年轻时工作在我的故乡山区陈井十多年,后又调到五中、九中等地任校长近二十年,对于芝老师的调动,不是新校初建,就是后进学校的转变，那里有了困难，组织上把他调到那里，可他毫无怨言，服从组织的决定。他也不辜负组织的重望，每到一个学校，那个学校就会开始向好的方面转变。所去了的五中、九中就是如此。

2000年9月芝老师退休了，他从教37年，根据《回忆录》所写，他在教学、育人、管理等方面的经验不外乎三个方面：一是靠制度、靠纪律；二是靠学习、靠理论；三是靠团结、靠自觉。责任担当，尽职尽责是他的本色。另外，芝老师还给自己定了两条不成文的规则，一是要求师生做到的自己首先要做到；二是不当甩手掌柜，不脱离教学第一线，因而他从教开始到退休，一直担的是初三或高一的政治课，他的讲课还条分缕析，通俗易懂，深受学生欢迎。退休后，与自己朝夕相处、情深意长的同事、族人、乡亲相处，自得其乐，可谓知足常乐也！

芝老师是永靖县、教育战线上的老园丁，37年如一日，他的朴实无华、实实在在、默默奉献、从严治校、以身作则，善于用人、团结奋进的高贵品质和领导能力，赢得了教育部门的很高评价，1993年被国家教委评为"全国优秀教师"。

回味老师所书写的这一道道亮丽的人生风景，便是老师在多半个世纪辛勤耕耘、无私劳作奉献过程中思想的火花，工作的结晶，刻苦的成果，人生的真谛！它既是一位教书育人者成长的轨迹历程，也是一位经历了生在旧社会、长在红旗下的长者的工作过程和幸福生活的记录，更是活生生的人生艰难历程的真实写照，给后人留下了弥足珍贵的精神财富。

让我再一次气定神闲，静静阅读，用这些平铺直叙的文字触动我心灵与其共鸣，去领略芝老师的家风人品，人生价值，可谓甚幸哉！

是为序！

2015年9月16日

（作者为兰州交通大学教授、博士生导师）

序 二

高延新

  芝生岳老校长写回忆录,嘱我作序,我欣然接受了这一任务。
  芝生岳,人们称呼他"芝老师"或"芝校长"或"老校长",这是因为一方面他当了三十多年的中学校长,其中二中14年,五中8年,九中12年,另一方面他确实是我县教育系统公认的具有辉煌成绩的好校长。
  芝校长既是我二中的老师又是我五中的老领导,更是我多年的朋友,我还担任过教育局领导,所以我才敢说,对他是比较了解的。他是中共党员,中学高级教师。从教30余年,吃苦耐劳、勇于奉献、治教有方。平时作风朴实、待人诚恳、秉性端正。每到一校,从我做起,调查研究,建立健全规章制度,稳定教学秩序。1988年荣获省园丁奖,1993年获全国优秀教师奖,1994年评为全州技术拔尖人才,1999年被评为省优秀教师标兵。
  芝校长的回忆录,比较详细具体的记录了他一生的工作、生活、家庭情况,以及对一些事物的看法和退休后的所作所为。所有这些都是平平常常的事。芝校长是永靖县岘塬镇芝家湾人,他的家乡怎样演变,他的大家族、小家庭,他在二中、五中和九中三所学校工作情况,退休后的走亲访友和外出旅游等内容,都如实地记录在册,没有隐瞒、粉饰、吹嘘、夸张和造假,一就是一,二就是二,这体现了一个人、一个中学校长、一个普通党员的朴实与真诚,这是弥足珍贵的。

芝校长的回忆录中，他非常深情的回忆了自己的大家族、小家族和小家庭，特别浓墨重彩的是，他的祖父、他的母亲和他主导下的家庭门风，即忠孝传家，字里行间透露出他深受儒家孝道和大专院校文化的熏陶，也可以肯定出身于书香门第的他立志要把中华民族孝道文化传承下去，为构建和谐家庭和社会作出自己的努力。

芝校长是一位普通的中学校长，他当校长，始终奉行"三苦"精神，校长苦抓、老师苦教、学生苦学。他的这一精神成就了二中、五中、九中三所学校的新建、壮大和辉煌，成就了我县一大批人才。芝校长不是高级别的领导，不是大人物，就是平凡岗位上一名普通的教育工作者，他工作体现的是人们称道"老黄牛"和"螺丝钉"精神，正是"把有限的生命投入到无限的为人民服务中去"的具体实践。

在芝校长的回忆录中，除了写工作的实事，也写出他工作方法的失误和缺点，对有些同事、学生、家人武断和粗暴方式，并真诚提出道歉。这些内容的和盘托出，我认为他是襟怀坦荡、心底无私的人。如果用两个字来概括，那就是"诚"与"信"。人无信不立，人不诚无交，这是值得我们赞许和学习的。

芝校长已经78岁的高龄了，但他退休后生活很充实，除了享受天伦之乐，他常走亲访友、外出旅游，他看新闻、看报刊、看书籍，仍在学习社会学、政治学和历史。他并没有打麻将、打牌、下棋等爱好，他追求的是高雅的生活情趣。

在永靖县教育界，凡与芝校长共过事的人，凡了解一些他的工作和生活情况的人，以及今后读过他的回忆录的人，都会由衷地认为，芝校长是个好人，是把自己毕生精力都贡献给了党和人民的教育事业的人，是为我县培养出一大批人才的人，不是追求名利的人，是一个好同志、好校长，是一位优秀的基层领导干部和忠诚的党员。

衷心祝愿芝校长晚年幸福,衷心希望并诚恳建议很多退下来的老同志,也写写回忆录,告诉年轻人本地真实历史,继承和发扬优良革命传统,弘扬中华民族的优秀传统文化。

2015 年 9 月 26 日
(作者为永靖县教育局原局长、永靖县人大常委会原副主任)

青山依旧夕阳红
——读《岁月回眸》校稿口占

刘学忠

岁月回眸见神怡,培桃育李兴社稷。
赤橙黄绿风河谷,春夏秋冬铁心犁。
即使连林人不觉,何以独树众乃奇?
夕阳当是经年洒,惟叹出墙杏一枝。

2016年 夏

作者为全国优秀班主任,中学高级教师

目　录

第一章　童年、少年的经历 ………………………………… 1
第一节　落后的旧社会 ……………………………… 1
第二节　新中国的成立 ……………………………… 4

第二章　读书生涯 ……………………………………………… 9
第一节　读私塾(1949年—1950年) ……………… 9
第二节　上陈张家初小(1951年—1954年) ……… 10
第三节　读两年的白塔完校 ………………………… 13
第四节　上初中 ……………………………………… 14
第五节　艰难的高中生活 …………………………… 19
第六节　回家后的社会实践活动 …………………… 25
第七节　上天水师专 ………………………………… 28

第三章　我的教学生涯 ………………………………………… 31
第一节　办起了肖赵家民校(1963年—1964年) … 31
第二节　陈井农中(1965年—1969年) …………… 33
第三节　永靖二中(1970年—1980年) …………… 35
第四节　永靖五中(1980年—1988年) …………… 60
第五节　永靖九中(1988年—2000年) …………… 71

第四章　我的家乡、家族和家庭 …………………………… 124
第一节　我的家乡 …………………………………… 124

第二节　芝家湾福神庙 ············ 132
第三节　芝氏大家族 ·············· 136
第四节　芝氏家庙 ················ 142
第五节　家族中的二房分二支脉 ······ 145
第六节　同舟共济之家 ············ 147
第七节　小家庭 ·················· 150
第八节　我母亲管理下的家庭 ······ 153
第九节　变革中的家庭 ············ 158
第十节　对亲人们的缅怀 ·········· 173
第十一节　感念 ·················· 195

第五章　退休生活 ················ 202

第一节　回忆实践
　　——感悟人情世故 ············ 202
第二节　读书养身,联络感情
　　——领略人生快乐 ············ 222

附　录 ·························· 233

附录一　提高教师素质,搞好学校管理
　　——三十年学校管理工作浅谈 ·· 233
附录二　《呕心沥血育人才》
　　——记全国优秀教师芝生岳 ···· 235
附录三　业精于勤　拥抱成功 ······ 238
附录四　州教育志人物栏目对我工作事迹的刊登
　　································ 239
附录五　县志人物栏目对我人生的刊登 ·· 240
附录六　我的读后感 ·············· 241

附录七　甘为清贫苦为乐　言传身教育新人
　　——永靖五中校长芝生岳同志先进事迹 242
附录八　丹心育桃李　粉笔写春秋
　　——永靖九中校长芝生岳同志纪实 247
附录九　生平简历表 252
后　记 255

第一章　童年、少年的经历

第一节　落后的旧社会

四九年以前,由于经济落后,在农村农民们只是依靠少量的土地谋生,由于生产力水平低下,劳动收获少,很多人吃不饱,穿不暖,农民们多半过着半饥饿的生活。旧社会的落后,真如解放初所唱的"旧社会好比是黑咕咚咚的苦井,井底下压着咱们老百姓,妇女儿童在最低层。"

一、我的出生

1939年4月1日(农历二月十二日),我出生在永靖县原白塔乡岘塬芝家湾村一个农民的家庭。我是我母亲的第三胎,前两个都在月子里夭折了。夭折的原因:由于接生的落后,刚生下的婴儿在白土里打滚,没有什么消毒药品和器械,所以一种叫"落地风"的病症害了许多婴儿的命。我出生后,父母怕我生这种病、怕不吉利,根据我们当地的习俗,就在月子里给我在耳朵上扎戴了耳环,据说戴了耳环可保平生无疾,长命百岁。耳环一直戴到12岁,人们一见到我就叫"贵气娃","命大的很"。并且还要揭开衣服看肚皮。看肚皮的原因是我肚皮上有特殊的标记,肚皮左边并排长着三个瓜子大的黑痣,一个形似三角形图案,一个是两个黑点组成的图案,一个是四个黑点组成"口"字图案。当时人们猜测是藏文。七八岁时,我父亲专门背着我到白塔寺活佛雍太爷跟前询问和算命。太爷一看,就说我命大,但图案不是藏文。到了三十岁,那三个黑痣逐渐模糊不显了。

二、运气好，有惊无险

1942年我三岁时，有一天大我七岁的二姐拉秀抱我到麦场上跟几个小孩子玩耍。当时没有什么安全防范措施，不料我掉到6米深的水井里，幸好井里的水几乎没了，只有十几厘米的水深，当时吓坏了我二姐，一边哭，一边她疯了似的跑去叫我娘。我娘一听，也疯了似的从200多米处跑到井边，往井里就跳，被人们拦住了。紧接着，人们用背笼把我拉上来。当时母亲不顾一切地把一身泥水的我抱在怀里，边哭边喊老天爷……全家全庄的人都前来救我，而我被父亲擦洗之后活蹦乱跳，一点事都没有，村里人开玩笑说"尕水坑或缸里净了一下"。

三、陪母亲哭泣

1946年我兄弟（迎安）降生了。母亲坐了半个月的月子的时候，比迎安大五岁的哥哥害病了。当时庄村上缺医少药没有看病的条件，多半以迷信的方式或土办法土方子来治疗，我得病的弟弟就吃了这方面的亏而夭折了。当时我母亲悲痛得喊天呼地，她的哭声使全家人更加悲伤。7岁的我也整天陪着母亲哭。看到这个样子，亲戚党家们纷纷来我家看望和安慰我母亲，希望我母亲能节哀。因为一般情况下，月子里过于痛哭容易造成病，正如常言说的"月间病，金针、银针挑不尽"。就因为这个，我母亲30多岁就得了顽固性"风头病"，一年四季戴帽护头疼。后来为了照顾母亲和刚出生的小弟，我父亲把我的一个堂外婆接到我家。此次痛苦悲伤的经历，让我感到活人的艰难，也使我幼小的心灵受到了一次很深的创伤。

四、韩起功抓兵

1948年到1949年，马步芳在西北任国民党的行政长官，为了扩兵，他派下属韩起功在河州（临夏）地区招兵。说是招兵，其实是先雇兵，雇兵不成就抓兵。当时他们喊出的口号是"抓走羊羔大羊跟"。一开始,为了躲避"抓兵"这个祸事,生繁哥带我们三兄弟(生良哥生郁弟)在门前沟的水洞(水冲的)里躲了几个晚上。后来形势越来越紧张,我家人口多,非要个当兵的不可。没办法,我父亲只能雇兵顶替一个名额。但必须是自己人先报到,再雇人顶替。于是我父亲先带我这个还不满10岁的人到赵保长家报到。全保共报到20多人有青壮年有小孩,然后再到白塔区报到,最后到莲花县城。到了县城我们住在县城公房,天亮时,我发现我母亲在我们临走时给我的一块银圆被人偷了,气得我只哭。当时,我父亲不但没骂我,还哄我别哭。当天中午,我大哥带着雇上的兵(我们村里芝世华的父亲)来换我,下午,父亲、大哥和我一同回家了。回家时,家里家门口像接待贵客一样等待我。母亲一见我,含着泪把我抱在怀里,还说:"我娃就像当了一趟兵,上了一次战场一样啊!"

五、有了读书的念头

1949年春天,二哥把我和大嫂送到兰州。我们住在兰州庙滩子的出租屋里,大哥就在附近的军用被服厂里上班,晚上回来。原打算让我上小学,可是报名没几天,当时宣传说:"光阴乱了,共产党快打到兰州了"(兰州未解放前夜),并赶紧把我和大嫂要送回老家,这样我就失去了上学的机会。在回家前,大哥带我和大嫂从兰州的河北乘坐东洋车(马拉车)通过黄河大铁桥,然后徒步走到城里头游览观看了兰州的一些名胜古迹,然后又到五泉山、白塔山。现在回想起来,虽然在兰州念书的梦没有实现,但我从此以后心里萌生了想念书的念头。通过这件事我非常感激大哥对我的疼爱之情。直到今天此情此意难以忘怀。

六、观看罗家洞善会

每年的农历三月二十九是罗川村罗家洞寺佛教善会,是喇嘛念经跳禅,四处的善男信女们前来敬香叩头的民间佛教活动。社会上的闲散人、买卖人们也来观看、作生意。我有一个优越条件,我二舅是本寺的喇嘛,罗家洞上有家院有僧产。1948年的罗家洞善事,母亲引我到舅家吃住游玩。因社会落后贫穷,转的人群中常见光着屁股的十二三岁的男女青少年。一次我亲眼见到一个十多岁光着屁股的少年,不知什么原因,被人打得皮破血流,并大声哭喊,也不见家人监护。当时周围人只有围观,没有一个护救的人。此情残状,可看出当时社会的落后,我的幼小心灵里也感到很不平静。

七、二哥坐山庄

我父亲和叔叔二人同家之时,全家人口已近二十口之多。1949年春二哥生繁(此以叔伯哥兄排行称尊)带着二嫂和两个侄儿(祥善和山祥,大侄儿祥善4岁,小侄儿山祥1岁)到陈井的褚家岑村去坐山庄。当时的年代,有些家庭好的人家,外出创业坐家也叫坐山庄。二哥们先租了竺姓一家的十亩左右的山坡地耕种,准备那里安家落户。把我带去带看两个侄儿,我抱了四个月的侄儿,1950年春回到了老家,开始上私塾。褚家岑租种了两年的庄稼,到1951年秋,因搞了土地改革,土地变成了集体所有,所以二哥二嫂带着两个侄儿回到了老家,1952年我们跟叔父分家居住。

第二节　新中国的成立

1949年10月1日新中国成立,从此,中国结束了一百多年来被侵略奴役的屈辱历史,真正成为独立自主的国家,中国人民从此站了起来,成了国家的主人,使中国找到了实现民族振兴、文明复兴的正确道路。1949年8月22日我们临夏地区解放了,这比全国解放早一个多月,新中国成立后,临夏也走上恢复经济,搞好生产建设的道路,真是解放了,天亮了,落后的旧社会一去不复返了,新中国一天一天的发展了。

一、扭新秧歌

1949年新中国成立,全国解放了,农村到处出现了欢欣鼓舞的景象,真是翻身农民把歌唱。为庆祝新社会的到来,为庆贺各种大型会议的召开,农村组织了新秧歌队。当时提倡反对封建思想,提倡男女平等,要求有些新婚夫妻,有些缠足的小脚女人都要参加,白天组织青年男女装扮成工农兵形象敲锣打鼓、扭秧歌。那时我们刚上小学的青少年学生也参加到新秧歌队里。每当秧歌队出行,我们排在最前面,高举着五星红旗,打着毛主席和朱德总司令的像,还唱着新的歌曲,首唱的是:"东方红太阳升,中国出了个毛泽东,他为人民谋幸福,他是人民的大救星,呼尔嗨呀,他是人民大救星……"

二、跟母亲给小弟看病

1950年秋,我一岁的小弟(因智)头上出了个疮,病情使小弟昏迷不醒。头天晚上家人用迷信的方式治疗无效,第二天母亲骑着驴抱上小弟,我跟在后面到白塔寺去看病。那时刚解放,没有正式的医院和大夫,看病只能到20华里的白塔寺(集市贸易)去看,那里有私人的药铺和大夫。我们到仁大夫诊所去看,仁大夫确定为脑疽病症,当时给小弟喝了药,病情立即好转,然后抓了几付草药回家了。全家人一见小弟病情好转,便欣喜若狂,父亲还说了句"总算捡回了一条命"。

三、我跟叔父送军鞋

1949年后,由于建国初期,经济条件落后,资源紧缺。1950年政府安排农村妇女做军鞋,支援军队。我们村安排的任务是每家的每个妇女做一双军鞋。做鞋的鞋面布由政府发给,其它的布料由妇女们自备。当时我叔被选为农村的农民代表,任务是把每家做好的军鞋收起来,统一送交给当地的区政府。收起军鞋后叔父和生英哥(家名富贵)二人用筐子担着去交给当地政府,我也跟着去。我去后,心里想着去白塔集市玩一趟,能跟叔父到馆子里吃顿饭。当时的区政府设在白塔寺(现已成库区),离家20华里。当时做军鞋所唱的一段歌曲是:乡呀村里的妇女们,快啊起来,解放军走路真正快,快快地做军鞋,哎哟,快快地做军鞋……

四、分家

1952年,我三个兄长已成婚,有子有女,同家已有20多人,此时我父,我叔商议把大家分成了两个小家庭。分家时在家族老人的主持下,把祖业、家产一律各分一半。两家各分得土地50多垧。全家耕畜五个(三个驴、两头牛),我们家多分得一个驴,即:一头牛两个驴,叔父家分得一个驴、一头牛。房屋各分10间左右。羊各分10多只。分家时各家人口:叔父家7人(叔父、两个哥、一个弟、一个嫂、两个侄儿),我们家14人(父母亲、我们弟兄5人、三个嫂子、一个妹子、一个侄儿,两个侄女)。分家时,我父亲49岁,叔父47岁。当时博得村上人们的好评:"弟兄俩和和气气的同家站老了"。这样的和气团结对我们本村来说是难能可贵的。

1. 分家后的犁地:两个哥经常在外,这样在家的50多垧土地的耕作就靠父亲,当我为了替父亲耕地,就跟着生繁哥偏工耕我家的土地。

2. 分家后的放羊:我家10多只羊的放牧任务就落在我身上,我和生良哥偏工轮流放羊,你一天我一天。在庄村北面和西北面的哇跟山尕晒山、小花路山、大花路山,还有村东的古城咀沟,村西南面的门前沟、吊崚沟、山至沟、盐沟、端咀沟等我因放牧都跑遍了。

3. 分家后的驮粪:一年积攒的家肥料,冬季给50多垧土地要送粪,我也替父亲赶着两个毛驴往地里驮粪。当年我搞这些家务的辅助劳动,年龄在14岁,这对我当时的上小学读书来说,就形成了拿现在的话说:"半耕半读"。因而学习上受到了一定的影响。

五、给小弟既当哥又当姐

1952年我母亲又生了个妹妹,这时我们家三岁以下的小孩有五个,1949年出生的小弟不到三岁,1951年两个大嫂同年生的侄儿满开、侄女尕豆,还有二嫂同年生的侄女都不到两岁,加上出生的小妹,这五个小孩,我和父亲,轮着抱着,一直抱到三岁。小弟在几个小孩中大两岁,我对小弟带的比较多一些,所以人们把我既叫小弟的哥,又叫小弟的姐,姐者,意味着抱娃引娃。这里不幸的是我二嫂生的侄女和我的妹妹后来都夭折了。

六、搞土改 划成分 分田地

1950年共产党刚建立政权不久,一面派干部搞所谓的土地改革,一面成立了农会组织。农会组织中的农会主任配合派来的工作干部负责村上的主要工作。当时土改工作中的主要任务:一是划农民的家庭成分;二是斗地主、分田地;三是清理各种反动会道门。(一)当时农民的家庭成分以财产土地的多少,以负高利贷的多少,受剥削量的多少而划分为:雇农(没有土地、出买劳力,受顾工剥削者),贫农(有少量土地,出买劳力,受顾工剥削者),中农(有一定的土地耕作,不出买劳力受剥削的殷实家庭),富农(土地较多有顾长工的剥削者),地主(土地多,有顾长工剥削,有放高利贷者)等成分;(二)斗地主主要是没收地主的财产土地,分给雇农和贫农。我们村只有一户地主是肖怀儒家,一户富农是肖怀璧家,(三)清理各种反动会道门,什么"大刀队、良心道、哥老会等"。土改后整个农村的农民都分到了土地,算是实现了"耕者有其田"。1963年以来的"四清运动"和到了"文化大革命",农村的农民阶级家庭成分以错划漏划为理由,又划分为贫农,下中农、中农、富裕中农或叫上中农、地主(漏化地主)等。我们家的成分原来的中农划分为下中农(包括生良哥家)。当时提出的农村政策是:依靠贫下中农,团结中农,限制富农,打击地主。到了"文化大革命"又提出:地、富、反、坏、右五种人为专政的对象,成了黑五类,挨批斗。

七、荒年来临

1953年遇上了荒年,因为持续干旱,庄稼几乎绝收,部分农民逃出家园,不得不到他乡谋生。我们家有三次外出拼凑食物和生活用品。第一次,二哥带着我,驴上驮着50多斤土盐到西乡(现在的积石县),住在我父亲的结拜弟兄王氏家里,用土盐换了粮食驮回了家。第二次,我父亲带着我,赶着两头驴、驮着60多斤干红枣,到南乡(和政县)大小安岔,与大哥的朋友(党福)家换了两口袋粮食(一袋麦子、一袋豆子)驮回了家。第三次,是五三年的冬天,我父亲又带着我,赶着一头驴,到兰州西固,在父亲的结拜弟兄(闫氏)家买了一袋子面粉(白面)和十多个大饼馍回了家。这一灾年,国家虽然供应了一些口粮,主要是白面,还有黑黄豆、红薯干和豆饼渣,但生活仍然很艰难。父亲以古训说:"吃的没了吃白面,穿的没了穿绸缎"。当时因生活困难,政府救助的白面。为了生活,这一年春我大哥带嫂子和侄儿(满开)到张掖嫂子娘家。我跟着二嫂到山上拾地达菜(发菜),来贴补家庭生活。这一年我家出了两件伤心事,一是我二哥的小女儿不幸夭折了,二是不到一年,去张掖的大嫂病故了。这样家中事难上加苦,这种苦境真是有口难言。

八、初级社成立

1954年下半年,在以互助组劳动生产的情况下,政府引领农民走集体化的道路,要求土地耕畜羊只要入社,称为初级社。这一目的到1955年就实现了。我家的50多垧土地,三头耕畜,10多只羊都入了初级社。以后的口粮实行按劳分配的原则。当时的提法是:实行按劳分配的原则,多劳多得,不劳动者不得食的口号。土地、耕畜、羊只一入社,家中的父母也不愁耕地、放羊的事了,就一心参加社里的劳动,争工分了。我也安心上白塔完校读书了(小学五年级、六年级)。当时还建立了全社饲养院(集体喂养耕畜和羊只),也成立了"社管会"。集体办公的地点。当时社管会"就办在芝氏家庙里"。

第二章　读书生涯

第一节　读私塾（1949年—1950年）

一、私塾办在芝家湾村庙里

我父亲，我叔叔是在私塾读过书的人，在农村算是个文化人。他们对孩子读书受教育非常重视，常说孩子们长大了，一定要尽力供书。1949年秋季祖国刚解放，在庄村老人和我父亲，我叔叔们的共同倡导下，在本村的庙里办起了私塾。学童设在肖怀璧家，因为肖怀璧的爷是我们庄有威望的老人，他对庄村孩子们的读书学习很关心，也是办私塾的主要倡导者之一。私塾老师是下塬海家崖头的刘先生（曾任本县组织部部长刘学文的爷），年龄60多岁，是个学识渊博又有名望的老人。私塾设备很简陋，只有一套老师坐的桌凳，学生们自带一张小炕桌，没凳子，读书、写字爬在小炕桌上就行了。当时，庄上只有10多个孩子上私塾。我们家生郁弟和我上了私塾。比我大一岁的生良哥也可以上，但为了放家里的羊，不得不放弃上学的机会。我记得，上私塾的教程是这样的，上午学生们到校后，先给至圣先师"孔子"行礼，再拜老师，接着学生们便开始温习功课，然后教师教识字、写字、朗读。下午主要写字、认字，有时学长代替老师引导朗读和背诵。我的印象里，刘老师执教严谨，对学生要求严格。学得不好就会挨板子受惩罚。一次，我因字写得不好，就挨了一顿板子。在上私塾的两年中，我背会了"三字经"、"百家姓"、"五言杂记"、"七言杂记"和国语等书本，还认识了好多繁体字,学会了写毛笔字,这为今后上正规小学打下了一定的基础。

二、回忆当年读私塾的同学

他们是:肖怀瑞、肖怀璧、肖怀让、芝生美、芝生郁、芝永馨、芝永发、芝永文、罗发荣、罗发科、陈光忠、马万清。这些同学中,后来有的参加工作,成为国家干部,有的在家务农。

第二节 上陈张家初小(1951年—1954年)

一、初小办在陈张家庙里

当时国家刚解放,经济上困难,还顾不上修正规的学校,在农村多般把小学都办在现成的庙宇里。新中国成立后,国家宣传重视教育,说让人民不仅在经济上翻身、文化上也要翻身,要求每个村要办起小学。当时小学学制是初校4年,完校2年,共6年。我们村的初校设在陈张家的庙里,完校设在白塔寺的花果庙。

二、陈张初小的概况

陈张庙北面三间大殿供着佛祖。东西两面各有三间廊房,东北角还有两间灶房。西面的三间廊房和东北角两间灶房是学生的课堂,东面的三间廊房是老师的住房和办公室。上课形式上搞复式班,就是一个课堂教两个年级的课。

我们是新中国成立以后的第一批小学生,当时我村共有40多个学生。首次组织开学的是肖怀智老师,他是村上选派的文化程度较高的青年。在他的教育下,我们学会了汉语拼音和阿拉伯数字等知识。两个月后,肖老师因县上招干,脱产调走了。后来村上又请来了刘家峡村的刘才学老师。他是一个学识渊博,执教严谨的老教师。我和生美、生郁的名字就是他起的。1952年,由国家派来李永贵校长和刘慎先老师。

三、陈张初小的第一批教师和第一任校长

陈张初小从1951年成立到1954年秋,先后共来了四位老师,前两位由村上聘任的,他们是肖怀智老师和刘才学老师,后来两位是国家派来的李永贵校长和刘慎先老师。第一批来校的老师们所遇的困难是:一是万事开头难,二是生活吃住上很不方便,开头一年到农民家吃住(当时叫学董家,即杨发源老家),后来搬进学校,生活靠自理。总之他们的艰辛为陈张小学的建办和发展付出了一定奉献,此情此义铭刻在全村人民的心中,尤其我们第一届毕业的同学们也是惦念不忘啊!

四、参加爱国卫生运动

1951年,全国开展爱国卫生运动,农村城市大、中、小学校都要参加。那时我们是初小二年级学生,学校组织排队打上红旗,带上扫帚笤帚,还有抹布或毛巾,串村串户,名曰:爱国卫生运动的宣传队、促进队。进农户,那个户院不干净就给扫,那户的房屋、灶房不干净就给清理打扫,搞卫生,逼的住户很尴尬。那时国家落后,没有水泥,所有户数的锅台都是用泥土的,一有垢污就要产、刮、扫、不能用水洗。这一活动对那些平时不搞卫生的农户,确是起到了积极的促进作用,对人们的健康是有好处的。

五、初小的教学

学校老师,李永贵校长、刘承先老师调来后,原来的肖老师、刘老师都走了,学校只有李校长、刘老师二人。当时学校开设的学科:语文、数学两门。

李校长主要教语文课,刘老师主要教数学课。

三、四年级按照学课节数安排上课;

一、二年级,混合教学,主要教:识字、阿拉伯数字、拼音、朗读、写字等。我的印象,当时我的语文课学得好一些,数学课学得一般。

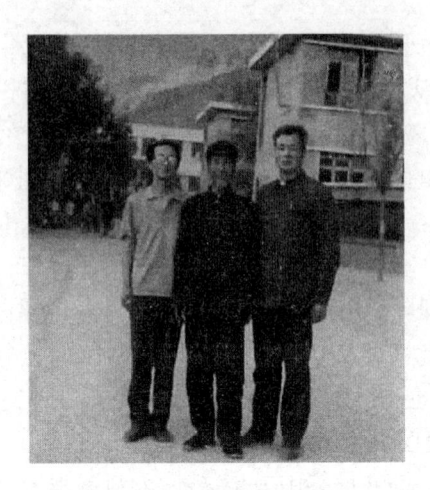

师生三代（李永贵、芝生岳、沈明永）　摄于 1996 年 6 月

六、上初小的挫折与巧遇恩师

1952 年我们跟我叔父分家,分家后两个哥哥多在外,少在家,家里的羊,需要我去放,家里的地辅助父亲也需要我去犁。1953 年真是我们上初小三年级,这样使我的学习成了半耕半读。这个情况被李永贵校长知道,他叫我每天的晚上来校上自习课,他给予补课辅导,因家离校远,就让我住在他的房间里。我父母知道这样的帮助也非常感激,并叫我加油学习。就这样我的半耕半读经历一个学期,我几乎每晚到学校补课学习,在李校长的耐心教育下,我算顺利地完成了初小的学习任务。后来又遇 1953 年是一个荒年,二哥在出门当木匠,大哥带着大嫂和侄儿满开上了张掖去大嫂的娘家,这样毕业后的升学考试我没参加。后面李老师又知道了,我第一次没参加升完校的考试,就在我父母面前还责怪说:再困难,不能失去尕娃上学读书的机会,他们是新中国成立后的第一代读书的学生,前途是光明的。有了这样诚恳的说教和勉励,当白塔完校第二次考试招生时,我父母亲也就积极地支持我参加。回想这些,可说李老师是我的恩师,他既教了我怎样做

人的道理，又教了我文化知识，并关键时候又帮了忙，费了心，真给我今后的人生奠定了基础。今日，他已与世长辞了，我多么的缅怀与惦念啊！

七、初小的第一届毕业生

1954年夏天，陈张初校迎来了第一届毕业生，共有10多个人。我们芝家湾村毕业的有肖怀瑞、肖怀璧、芝生美、芝生郁、芝永馨和我六个人。7月份毕业生要到白塔报名，参加升完校的考试，我因家庭的劳动任务重，而没有去报名参加考试。后来的第二次考试是我报名参加了考试，并被录取了。回忆陈张初校第一届毕业的同学们：包书杰、姬光西、杨发源、杨发锦、杨显贵、杨显兆、罗发荣、罗发科、陈光忠、陈明德、肖怀瑞、肖怀璧、芝生美、芝生郁、芝生岳、芝永馨共16人。

第三节 读两年的白塔完校

白塔完校设在白塔寺集市西面的花果庙里。学校离家有20多里路，所以上学必须住校。当时的完校是带有初小的六年制小学，它的招生范围除本校五年级外，在外校扩招部分五年级学生。那年，参加报名的学生大概100多人，来自6所（刘家塬、肖赵家、罗川、白川、三合、陈张）初小。陈张初小10多人参加报考，我村只

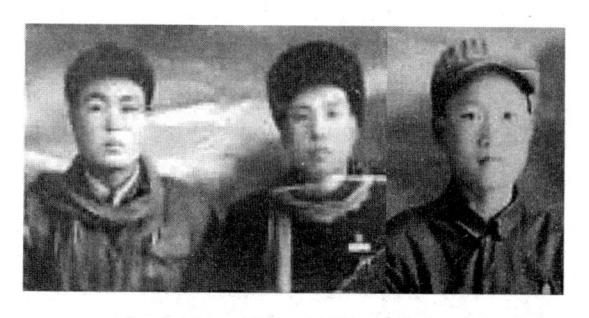

1955年我跟生美、生郁兄弟三人上白塔完校时摄影

有生美、生郁两个人参加。1954年秋，白塔完校原计划招生一个班（包括本校的），后因改变招生计划，又进行了第二次考试，又补招了一部分学生，这样两次招生一共招了50多名学生。

一、完校二次招生决定了我读书的命运

我父母亲因为我第一次没参加考试有点后悔，所以听说完校第二次考试招生，就大力支持我参加考试。这样我和生郁弟（他第一次没考上）参加了第二次考试，并且两人都考上了。那次招生还几个是备取生（开学缺员时补充），可见当年升学考试的严格和不易。上完校第二学期是1955年，这一年农村施行初级社，土地、耕畜都集体化了。这也解除了父母怕地没人耕，羊没人放的忧愁。

二、在完校刻苦学习两年

上完校的两年，我们学习上扎实用功，生活上克服困难。第一年，我和生美、生郁弟三人一起做饭办小灶。第二年学校办起了食堂，但伙食简单，早饭是杂粮做得疙瘩，晚饭是杂面面条，一般情况是水见面的伙食。白塔完校的师资力量比较强，老师们都是有名望的好老师。比如，教语文的张文源校长和杨富成老师，教数学的潘树繁老师，教历史的李培基老师，教生物、地理的刘意明老师以及车存仁、朱立章老师等。有了这些好老师，就没有不好好学的学生。所以完校两年，我们顺利地完成了学习任务。1956年6月，我们完校毕业了，毕业生40多人。7月份又要报考初中了。（回忆本大队上完校的包书杰、杨发源、罗发荣、陈光忠、芝生美、芝生郁、芝永馨、芝生岳共八人）。

第四节　上初中

莲花中学设在永靖县的莲花县城里，离我们家有50多里，到学校必须坐船渡过黄河。莲花中学是全县唯一的独立初中，它始

建于1945年。从1945年到1955年的十年间每级只招收一个班,从1955年秋季开始招两个班,1956年又扩招到五个班,学生300多名。当年参加报考的完校全县有12所(爱莲、夏埠、红崔子、大川、抚河、陈家湾、徐顶、陈家沟、王台、大寨、新寺、白塔),考生共有400多人。我们白塔完校考生40多人。

一、招考升学的不幸和巧遇

莲花中学规定,1956年7月份报名两天,第三天9点考试。我们村报名的仍是生美、生郁和我三个人。可不幸的巧遇是报名第一天的前夜厄运降临,我父亲病故了。一边面临父亲的去世,一边面临报名考试,我该怎么办?报名的第一天,母亲、哥哥们商量决定,再悲痛、再苦也要让我报名参加考试。这样两个弟弟先按时去报名,我第三天直接去参加考试。报名的第二天下午三点父亲下葬后,我就开始动身去莲花。我怕按时到不了学校,就先徒步50里到尕脑河沿,在旅店里住了一晚,第三天早上七点渡船到莲花中学。到校时快到8点半了,两个弟弟急切地在外等候,一见我高兴坏了,赶紧接过我的干粮馍快步进了学校。正好考试的预备铃响了,我就感叹老天爷安排得好。考试半月后,我和生郁接到了录取通知,生美没被录取(后来考到州办的大河家农校)。

二、报名上初中

1956年9月份的一天,生繁哥、生郁弟和我三人从早上出发,到莲花城报名上初中。生繁哥去的目的就是为了解决我俩的学费问题。我和生郁弟背着行李,生繁哥赶着我们两家的两头毛驴,驮着自家的两口袋谷子(一口袋约120斤左右)。一到莲花城首先到粮站卖掉了两口袋谷子。当时的粮价是谷子每斤5分钱,两口袋谷子240多斤,共买现金12元。这12元钱,我俩各拿6元,就当上学的费用了(报名费、书费、伙食费)。生繁哥卖完粮,就赶着两头驴返回了家,我和生郁弟背着行李去上学报名。一进学校门,先看到的是宽敞校院里的六墩教室,每墩有两座教室。两边是学生宿舍，前面是老师宿舍，后面是学生食堂，操场在校外。在学校我们还看到了张榜公布的升学考试成绩单，从公布的情况来看，250名录取考生中，白塔学校的考生考试成绩遥遥领先，其中前10名，大多数是白塔完校的考生。第一名肖绍淑(白塔)，第二名刘亨录(白塔)，生郁弟第九名，我第16名。当时莲花中学的校长是王世新，教导主任韩章发，共有20多位教师，500多学生。初一五个班，我和生郁分在三班，班主任娄正统，教数学。语文老师古家驹(反右中被迫害)、张文源(从白塔完校调入)，物理老师鲁雷，化学老师陈忠庆，地理老师郭明镜，历史老师王立仁、张万成，美术老师何彦，音乐老师刘学忠，体育老师未一功，生物老师张瑞武，卫生常识老师史伟俊。这些老师个个学识渊博、执教严谨、爱岗敬业、管理严格。我们的班主任娄老师多才多艺，能拉风琴、会唱歌、爱好体育，还是个兼学校团委书记的共产党员。(岘塬大队考入初中的包书杰、杨发源、芝生郁、芝生岳共四人。注：陈张村、马路塬村原属岘塬大队，1980年前后划入姬川大队)。

三、三年初中生活

(一)正规、扎实的初一、初二两个学年

初一第一学期，我和生郁弟就评上了学校的头等助学金，因为我们三塬是有名的干旱贫困地区。助学金每月12元，一学期算四个月。这当然也要感谢娄老师照顾，他很关心每一个同学。第二学期，因为我们班表现突出，其他平行班提出的口号是："赶三班、超三班、比学赶帮来争先"。这样的口号对我们班的每个人都有很大鼓励和促进作用。班主任娄老师对班级的各项工作抓得很紧很严。比如起床，起床铃一响，他就已经在学生各宿舍门前喊叫学生，这样睡懒觉的一个人也没有。学校开展的两操一活动，三班开展的格外突出。体育课的"劳卫制"锻炼，三班的达标率最高。文化课学习也不落后，初一、初二的老师们抓得紧，学生们学的也认真扎实。

(二)参加"创造发明"活动

1958年大跃进时,国家提出大搞创造发明活动,城市农村学校普遍开展。那时58年初,是初二第二学期,学校为开展这一活动安排每个学生都要动脑筋,搞创造,每人最少要拿出一件创造的新东西,万一拿不出创造,就要拿出一件仿照的模型。我最后拿出的是汽车的模型,用红泥捏的,最后全校以班为单位进行了展览,让大家参观学习。这一活动的开展对文化课学习影响不大,因为课余时间搞的,这对当时的学生来说,动手动脑也有一定的好处。社会上农村搞出这样那样的活动,有些虽然对改造移风易俗,有一定的好处,但有些什么木头汽车、手摇吹风机、手摇推磨机等的参观展览活动,本质上就是毫无价值的一种劳民伤财活动。

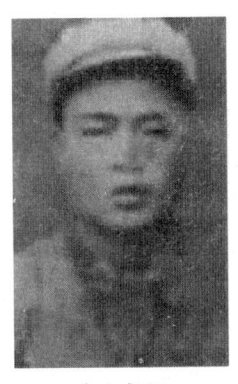

在上初二

(三)艰难的初三学年

1957年开始,国家提出的教育方针是教育必须与生产劳动相结合,必须为无产阶级政治服务。国家还提倡学校开展勤工俭学活动。在这个号召下,我们学校在离校五里外的尕脑滩办起了农场,农场土地有30多亩。平时学生以班为单位轮流劳动,保障了学校食堂蔬菜的供给。1958年,莲花中学办成了完全中学,秋季招生了两个高一班级。校领导班子和老师作了很大的调整,王校长带几位老师,在刘家峡中庄建起了新的中学,调来的副县长杨光跃任学校校党委书记,张如斋任校长,孙国栋任教导主任。当时学校情况的变化和各种活动的开展,我对念书也产生了矛盾心情,想念与不想念。真是犹豫不定,思想上整天犹犹豫豫,推日头下山。

(四)"浮夸风"刮进了学校

从1958年开始,国家又提出学校也参加社会的各项运动。

如参加在农场开展的"放卫星"劳动,当时的口号是:"人有多大胆,地有多大产"。贯彻农业"八字宪法"(水、肥、土、种、密、保、工、管)。"翻地越深越好",把地翻到了一丈多深。"播种越密越好",种子用铁锨扬种,麦苗出来是一团草。还提出"以后大地要实现园林化"家园,"花盆里种庄稼"的口号。可笑的是一次植物课上,老师端着一个大花盆,严肃认真的讲:"这个花盆里能产100多斤粮食,三个这样的花盆,就可以解决一个人一年的口粮"。政治课老师还讲"三面红旗万岁"(总路线,大跃进和公社化)。总路线是"鼓足干劲,力争上游,多快好省地建设社会主义",反对"少、慢、差、费"。还有"反右派斗争、反右倾主义","加快社会主义建设要大炼钢铁"等一系列脱离实际的运动和劳动,大刮"浮夸风",不仅严重影响生产,也影响学校的正常教学秩序,学生根本没精力和心思去学习文化课。期间包书杰叔和杨发源二人失学了。

(五)我和生郁弟办小灶

当时大搞不切实际的运动,真正的生产被耽误了。从1959年开始人民生活已经很困难了,全国开始大面积的闹饥荒。我们学校的大灶也很困难。于是,我和生郁弟在校外出租屋里办起了小灶。伙食很差,主要吃"灰条菜"、糖萝卜及糖萝卜叶和家里带的干洋芋等。烧柴也很少,主要从附近山上捡来的。为了做饭容易些,我们还专门从家里带了一个小风匣。到了1959年7月份,我们就初中毕业了。

(六)可笑的灭"四害"运动——(何堡乡大寨村)

那是1959年春季是初三第二学期,学校停课一星期到离校30华里的何堡乡大寨村,搞灭"四害"(老鼠、苍蝇、麻雀、蚊子)的运动。吃的在农村食堂,住的在农民家庭。安排白天消灭苍蝇和蚊子,晚上抓麻雀、抓老鼠,不管怎样,分配的任务是硬性的,一定要完成。当时的口号是,日夜来苦战,任务要来完,完不成任务非好汉等。大家为完任务,不管白天黑夜,凡是发现老鼠洞,就守在洞口,老鼠一出窝门,就把它追抓或打死,然后,把尾巴割下,去交任务。抓麻雀,晚上从窝里抓,白天追着抓。因为麻雀是短飞鸟,飞几十米就要落地休息,但上下四方设下的天罗地网,不让它落地,到处人们围攻,这样折腾十几分钟,它就飞不动,自然掉在地上,把它抓了,割下双爪去交任务。蚊子、苍蝇在干净人家少,几乎没有,这样就到厕所大便去捡苍蝇的蛹,一个个捡在纸盒里交任务,当时也允许这么搞。现在想象这种活动一不雅观,二不卫生,三脱离了客观实际,多么的可笑啊!

(七)老师的关心

到了1959年7月份,我们就初中毕业了。临近毕业,班主任娄老师还专门叫我和生郁谈了一次话,他说:"你们家庭比较困难,初中毕业报考临夏师范比较实际,毕业后可分配工作,升高中考大学划费太高,万一考不上就又不合算。"我们很感激娄老师的关心和提示,使我们心中产生了矛盾,左思右想,还是一心努力上大学。最终,我和生郁还是选择了上高中。

第五节　艰难的高中生活

(一)三年的困难时期的学与教

巧遇三年的困难时期,国家把从1959-1962年生活紧张,困难挨饿,说成是三年困难时期。我们的高中学习,从1959年秋季开始,到1962年7月,正好三年受苦挨饿的时期,学习上受到了一定的影响。大多数同学因生活问题失学,而没有完成高中的学习任务站在家里务农。

没考临夏师范,我和生郁顺利地升入了高中一年级。当时高一两个班,我和生郁又在同一个班。班主任是张世清老师,教数学,语文老师孙国栋,另一个数学老师何生莲,物理老师邹化伯,化学老师陈忠庆,政治老师张彦武,外语老师赵连礼(教的是俄语)。虽然升上了高中,但开学前学校开始派学生外出劳动,而不是上课。在一个方面农村食堂就要停伙,给家中生活带来了一定的困难。

(二)参加一个月假期劳动

虽然升上了高中,但劳动锻炼的任务随后紧跟,利用暑假安排一部分学生参加开荒劳动,一部分参加准备学校搬迁的修建劳动。原因是莲花中学属于水库区域,当时刘家峡大坝已开始修建,将来修成,我们所读的中学被水库淹没,要搬迁,搬到临夏北塬桥寺公社。当时我被分到新校址劳动,我那里的任务是打土坯,规定任务每天要打300块土坯。生郁弟被分到乩藏去开荒。这次外出劳动一个多月后开学了。

(三)柏岺子苦战

高一开学两个月,到了秋收时候,县上安排10天的停课参加柏岺子大会战。柏岺子是陈井公社公路边的一个村子,离学校七十多华里,师生过黄河后徒步排队前行到刘家峡四十多华里,刘家峡到柏岺子20多华里。师生从上午过河出发,下午8点左右到达柏岺子。那时吃饭还在村里的食堂,住的安排在农民家里。

1. 行动军事化,日夜来苦战:会战者从农村组成的什么老虎团、狮子营和学校以班集组成的连队,当时要求按军队编制,一切要军事化,行动上战斗化,要求日夜苦战不睡觉,大家出发战斗时,排队要跑步,不能慢慢走,还要喊苦战的口号。什么日夜来苦战,安排任务一定要完。还喊"少活十多年,赶超英、美、帝"等等。团部设在陈井公社里,那里就是指挥部,各单位带队的就到那里吃住,从指挥部那里安排任务和发出号令,我校领队的杨光跃书记,当时接受的任务是刘兰公路两旁的山上,要挖水平沟,要栽树,以及公路两边要挖水平沟,一边挖一边栽柳树苗子。一次天气突变,下起了雨夹雪,铁锹把上结成了冰,冻得难受,就这样还要日夜苦战不睡觉。当时指挥者手里提的"政治帽子"是"拔白旗"、"要批斗",那些戴右派帽子的老师,整天心惊胆战的劳动。这样苦战一星期后,开了总结大会。然后我们又撤到刘家峡罗川村。

2. 挨着肚子劳动:柏岑子苦战结束后,我们又撤到刘家峡罗川村,参加了罗川塬上平整土地的劳动。那时食堂吃饭已经有了定量,其实一天的定量,数量少,吃不饱,都挨着肚子劳动。一天晚上的苦战(离我们家3华里),我和生郁到家里,从自留地劳动生产的果实,做了两木桶菜和疙瘩饭,担到劳动工地,让全班同学吃了一顿,大家很是感激。在罗川苦战三天后就返校了。

(四)我跟何仲伟同学搭火做饭

1960年,高一第二学期,高二第一学期,我与何仲伟同学搭火做饭。我俩在一个学习班,同吃同住将近一年,他家在何堡村,离校10多华里,是川区,家庭情况比我干旱的塬区好的多了,他回家经常带的代食品(榆树皮、洋芋干、麦草等晒干、炒干、磨细和在面粉里)和面粉,供我二人吃用。说俗一点,我占他的便宜太多了。他是一个做事精细,对人宽厚善良,正直坦率的人,他的学习比我学的好,我回家所旷的课,他经常给我补课学习。他是我同学中最知己的挚友,他给我的恩情永记不忘。现在我俩都老了,他是从广河县林业局退休的干部,他有二男二女,现都已成家立业了,他比我大一岁,都在家里安度晚年。祝愿他家庭幸福,健康长寿。

(五)因生活逼迫我失学了

1960年是三年困难时期的第二年,全国各地各处的食堂解散了。因困难,学生流失很严重,老师上课也随便,对教学工作影响很大。1961年是高二的第二学期,我也失学了。因为当时妻子永梅也因生活困难早一年停学了,停学后她常带我的两个弟弟迎安和迎智外出讨要生活,而家里只有我母亲在挨饿。因我是家中的老大,面对那样的情景,哪有读书的心思呢?为了共渡难关,我停学在外讨要了几次。

(六)三次外出拼凑生活

三次出外:第一次是我和两个弟一同到红泉公社,我们背着三副红柳框,意为一面换吃的,一面要吃的,最后连换带要共凑了40多斤洋芋背回了家。第二次是我和两个弟带了母亲用旧衣服布料做的小孩穿的几件衣服,染成了黑色到王坪乡、罗山村一带要换了50多斤洋芋背回了家。第三次是我和两个弟,还有永汉侄儿一块,也背着三副红柳框(红柳框是我叔提供的),到陈井、徐顶两个公社去换、要。到徐顶,我堂姑母家住了一晚,第二天姑夫引我到麦苗地挑了二十多斤苦苦菜。这样我背20多斤苦苦菜和20多斤洋芋先回了家。两个弟继续背着两副红柳框一边换,一边要,几天后他俩也背着40多斤洋芋回来了,这样三次外出,家里储蓄了100多斤洋芋,这对母亲来说在家可以维持生活了。这时母亲还提出让我返校读书。

(七)当了两个月的代销员

停学在家三个多月,大队让我当代销员两个月,代销员就是离家20多华里的大商店把东西买回来,又反卖给群众。当时叫大队小卖部或代销店,我就当了小卖部的代销员。一次我到大商店进货,商店主任刘天录(刘和平之父),是我父的堂舅,我叫舅爷,以往也认识,他见我当代销员就说,代销员是成年和老人当比较合适,你们正念书的学生当不合算,影响前途,我们对你们的念书机会很羡慕。我也知道生活逼迫你停学了,现在情况有所好转,回去后把代销手续交过了,然后去念书。舅爷的劝说对我继续念书,确实起到了鼓励作用,至今我感谢舅爷的关爱而不忘啊。

(八)邹老师来我家劝我返校

舅爷的劝说,母亲的心愿,让我返校读书,我正犹豫不决,恰在此时,学校派的邹老师来我家,也劝我返校念书。她们都结合当时社会形势,给我讲了许多道理。邹老师说返校后国家给每个高中生每天供应一斤面粉(粗细搭配),每月还有8元钱的助学金。

当时,我母亲高兴地对邹老师说:"感谢老师们的关心,我支持我娃返校,坚持把高中念完(毕业),现在停学就好比把碌碡拉到半山上放开了,我叫他一定咬牙要拉到山顶上!"不久,我就回到了学校。

当时是高二第二学期。返校后我发现,原来两个班100多人只剩下33人,70%的学生因吃不饱饭而失学了。学校领导和老师们非常重视我们返校的学生,想尽办法在学课上加班加点的补课,从物质和精神方面帮助鼓励我们。比如,我停学三个月,学校补给两个月的助学金16元,还补给了三个月的口粮,我领了钱又领了90斤粮票,这也帮了我家的大忙。精神鼓励方面,除了班主任张世清老师鼓励外,我最受鼓舞的是物理老师邹老师的讲话。一次上课,邹老师特意提到我母亲,说我母亲是一个非常有见识、非常开通的人,他还把我母亲的一句原话:"……现在停学就好比把碌碡拉到半山上放开,一定要咬牙把碌碡拉到山顶上!"送给全班同学,希望我们珍惜来之不易的求学机会,好好学知识,坚持上完高中,早一点为国家做贡献。果然,1962年7月份,我们33名同学无一落下,全都拿到了高中毕业证书。我们总算没有辜负父母、老师们的一番心血啊!

(九)简单的毕业典礼

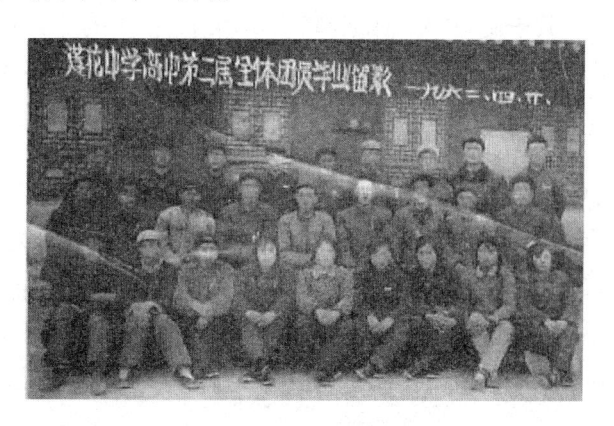

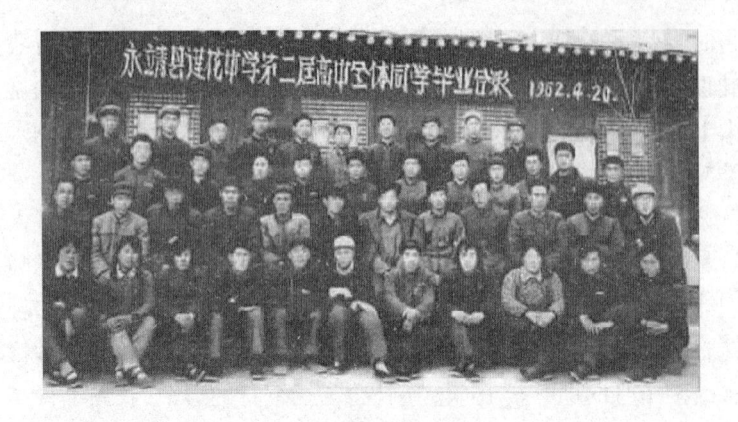

永靖县莲花中学第二届高中全体同学毕业合影,1.参加的教师：前第二排左起：张世清、赵连礼、未一功、王世新(校长)、杨光跃(书记)、张入斋(校长)、邹化伯、陈忠庆、蔡亚平、郝文智、杜老师、薛斌林;2.参加的学生：前排左起：金学兰、鲁逢莲、鲁逢玉、史清玉、王兴国、徐登尧、陈景治、祁桂芳、刘玉珍、何得锦、祁兰芳；三排左起：王化迪、张振福、谢宗智、罗发刚、李继舜、何承清、姚万真、杨志仕、罗发秀、王俊文、芝生岳、何启超；后排左起：杨得瑞、谢延春、易国维、郭学信、刘志清、秦光荣、唐万良、张作福、方绍智、鲁鸿训共33人

1962年4月份，我们高三毕业了，毕业时学校没举行毕业典礼，班主任张世清老师从教导处领了毕业证，拿到教室里发给了我们，我们共毕业33人。张老师简单地谈了些高中读书的艰难过程，并鼓励我们说：道路是曲折的，前途是光明的。还鼓励我们认真复习，参加当年的高考，最后与老师们合影留念。

(十)参加当年的高考

1962年7月，张世清老师带领我们33名高中毕业生，从莲花县城出发，徒步迁往50多华里的临中报到，参加当年的高考。根据当年的宣传和安排得知，参加当年高考的学生，来自临夏、甘南两个州的高中毕业生，考场设在临夏中学，参加的考生临夏州200多人，甘南州100多人，共300多人。共设十个考场，考试实行单人单桌。

考试专业分类：政史、理化、农艺三种。我们永靖参加高考学生33人，我报考的专业是农艺类,考试结果,我没考上。33名同学中考上了四名，他们是姚万真、何承清、杨志仕、王化迪。(当年全国招收大学生15万)

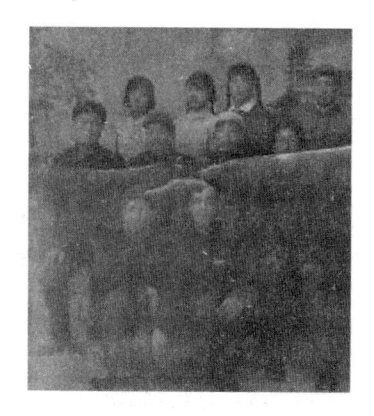

1962年在莲花中学与部分同学合影
（前排左起徐登尧、王化迪；中间左起芝生岳、何仲伟、孟玉良、罗发刚
后排左起：鲁逢玉、鲁逢莲、金学兰、罗发秀）

第六节 回家后的社会实践活动

1962年,我高中毕业回家。当时社会上传说,国家要把土地按人口分到户,据说这是刘少奇"把水漫到墙根里"的意见。有了这个政策,我下塬肖赵家的岳父(一个人生活)建议,我和永梅到他家分土地并一起生活。这个建议,我们全家人都同意了,我们就去下塬和岳父共同生活。直到1965年秋,我们又返回了芝家湾。后来,土地分到户的政策没能实行,但国家允许私人适当拥有自留地、可以养羊、开荒种地。其实就是把"割资本主义尾巴"的政策取消了。

一、开荒种地

1962年秋,我们住到岳父家后,就开始开荒。我和永梅在离家五里的荒山上,半个月左右时间开了两亩左右的荒地。因为年富力强,我们一面开了荒,一面又准备烧生灰(造肥料)。烧生灰,就是用寻找来的硬柴，去烧垒成堆的土块，然后把生灰肥料施到地里。就这个原因，第二年庄稼丰收了，挖了2000斤左右的洋芋，岳父用驴驮了十几口袋，装满了家里的洋芋窖。

庄稼虽然丰收了，但开荒烧生灰的20多天太艰苦了。每天行走来去10多里，走以前吃的是谷面馍、凉洋芋，喝的是凉茶（没暖水瓶），回家吃的是水见面、疙瘩和杂面旗花（面条形状）。还要抽半天时间，去参加生产队的劳动争工分。年终我和永梅都争了头等工分，分到的粮食装满了家里的板柜（木制的木箱）。总的来说，劳动很艰苦，收获也很多。

二、在社场里当场长

1963年的夏天，队里安排我当场长，场长的责任就是看管好从土地里收拢来的放在场上的庄稼，一直到打碾完分粮到户为止。当时场上的制度订得很严，任何人不准随便来随便去，不准拿场上的一粒粮食，离开场时要逐个检查。我的做法是，不用逐个检查，来场劳动的人员互相监督，一块来一块回家。我的这个办法既尊重了大家的人格，又为生产队尽到了责任，受到了社员们的好评。因为我的这些表现，到了秋天生产队长又派我看守地里的庄稼，我接受并顺利地完成了任务。

三、在水电四局当工人

1963年底，政府决定把莲花城的县政府搬迁到刘家峡，于是先要招工修好县政府。当时，我们下塬大队派了10多个木工参与了修建。修建任务完成后，政府决定让这10多个木工去水电四局木材加工厂当工人。有些年长的人不愿去，可我认为是一个外出的机会，于是向大队领导提出要求要参加，最后我顶替木匠成了四局的木工。到四局，我被批成木工学徒，分到木工配料组上班。在四局木材场，我最大的收获是遇到了我的师傅谭玉光。谭师傅是个为人善良的老木匠，一次他语重心长地对我说："小芝，我听说你是高中生，高中生是人才，你当木工学徒太可惜，更没有前途,你应该追求更好更高的目标"。这句话其实是改变了我一心当工人的狭隘的想法。所以我至今感激谭师傅。

四、参加"四清"运动

20世纪60年代初期,我国城乡普遍开展了一场以反修防修为宗旨的社会主义教育运动,也叫"四清"运动,清账目、清仓库、清财产和清工分。在四局当木工七个月后,我遇上了老家的生郁弟,他说乡上正准备选派一些高中毕业生参加第三批"四清"运动,一旦被选成工作人员,工作结束后将来就有可能转正成正式的国家工作人员。我一听这个消息,就到乡上找潘树统老秘书了解情况。潘树统,是我们家的老熟人,与我们家关系很好。在他的关心下,给我开了工作介绍信,这样就可以参加"四清"工作组了。同时,我又和四局有关领导沟通,可以不办理离职手续,参加"四清"运动,运动结束后,如果不转正,还可以继续当工人。我感激潘秘书的关心,也感激四局领导的灵活照顾。

1964年6月,我和生郁弟一起参加了永靖南塬乡的社教"四清"运动。我被分到南塬乡的张河西大队的尕塬村,生郁弟被分到南塬乡政府附近的江家寨大队。"四清"运动,纪律严明,工作人员不准乱说话,在"地富家庭"不准串门,不准吃饭。一次中午,我没有请假,去一个朋友家(在刘家峡四局一起工作)吃西瓜,回来时还给同事们背了两个西瓜。可是回来后,和我一块工作的初中同学张永华说:"老同学,你犯错误了,不请假自由外出。下午开大会,你不在,工作组的领导批评了你"。听到这话,我心里一个疙瘩,这下麻烦了,一个星期后(参加工作40多天),工作组决定结束南塬乡的"四清"运动,转移到河西张掖地区,但上河西工作人员名单中有生郁弟却没有我。这就意味着我参加"四清"运动的工作结束了,吃了"自由"行动的亏。"四清"工作结束后,我心里产生了矛盾,是继续回四局当工人,还是在家劳动干农活。后来村长肖永和、书记肖永秀让我办起了肖赵家民校(当年我住在下塬村)。

第七节　上天水师专

一、考试与录取

我高中毕业后,先在家劳动半年,第二年(1963年)在水电局木材厂当了7个月的工人,最后在肖赵家小学当了一年多的民办教师。1965年7月,我接到县文教局通知,全县高中毕业生到州教育局报到,准备参加天水师专的招生考试。当时天水师专扩招100多人,两个班,语文和数学专业。我们地区,由州教育局主办,考场设在新华小学。100多考生,6个考场。我们县有10多个考生。最后考试结果,在全州录取了6个人,其中和政县2人,李更孝、曾得英;广河县石秀英(女)1人;临夏县胡建彤1人;永靖县唐占奎和我两人。我和胡建彤二人被分到数学班,其他四人分到语文班。

二、报到与教学

当年9月份,我要去天水师专报到。临行前,全家人以我为荣,兴高采烈,生繁哥还专门杀鸡为我饯行。天水师专规模不大,12栋平房教室,共有8个教学班,400多学生,30多个老师。在开学典礼上杨洪涛校长讲了此次扩招的意义,他说:国家政策要求教育实行两种制度,一种是全日制学校(普通中学),一种是半日制学校(农中、半耕半读、半天上课、半天劳动)。我们扩招的两个班,100多名同学,就是培养农中教师的,我们将来是培养半耕半读、有文化的新式农民的农中教师。师专的老师大多数是大学教授,像班主任王安民教授,他担任农机课,教数学的是陈永廷教授,教政治的是黄牧教授,教语文的是王毅教授。

三、学习与活动

当时理科班和文科班学生各50多人,我们理科班50多个学生,班长是杨学忠,学习委员是杨凯,文体委员是张治江,生活委员是吴思敏。他们对班级工作搞得很好,认真负责,不论是抓学习和搞其他活动都走在文科班的前头,当时同学们为争当半耕半读的农中教师,学习劲头很高。记得当时学校开展学"雷锋"活动,班干部就是带头人。由于 1964 年毛主席向"雷锋同志学习"的题词发表后,全国上下就掀起了学习"雷锋好榜样"的热潮,各类学校也不例外,当时开展的做"好人好事"、"忆苦思甜"等活动,也热火朝天,我班的好多同学,这方面都做出了突出的表现和成绩,就拿张芹芳同学来说,她是学习上的尖子生,她在做好人好事上给困难同学缝补衣裳,还打给毛衣等,人们叫她活"雷锋"。还有吴思敏、张治江、李富富、韩翠英、杨凯等表现也突出。

一次的忆苦思甜活动中,要求每个学生都要写发言稿,在会

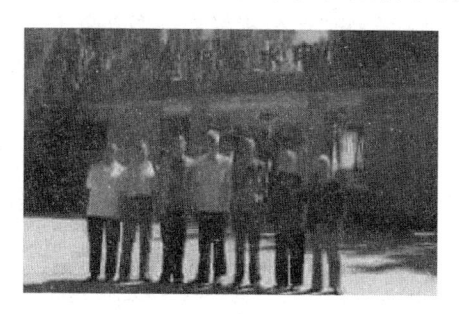

2016 年 7 月与天水师专同学合影留念(左起)牟正甲、潘东泉、张治江、芝生岳、宋邦瑞、张芹芳、李氏(张治江妻)

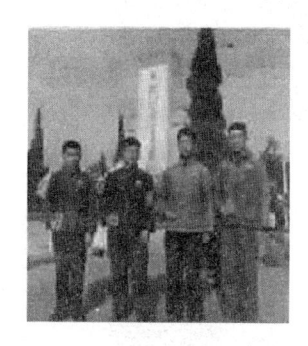

在天水师专读书时与高山岗、王进波、王香和四人在北京合影

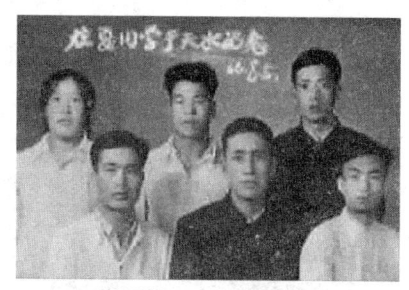

临夏籍天水师专同学合影
前排左起:芝生岳、李更孝、胡建彤
后排左起:石秀英、曾得英、唐占奎

上交流。我和唐占奎同学的发言稿最后校团委决定为典型材料，印发给了全校师生。唐占奎同学的发言稿题目是："给地主放羊"。他13岁时给地主当长工放羊一年。我的发言稿题目是："没有共产党就没有我今天的读书生活"。我把初中三年，高中三年，师专一年，所享受的助学金，统计为800多元（初中每月12元，高中每月8元，师专每月40元，一学年按8个月计发，共计800多元）。当时来说这800元数字不少啊！没有这些钱的帮助支持，哪有我读书、工作、当老师的前途呢？真是我吃米不忘种谷人，教书育人不忘党的恩。遗憾的是在师专文化课学习了一年，文化大革命就开始了，这样就把学习计划打乱了，一个自由大串联的形势也把全校学生搞散了。有些学生拿上学校证明回家了

一年多的天水师专学习生活，虽然因文化大革命耽误了许多宝贵时间，但是我也学到了不少知识，懂得了许多人生的道理，历练了不少。大学毕竟是大学，有了一年多大学教授的熏陶，我受益终身。常言说得好，听君一席话，胜读十年书，大概说的就是这个意思吧！从此以后，结束了我上学读书的生涯，开始了以中学老师，去追求更大的人生价值——教书育人的职业。

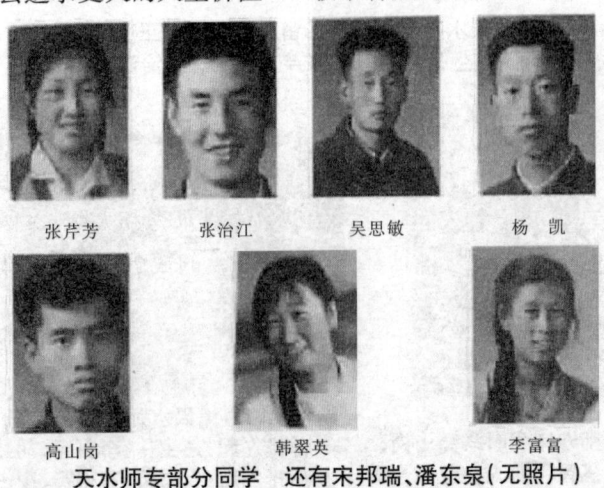

张芹芳　　张治江　　吴思敏　　杨凯

高山岗　　韩翠英　　李富富

天水师专部分同学　　还有宋邦瑞、潘东泉（无照片）

第三章　我的教学生涯

第一节　办起了肖赵家民校
（1963年—1964年）

一、民校办在肖家的家庙里

1964年6月,"四清"工作回来,心里正矛盾拿不定主意时,村长肖永和来我家了。他说:"公社开会决定,重办下塬小学(生活紧张时期解散了)。把这个任务交给你们大队的芝生岳,但先征求一下本人的意见。"听了村长的话,我思前想后,最后决定放弃四局当工人的念头,欣然接受重办肖赵家小学的任务。校址设在肖家的家庙。

二、大队领导下召开群众会

会议内容:1. 动员家长们让孩子上学。2. 动员各生产队群众支持办学。我还邀请了村上的10多个老年人也参加,中间,我作为老师发了言。讲了一下办学的好处,读书的意义和办学的困难。我的发言,得到了大家的好评。大队书记肖永秀和大队长肖永和当场表示大力支持,并批了一些买教学用品的钱20多元。学校没有一张课桌,群众支持学生自带小凳子,就是没有带桌子的。

三、民校又搬到赵家的家庙

(一)发动学生自力更生

1. 因为学校困难,学生也困难,开学后,我一面教学,一面发动学生自力更生。没有粉笔,我利用星期天,带年龄大些的男生到盐沟挖石灰石,自作粉笔。2. 为了给学生凑学费,我们开荒种地。在大队同意下,要了本队的驴,我和大一些的学生开垦了肖赵家堡子的五六亩荒地,准备秋天种米谷。3. 学校没有桌凳,我又带领学生用土块垒做了16套土桌凳,土桌凳上用糨糊沾了三层杂纸(旧书、作业本、旧报纸),这样既干净又防潮。

(二)得到乡、学区领导的关爱支持

我的学校工作得到当年的乡长蒲焕仁和学区区长贾国元的肯定和表扬。1964年在县"五四"青年节奖励大会上,我评为全县"五好青年"。大会上还特意提到了我自力更生、自制16套土桌凳的事,说16套桌凳的价值是,每套8元,折合成人民币是128元。当年的"六一"儿童节,全学区6个小学在刘家塬学区举行庆祝大会,会后发了奖状。我们学校10几个学生入了少先队,我们学校在文艺表演评比中获得了第一名。后来海家崖头村也办起了民校,由张风翔老师组织,他和我经常联系商讨,如何把两村的学校办好。

四、我的小学一、二年级教学

学生共30多人,年龄最大的15岁,最小的7岁,当时只有一个教学班级。

(一)一年级

1. 教识字、阿拉伯数字:1、2、3、4、5、6、7、8、9,教笔画、写字等。

2. 教拼音:拼音字母、汉语注音的26个拉丁字母,编成歌曲,一边唱读,一边默写。

3. 朗读、讲课(全是小学一年级课本)。

4. 布置作业,有语文、数学作业,本字上写,地上划,还有背课文等,作业全收全改。

(二)二年级(按课本上课)

1. 上课;

2. 批改作业;

3. 期中、期末考试;

4. 排名次,搞评比;

5. 课外活动。

(三)民校教学工作交给了赵贤儒担任

1965年秋,我把肖赵民校的教学工作交给了赵贤儒,我就上天水师专了。后来,他妹妹(赵英儿)嫁给了我的小弟芝统,我们便成了亲戚。肖赵民校后来成为下塬小学,曾有张风翔、王润莲、肖永文、赵仕兰、赵学进、刘永阳(校长)、何世安(校长)、孙玉莲老师等在该校当过老师或领导,使下塬小学初具规模。

(四)忆当年能记姓名的同学

赵海亮、赵海英、赵贤忠、赵世统、肖忠才、肖忠录、肖尕锁、肖尕牙、肖玉胜、肖讲德、肖多吉、肖灵活、肖想娃、未元祖、肖永培、肖海英、赵显春、赵财万、肖金夫子、肖学梅、肖淑珍、肖怀祥、肖祖泽儿。

第二节　陈井农中(1965年—1969年)

一、投身半耕半读教育

1964年,刘少奇主席倡导"两种教育制度",全国随即推行:"半工半读和半耕半读"教育方式。1965年秋,我考入天水师专,开学典礼上就听了校长杨鸿涛关于两种教育制度的讲话,说这是一种新型教育制度,需要大批全日制教师转型,当志愿者去半工半读或半耕半读学校教书,这是无上光荣的。听了这样的讲话后,我热血沸腾,立志投身于这种新型教育制度。1966年秋,我从天水师专毕业后就被分配到了永靖县刚成立不久的半耕半读学校——陈井农中(学历为初中)。

陈井农中始建于1965年秋,校址在陈井公社的褚家湾子村,它是为贯彻国家的两种教育制度而办起的农业中学。两种教育制度,一种是全日制学校,一种是半日制学校(学生半天上课半天劳动)。农中就是半日制,半耕半读的学校。所以农中学校的任务就是培养爱劳动有文化的新式农民。当时的农中学校就是边上课边劳动。

二、农中概况

陈井农中占地约三亩多,学校设备简陋,规模不大。学校很像一个农家大院,一进大门,前面是两座土木结构的教室,大门两边盖有八间学生宿舍和三间教师宿舍,教室背后是三间灶房。有灶房,但没有做饭的大师傅,师生自己做饭,学生轮流做,集体吃。吃的水是山沟里的泉水,师生自己抬水。学校共有40多名学生,来自盐锅峡、陈井和徐顶三个公社。教师有4人,范多英、柳玉杰、杨茂盛和我。学课有两门,工基课和农基课。范老师和杨老师上工基课,柳老师和我上农基课。另外还有政治课,老师们领读《毛主席语录》(也叫红宝书)。学校师生一边劳动一边上课,因为学校还有10多亩学农基地,就在年家湾大队的孔家坟湾。

三、农中的搬迁和改变

(一)农中第一届毕业生

1968年春季,农中第一批学生毕业了(当时春季招生),总共23名学生,其余的流失了。农中第一届毕业生共23名,他们是:张得谦、刘昌德、何平(女)、赵永梅(女)、陈贵良、唐致和、党玉刚、姚开荣、陈义林、杨正元、赵永成、李廷苏、李育民、金发祥、崔庆鹏、赵庆库、张正忠、李维岳、周岐仁、尤登祥、付成学、宋啟林、付国成等。这些学生有的就此回家务农,有的上了高中(如:崔庆鹏、金发祥上了一中的高中)。

(二)农中第二届毕业生

这年春季开学后又在陈井公社招了40多名学生。这40多名学生以后逐渐多半流失了,能坚持下来上学最后毕业的只有16人。他们是:范多旺、范玉珍、祁克元、李文胜、董学福、董学贵、张

第三章 我的教学生涯 | 35

发寿、张学英、孔梅环(女)、张本荣、张学成、孔祥林、孔令玺、瞿朝贵、唐增贵、唐增良等，这16人农中第二届毕业后，多数人升上了1970年新成立的二中，成为二中第一届高中

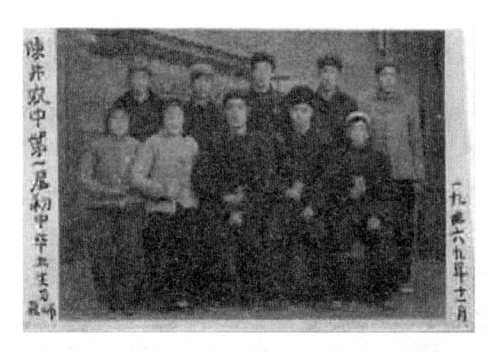

农中留念(前排左二曾磊老师、右二杨茂珊老师)

毕业生。当年也调来了曾磊和欧秀兰两位女老师。1969年秋，农中搬到了现在二中地点。与此同时，随着学校形式的变化。我和几位老师商量并征得公社同意，向县上写了一份报告，就是把农中改办成完全中学的建议。这个报告很快被县政府同意，并且下达了文件：从1970年春开始农中改为永靖二中。文件要求招两个班的高一学生，学制为两年，生源范围是关山、徐顶、陈井和三塬等几个公社。随文件一同从一中骨干老师中调来了陈宝才，朱光明两位老师，来加强二中的教学工作。

第三节 永靖二中(1970年—1980年)

一、新建的二中

1969年秋陈井农中审批永靖二中，成了县上招收初、高中的完全中学(当时学制初中两年，高中两年，春季招生，秋季毕业)。决定从1970年春季开始要招收高一、初一各两个班的学生，班额是56人。招收的生源：高一两个班，从三塬、盐锅峡、关山、徐顶、陈井五个公社的初中毕业生中考试录取112名；初一两个班从陈井公社的小学毕业生中考试录取112名。面对这样的情况，1969年秋季以快马加鞭的速度，在新校址上建修了四座教室，12间教

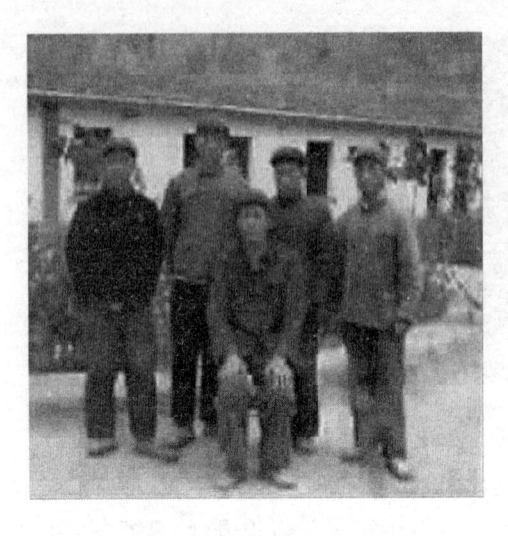

1972年10月15日陈井与学生合影
左起瞿朝贵、瞿永学、范玉珍、范多旺

师宿舍。计划还修三间大灶，20多间学生宿舍。但因气候到了冬季，影响建修质量，所以这些建修推到70年的春季建修。这样就给70年春季招来的学生在吃住方面带来了一定的困难。当时建修很简单，提倡什么"干打垒"的建修。修宿舍用干打垒就是花钱少，花钱少不用砖的土、木结构建修。修教室，四角和担梁的用砖砌成砖柱，其他全用土坯。屋顶是不用椽子光用檩条，檩条上面是放竹帘，竹帘上面铺油毡。钱没了，油毡上面不放瓦。当时的二中建修就这样简单。可在建修的人力上给了优惠政策，就是公社派各大队出义务工，学校不付工资，有的劳力生产队记给工分，还有一个特殊的义务劳动，就是所派的四类分子（地、富、反、坏）对他们的劳动不付任何报酬，还给了一个冠冕堂皇的帽子，名曰"劳动改造"重新做人。

（一）开学初的基本情况

教室四座，教师宿舍12间，1间开水房。学生：高一两个班，初一两个班，还有从农中初一升上初二的一个班，共30多人。当时没有教室，把初二班安排在（跟前部队那里借的）一顶帐篷里。全校五个班，共有学生250多人。

教师共有五人，陈宝才（任数学）、朱光明（任语文）、欧秀兰（任物理）、曾磊（任数学）、我（任政治），后勤没有正式工，从农村招聘两个临时工,孟宪法、李志彬,一个搞打杂,一个烧开水和做饭(几个老师的饭)。

(二)成立校革委会

当时我校的革委会,由谢莫惠、陈宝才、朱光明、孟宪法(临时工人)和我共五人组成。谢莫惠陈井公社书记兼校革委会主任,我任副主任,分工上,陈、朱二人负责新成立学校的教务工作,我负学校建修工作,孟宪法负责后勤方面的工作。学校领导班子人员虽少,但学校各项工作开展的比较顺利,这主要是靠了我们相互间协调配合,构通商量,陈、朱两位老师,既是教学上的骨干,又是新学校发展建设方面的参谋指导者,对我来说是贴心的助手。孟宪法同志是从农村来的一位共产党员,工作方面积极主动。

(三)艰难的起步

1970年新建的二中学校:250多的学生,五个班由五个老师任课,为了学生们的学习,不让出现空堂,所以老师们都加大马力,每周的任课量

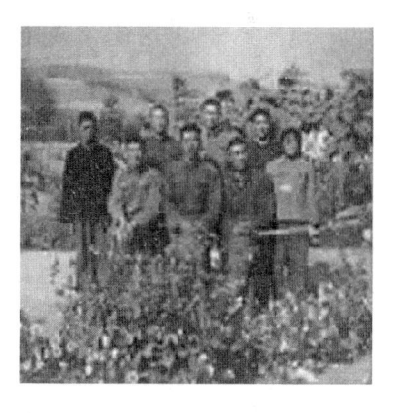

二中团委成员合影

都达到20多节,陈宝才老师的数学课,朱光明老师的语文课,达到了每周28节。

学校还没有建成大灶,师生的吃饭靠自理。老师有时到公社食堂去吃,学生有的投亲靠友家去吃,有的从家带的干馍用开水就餐,学生100多人住校,没有宿舍,多半到亲友家,有的到私人家租房,一面做饭,一面住宿,还有30多人住在陈井公社的礼堂里,地上铺的麦草,上面就宿。当时没有电,用的是煤油灯。

学校没有正规操场,没有体育老师,每天的体育课和早上的

出操由学生带队在公路上跑步锻炼。新建的学校真是白手起家,面临着重重的困难,根据实际的情况,学校的教学和其他活动,都有陈、朱二位老师负责担当,我的一个主要任务就是外出去跑,一是跑公社要劳力,二是县上要老师,要资金搞修建。搞修建到兰州砂金驿去买砖,到临洮砂楞木厂买木头。那时汽车少,全县共有四辆左右。一次为了节减装车费,我带了8个学生到沙金驿去装砖,回来怕汽车超载,我和学生就徒步走回来(约50华里),回来时晚上的十点左右。还有一次,我到刘家峡遇了水电局往龙羊峡搬迁的机会,木材加工厂的领导把一副半新旧的钢管篮球架送给我校,当天我求开汽车的高珠英师傅,帮忙拉到了我校,这样体育课有了打篮球的条件。

(四)得到领导的大力支持

领导的支持体现在以下三个方面:

一是领导和老师调动方面:1971年调来了王世新,任校革委会副主任。他是我中学读书时的校长,今天与老校长一起共事,深感荣幸,老校长的传、邦、带,给了我好多管理学校的经验。然而,遗憾的是三年后,即1974年调走了,到永靖一中当校长。

当时学校领导由公社书记谢莫惠兼任,县教育局的领导是谢延忠局长,谢局长是一位关心教育,重视教育的好领导,他对二中万事开头难的工作中给予了大力的帮助支持。老师少,就从小学里工作的大专老师调给了我校。他们是:从杨塔乡的徐湾小学调来肖怀圣老师(语文),从红泉小学调来李钟灵老师(生物),从王家圈小学调来刘秀琴老师(语文),从陈家沟小学调来徐文贤老师(政治),还把两个上山下乡的大学生调来;一个是杨永锦教化学,一个是李芳莲教数学。还有一次谢局长亲自带来在小学工作的胥正贵老师任学校的体育老师。这样的调动安排,学校老师增加到10多人,学校的教学工作可说是基本上按正常进行了。

随后又从一中调来了胡万海同志任学校食堂管理员,还从县干部中调来牟永安同志任学校的会计工作。又从农村聘用了两个临时炊事员朱显晶、孔令明。

二是资金支持方面：

在资金方面又拨给了修四间物理、化学的仪器室的现款1000多元，还拨给了购买物理、化学仪器和实验药品的现款500多元。

三是劳力支持方面：

对于学校的建修上一次谢局长跟公社的谢书记沟通商量，把全公社一百多的四类分子（地、富、反、坏）集中我校搞突击劳动，用一个星期的时间劳动，把占六亩多的学校围墙打成，还把修建的基础工程以及所用的土坯等也都搞成，这对学校来说一面整修了校园，一面节省了很多人力财力。这样一来学校初步形成了规模，学校师生全部上大灶吃饭，外面住宿的学生全部来学校住校，教学上物理、化学可作基本的教学实验了。说起领导的支持，以后的李廷尚、关键、周占荣三位教育局长也给了一定的帮助支持，也是感念不忘。

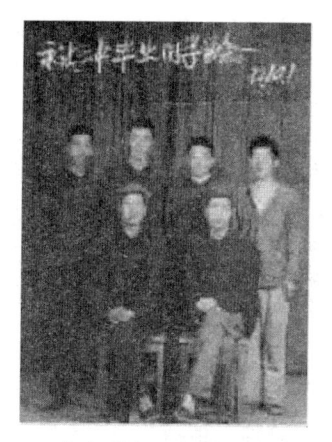

1972年与肖怀圣（前排左）后排左起刘永东、刘意尧、肖怀哲、胥元兆在二中合影

（五）二中第一届毕业生花名（1972年）

关山乡（22人）：华照文（营业员）、张仲贵（乡广播员）、张仲平（县医院干部）、张仲宾（兰州工作）、张成林（临夏个体户）、张仲莘（县干部）、王国林（教师）、康明盛（修车技师）、马世俭（厂长）、张洪胜（教师）、汪发成（教师）、张自林（县广播局）、孔祥礼（兰州中院）、高洪录（本县副县）、张文元（省公路工程师）、张国宝（教师）、张维元（干部）、张德贵（干部）、杨保福（教师）、王兴林（工人）、王国连（务农）、何永录（教师）

徐顶乡(5人):孔祥福(干部)、董万华(干部)、王桂香(女)教师、陈永玺(教师)、他德科(干部)

临夏三角乡(1人):杨建西(工程队长)

三塬乡(4人):刘意尧(教师)、刘永东(砖厂厂长)、肖怀哲(校长)、胥元兆(务农)

西河乡(1人):沈好荣(个体户)

陈井乡(21人):范多旺(博士生导师)、赵鹏(副县级)、瞿永学(副县级)、唐致顺(教师)、范玉珍(工人)、瞿朝贵(教师)、宋啟文(农民)、金和才(工程队长)、范玉祥(农民)、陈贵俭(科长)、祁世荣(村支书)、陈贵吉(个体户)、祁永德(教师)、他成寿(个体户)、张兴元(乡广播员)、王有珠(个体户)、和平(家庭妇女)、李广福(工人)、李光华(企业家)、祁永成(工人)、柳兴乾(干部)

二、工宣队进校

1973年春,县上选派工宣队入校。我校派来的是县水泥厂的工人。第一批派来赵世祥、杨兴礼和胥月秀三人。第二批派的是张庭玉、邹建忠和高俊清三人。工宣队的任务是监管和配合学校开展文化大革命的活动。工宣队对我校的文体和教学工作做出了一定的成绩,当年杨兴礼带领学生到州上参加文艺演出,就获得了奖励。另外,胥月秀还兼代初一的数学课。

1974年9月,我被正式任命为二中的正校长(正科),公社书记不再兼任学校领导。1974年底调来了何存亮任二中副校长。

三、"文化大革命"中的教学与活动

(一)开设的学科及分类

学校的初中、高中都开设十一门的教学课程,即政治、语文、数学、物理、化学、历史、地理、生物、音乐、美术、体育。学课分为主课、副课两类:主课即:政治、语文、数学、物理、化学五门,其他六门均为副课。

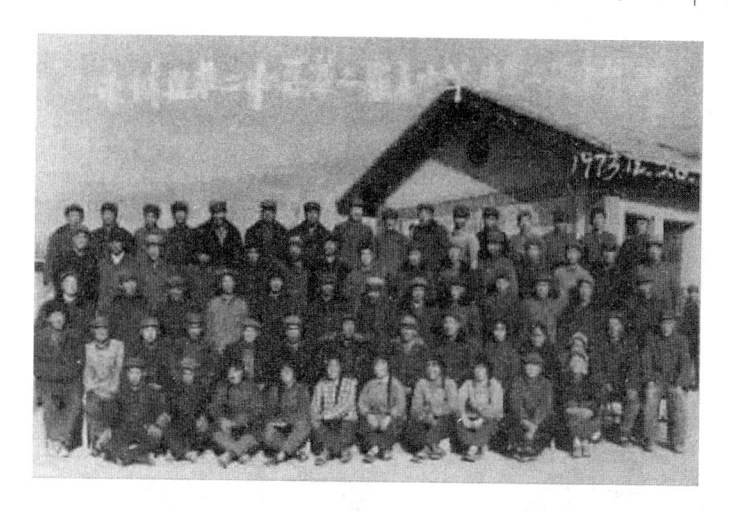

教师二排左起三：徐文贤、陈宝才、杨永锦、芝生岳、
王世新、朱光明、胥正贵、刘秀琴、李仲灵九人
（二中高中第二届二班学生与老师合影）

（二）教学中教师的安排

根据老师的专业水平与教学能力，在学课担任上分为把关老师、骨干老师、学科带头人三种情况。

1. 把关老师。所谓把关老师，就是带初中、高中毕业班学课的老师。他们是：政治课，徐文贤老师；语文课，朱光明、刘秀琴、肖怀圣三位老师；数学课，陈宝才、马振明、刘世荣、沈海玉四位老师；物理课，尤正蜀、祁克成二位老师；化学课，蔡宗理、杨永锦二位老师。

2. 骨干老师。所谓骨干老师，当时不带毕业班学课，而在其他班按本专业代课的老师。

3. 学科组：学科组分四个，即：语文组、数学组、理化组、政史地组。

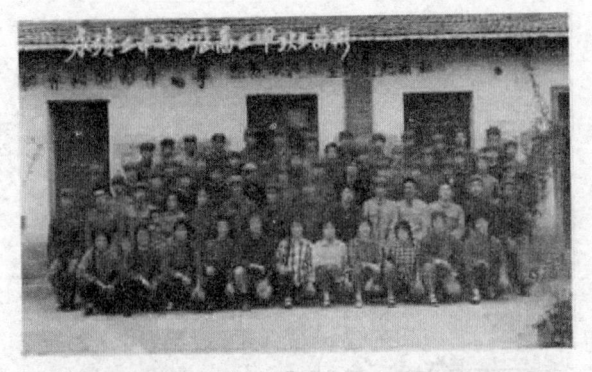

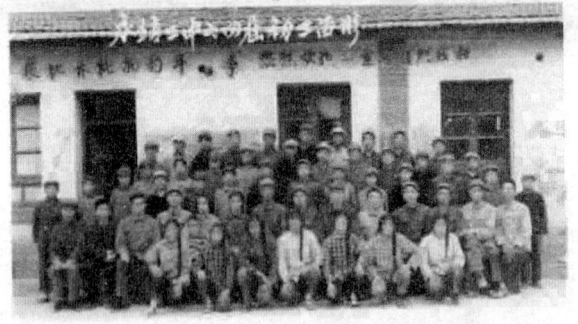

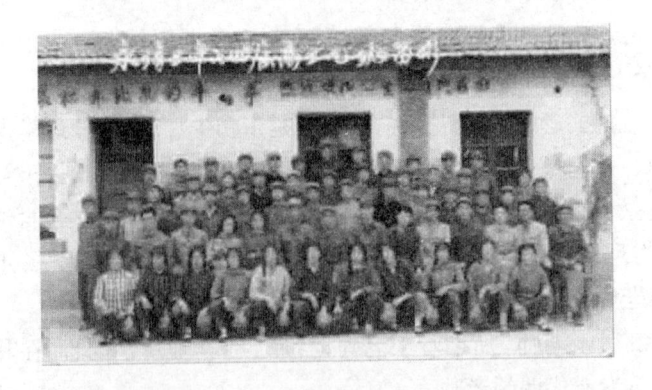

教师二排左起：姚迎刚、蔡宗礼、徐文贤、刘秀琴、张迎兰（工宣队）、何存亮、芝生岳、赵世祥（工宣队）、杨兴礼（工宣队）、陈宝才、胥正贵、杨永锦、朱光明、唐致忠

4. 学科带头人。学科带头人就是负责学课组的老师。当时决定的任务：一是负责学课的教学进度；二是开展有益的教学活动，如：观摩、互相听课等；三是学课教学中遇到的困难问题进行讨论解决；四是开展教学、作业等方面的检查比赛、评比等。

当时学课带头人朱光明（语文）、刘秀琴（语文）、陈宝才（数学）、马振明（数学）、尤正蜀（物理）、蔡宗理（化学）、杨永锦（化学）、徐文贤（政治）。当时音乐、美术没有专任老师，都兼任。音乐有蔡宗理兼任，美术课有杨永锦兼任，体育课专任老师胥正贵。后来调进了刘世玉老师，何存辉老师，他俩担任语文课，他们既当骨干老师又当把关老师。后来又调进胥元信老师任地理课，有关教师方面，当时提出的口号是：老、中、青的教师队伍，传、帮、带的关爱教学，革命化的教学集体。

（三）比较突出的文体组织

1. 比较突出的篮球队

我校的篮球队分甲、乙两个队，共有10多人，他们除体育课外，在课余时间加强训练，有体育老师组织，有篮球队长（学生）带头训练。他们多次参加了各地农村，组织的篮球赛，也参加过县上，有些厂矿单位，还有学校之间的比赛。在多次的比赛中获得的不是冠军，就是亚军，最次也能获得风格奖。球场上的口号"友谊第一，比赛第二。"这方面我校球队是说到做到的。

我校球队的特长：一是有几个高个子，一米八以上；二是投球命准率高；三是纪律严明，听指挥；四是体育老师胥正贵抓得紧。

2. 比较突出的文艺宣传队

文艺宣传当时对学校来说是一项重要工作，它不仅彰显学校的门面，更重要的是活跃学校政治思想上的气氛，学校的师生、外面的群众都欢迎它的演出，我校的文艺宣传队有20多人组成，它的宣传表演除学校外，曾到过本公社的各个大队，还到过基层的厂矿单位，还受过县上、州上的调演，每次表演都受过群众的好

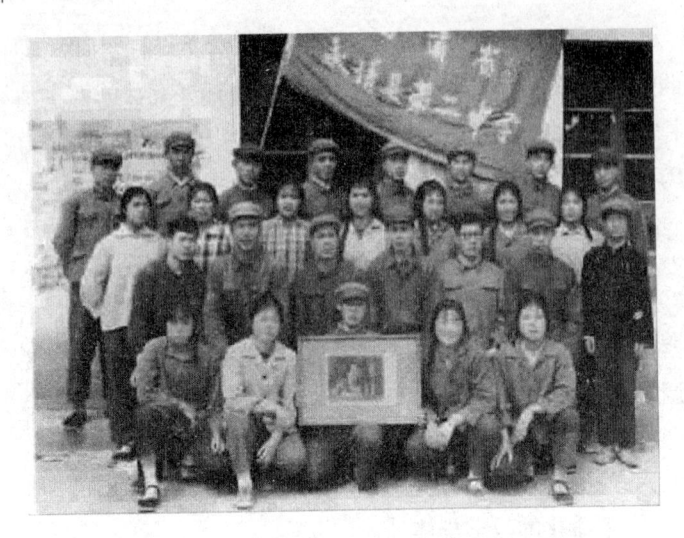

1975年9月5日参加州文艺演出的师生合影留念

评和奖励。尤其到州上的、县上的几次表演中得到头等或二等的奖品。

我校文艺表演的特点：一是队员男女个子整齐；二是服装比较新鲜（学校买了些服装，还从县文工团那里借了服装）；三是自编自演的节目突出：什么一个"尕老汉"，什么"人民的子弟兵"，什么"群众的好领导"，多半是歌颂工农兵形象的；四是组织纪律严明，抓得很紧。至于文艺宣传队的组织，排练方面主要负责的老师有：朱光明（自编节目者）、杨兴礼（工宣队队员）、蔡宗礼（乐器的导演）。一次到州上调演，我校的领队者就是杨兴礼、蔡宗礼二位。演出得到了奖品，大家高兴而归。

我校的两队组织通过积极的努力，既为带动学校的师生，增强了锻炼，净化了心灵，又为学校争得了荣誉，我们值得称赞，并感谢组织了的老师，参加了的同学们。

(四) 勤勤恳恳的后勤工作

当时学校共有10个后勤工作人员，其中会计牟永安，食堂管理员胡万海是国家的正式工作人员,其余8人全是从农村来的临时工。学校保管员包自贵(临时),七个炊事员(全是临时),他们是:孟宪法(炊事班长)、李志彬(副班长)、魏显晶、孔令明、张仲祥、龙正绿、范女女。个个吃苦耐劳,兢兢业业,尽职尽责,有时两个人的活,一个人干,绝不说声累。老师、学生共同上大灶食堂,有些女老师,自己在宿舍里自做就餐。

四、二中的建设与发展

(一)学校有了一台手扶拖拉机

当时运输非常困难:全县共有几辆汽车,陈井公社也只有一辆大拖拉机。平常我们学校的拉运,如大灶运煤、买菜等,就到县上去顾车或到公社求援。1973年通过公社,给了学校一台半新半旧的手扶拖拉机,也派给了司机崔师。这算解决了学校拉运方面的困难。

(二)一次有趣的军训拉练

1973年,文化大革命开展中,当时国家提倡:学校要搞军训拉练工作,目的就是为了备战备荒为人民。我们学校为开展这一工作,还请当地驻军(仁和部队)来校帮助训练。部队教练首先讲了如何攻击敌人,如何救死扶伤的人,如何抬好单架,如何埋伏,如何攻破敌人堡垒等方面知识,然后由学校安排训练。在高中部四个班200多人参加进行,提前安排准备好,每两人要有一把铁锨、一个背笼或一对抬筐。还设有司令部总指挥,要求纪律严明,行动积极,训练过程中不准说话,更不能有笑声,要严肃,就像实战一样对待,若不听指挥,还要受到上纲上线的批斗呢,司令部是学校,总指挥是一名老师,队长由学生中的班干部,还有班主任担任。拉练开始,早上四点钟起床,以班为单位整队,跑步出去校门,有的练攻击敌人,有的练抬担架,有人佯装受伤。最后回校全部练攻破敌人的堡垒。这时把校园内的两堆土包,土方量约有一千多立方米。用两个多小时就全部运完了,从而达到了军训和平整校院的目的。高中任课的老师全部参加了拉练。这是一次印象深刻,也很有趣的活动。

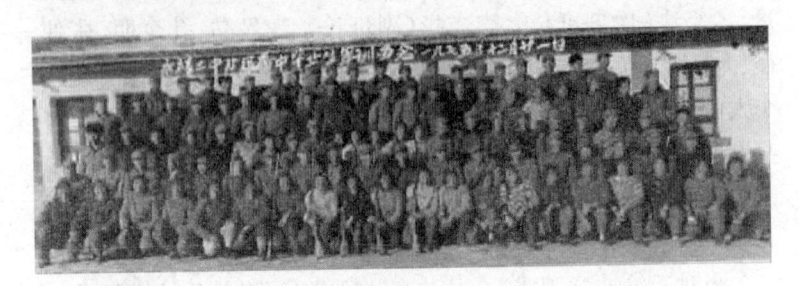

永靖二中75届高中毕业生军训留念一九七五年十二月二十一日

(三)师生的血汗——学校的三次扩建

按语:1969年开始,学校建修在山岭坡下的一块四亩左右的平地上,学校周围,东面是9米高的阶台地,西面是一条长100多米,宽10米多,深3米多的水沟,水沟西面是刘兰公路。北面是一条长200多米,宽40多米,高30多米的大水沟,沟对面是一块落差30多米的陡坡地,约有10多亩。当时国家规定:中小学校每周必须安排一天的劳动课。这个劳动,如果校内有活,就在学校劳动,校内没有活,可走出去参加生产队的劳动(这个劳动由生产队长安排了)。面对这样的情况,学校为了达到平整和扩大校院的目的,就利用学生每周一天的劳动来完成(最后为达到扩大学校的目的,全校师生通过了三次的集中劳动,学校面积达到了30多亩)。以下是三次具体的开展劳动:

第一次:1971年第一次扩建,通过学校一周一次的劳动课,靠师生的劳动,把学校面积扩大成6亩。

第二次:1973年第二次扩建,也靠劳动课,师生的劳动就是以西面的公路为界,北面以沟沿为界,用挖东面的土填平了西面的水沟,学校面积扩成12亩左右。

第三次:1975年第三次扩建,学校跟公社大队、小队联系,把

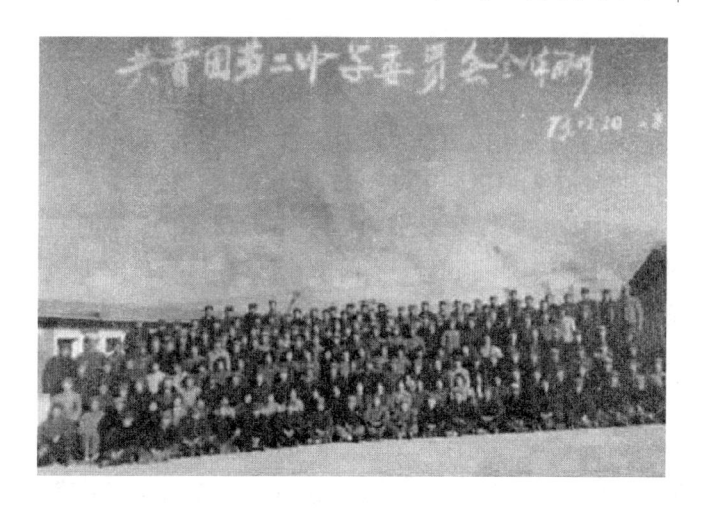

沟对面10多亩的陡坡地划给了学校。学校把"一周一天"的劳动集中成半个月十五天的劳动（一学期按十五周计算），专门削山填沟平整校园，当时提出的口号是："日夜苦战，大干十五天，把削山填沟的任务一定要来完，完不成任务非好汉"。真正发挥了群众、师生的力量，实行了人山人海的战术，填沟任务按计划完成了。学校面积扩大成了30多亩，还修成了一个宽敞的大操场。1976年秋季的全县中学生足球赛，就在我校成功举行。削山填沟的工程量，估计挖土方6万立方米土方量，填沟12万立方米，合计18万立方米。十四个班，每班每天挖430多立方米。当时的劳动工具主要有铁锹和架子车，全是当地学生自带或是从生产队借的。此次扩建劳动，除了感谢所有的师生外，我们特别称赞的是，指挥者陈宝才和朱光明老师，还有十四个班主任，尤其刘秀琴她是班主任（她还带有5岁、3岁两个孩子，照样参加劳动，还自己做饭）。通过这次削山填沟的集体劳动，对人们的教育启示就是：人心齐，泰山移。群策群力，就能改造山河。

五、自力更生的楷模

说起学校的自力更生，从1970年建校至1975年，这五年时间里，学校的建设与发展，除上面领导们的关照支持外，全靠师生的血汗与奉献。自力更生，既是国家的号召，什么少花钱多办事，这又是人们为集体而发出的自觉自愿的行动。说起我校的自力更生，就要首先讴歌陈宝才、朱光明二位老师的自觉行动。陈、朱二位老师是农中改为二中的第一批老师。1970年的春天开学，他俩又是头一个报到者。当时学校有四座教室，12间老师宿舍，面临着白手起家，万事开头难的困境，要克服这样的困难，说具体：就成了我们三个人的责任担当。以后的实践证明，我们三人的会聚真是有缘分，在新学校的建办中，我们确实自觉的形成了一个心往一处想，劲往一处使，而同心同德的领导集体。就说自力更生的过程：1、开学初的烧开水的炉灶是陈、朱二人带头作的，还为了加快当年的修建任务，在学校安排的一个班的劳动时间中陈老师当泥工，朱老师带领学生当小工，两人全身是泥巴，看不出老师的样子，这样多次的劳动就提前完成了建修的任务。2、县上拨发的钱修四间理、化仪器室和实验室，当时没请外面的技工，全是靠了陈、朱二人带领学生完成了建修任务。3、1974年，学校南面修了十多间的平房宿舍，也靠了学校的自力更生，

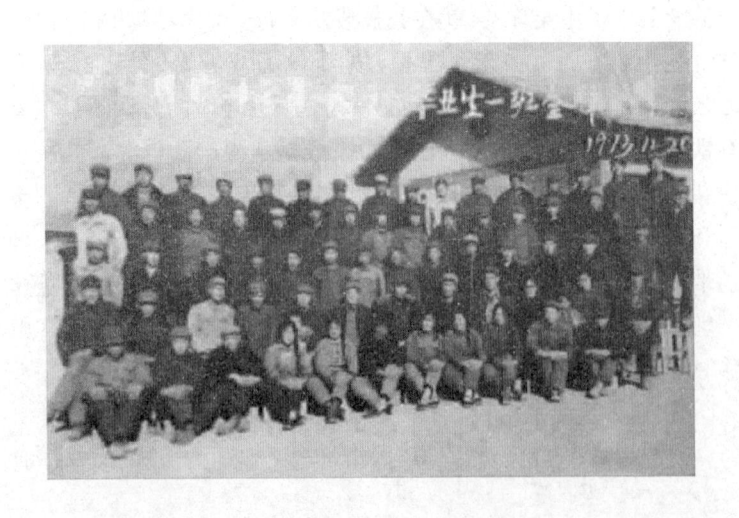

就是陈、朱二人的带动下完成的。一次公社、县上的领导来学校视察,正遇上了陈老师砌墙,朱老师和泥当小工。然而这不是提前的准备让领导们看,而是一种很自然的巧遇,领导们见了此情,无不说好的赞成,在一次的县教育工作会议上领导对我们提出了表扬。4、在自制简单的教具,维修坏了的桌凳等方面,也有二人带头的作为。一次县上答应把关山包龙山的一颗老榆树给我校,拿来做学校的课桌凳。我们三人高兴的徒步到包龙山(离校40多华里)去看树。结果因挖树吃力,拉运不便而放弃了。当天我们住在当地学生家,第二天到关山公社,遇了个顺便的手扶拖拉机,三人坐着回了学校。5、开门办学在农场修了三间教室,五间宿舍,也是陈、朱二人带领师生修的。6、开展勤工俭学,校内的石灰窑也是陈、朱二人带动师生修的。7、1974年,中山大队的驻军迁走,地下埋的100多米二寸的钢管给学校,由陈、朱二人带领一班学生挖来,解决了大灶从机井抽水所用的钢管了。8、学校三次扩建劳动,一边参加劳动,一边指挥。总之在陈、朱两位的带动下,大搞自力更生,解决了学校多种困难,也不知为学校节省了多少人力和财力,在他俩的积极带动下学校的教学工作照常开展,他俩没耽误学生的一节课,也没出现一次的空堂。在学生多,老师少的情况下,他俩的超课时任课,每周达到了二十八节。所有这些都说明,陈、朱二位老师,既是自力更生的楷模,又是教学方面的典范。他二人为学校的建设发展,以及教学工作中吃过的苦,流过的汗,即为二中的贡献,我想当地人民和二中师生永不忘记的!

1976年朱老师调离二中到州教育局工作。1977年陈老师被批为学校的教导主任,下半年调离二中到县一中担任校长。遗憾的是陈老师与世长辞已10多年了,我是缅怀不忘的。现在朱老师老了,我也老了,我们再相见面谈的机会少了。祝愿陈、朱二人家庭幸福,万事亨通,祝愿朱老师健康长寿。

六、学校几次申报的批复（批准）

第一次 1974 年申报孟宪法、李志彬二人，被批准为正式职工；

第二次 1975 年申报魏显晶、孔令明二人被批准为正式职工；当时申报是根据上面所给的转正指标，而经过讨论上报的，遗憾的是包自贵、张仲祥等几位再没有给指标转正的上报机会。（这样学校 8 个临时工，转正了四个，未转正四个）

第三次申报就是发展党员的报告：1977 年学校第二批发展党员，共上报三个人，一个是李志彬，是大灶炊事员，一个是瞿礼学，是高二的学生，第三个是陈宝才老师。当时入党的条件是：一是个人的表现，二是社会关系要清楚，三是家庭情况要清楚。三父的历史要清楚（父亲、舅父、岳父），还要有一定的证明材料。李、瞿二人家庭出身都是贫下中农。陈老师家庭出身是地主。要求严一些，但党的政策是有成份论，但不唯成分论，重在表现。这次发展上报的三人都批准了。这样学校党员由三人发展成 6 人。陈宝才老师入党的介绍人我和孟宪法二人。第四次申报，1977 年陈宝才老师被批准为二中教导主任。

七、特殊的相会——招聘民办教师

1975 年，文化大革命将要结束，各方面的政策比较宽松和实际，人们的作为也比较正当自由。我们学校的几个老师被调走了，学生由初一、高一各两个班的增到各四个班，学生多了，老师但缺，为了加强学校的教学工作，我通过县教育局和公社，前后要了几个民办教师指标。从陈井公社招聘了从二中高中毕业的学习比较好的，能担任中学课的几位学生到学校任教，有的还安排后勤工作。还把以前在农中任教的范多英老师从小学调到二中。前后聘用的几位学生是：赵鸿花、杨增胜、杨俊华、赵进虎、唐增良、唐占贵。我说特殊的相会，就是以前是学生，毕业走了，我们是师生关系，现在又来学校当老师，跟我们在一起，又成了同事关系，这种特殊的关系，我就说成了特殊相会，略表热情之意。后来这些同学都有志气,通过努力学习,通过考试选拔多数都成了国家的公办教师。唯有两个自谋职业,一个是赵鸿花,搞药业工作,服务于医疗,现在陕西周治县。另一个唐占贵,搞企业,服务于国家建设,现在在兰州。说起范老师,他是农中的元老,后来文化大革命中的政策,决定民办老师到小学任教,因为牵扯报酬问题,到小学可以在队里记给工分。所以他就到本大队的小学去任教。现在他到二中来,也说成特殊相会了,也表示热情地欢迎。我和范老师在农中经历过四年的同甘苦、共患难之交。当我在农中遇到困难时,首先得到的是范老师的帮助支持,好多困难问题我俩通过沟通而解决的。在我的生活方面,我到他家多次的吃饭,减少了我自己做饭的麻烦,此情此意我永记不忘。范老师初中语文教得好,深受学生们的欢迎,他的两笔字(钢笔、粉笔)写得规范,他还会唱歌曲。调来二中,一面教初中语文,一面还要兼任音乐课。范老师后来也成了国家正式教员。范老师为人正直,作风正派,从不计较个人得失,真是一位做人堂堂正正,教书爱岗敬业的好老师。现在他已年届耄耋之年,在家安度幸福的晚年。祝愿他家庭幸福,万事大吉,祝愿他健康长寿。

八、团结奋斗的领导集体

领导首先学习马列主义,毛泽东思想的理论,在理论指导下开展学校工作,同时每个人养成了艰苦朴素的工作作风,树立了良好的思想道德风范。二中自1971年成立革委会的领导班子到1978年,从调进调出的领导成员:王世新校长和何存亮校长二人后,再未调进过领导人员,谢莫惠公社书记兼任二中校长的从74年开始再不兼任了。所以学校的领导成员一直是陈宝才、朱光明、我、孟宪法四人。陈、朱二人一直负责教务处工作,孟负责后勤方面的工作。我们四人组成的领导集体,对学校各项工作的开展上分工不分家,相互帮助支持,相互照料协作,真是成了同心同德的心往一处想,劲往一处使的领导集体,几年的工作实践证明,学校的所有建设发展以及教学的工作中从来没发生过什么不利团结的争论,出现的问题都是通过沟通商量解决的,古人说:三人一条心,黄土化成金,人心齐泰山移,这的确是颠扑不破的真理。

九、大搞开门办学

1975年,教育界提出了学校要开门办学,就是把学生带出校门开展教学活动。当时我省树起的典型是"张掖地区的板桥中学",他们开办了三个100亩活动(旱地、水地、砂地)。我州树起的典型是临夏师范,老师带领学生到东乡县仓房农场基地边上课、边劳动、边搞"文化大革命"。县上组织各中学的领导到现场参观学习,我曾二次在仓房参观学习。通过参观学习,我校也搞起了开门办学的活动,以下所办的农场开展勤工俭学,绿化荒山等都列为开门办学的项目。

(一)办农场

参观学习后,我校在牙沟开办起了农场基地。牙沟的三个岭上开荒种地200多亩,沟底的地里还盖了一座教室、五间宿舍,还从部队那里借来两顶帐房当宿舍和食堂房。每个班的学生一个月轮流一次的边上课边劳动。

(二)开展勤工俭学活动

1. 学校内建起了一个石灰窑;

石灰石从5华里的柏岑子矿山去拉。以班级分给任务,主要分给高中部、初三年级的班级。烧窑的指挥者,陈宝才、朱光明,另有各班的班主任,烧石灰成功了,共烧了石灰两窑,出卖后,学校也得到了一定的收入。

2. 参加战备路的建修;

在备战备荒为人民的形式下国家大修战备公路,从仁和到牙沟的一段战备路有学校承包,以班级轮流劳动来完成,最后收入2000多元。

3. 给仁和部队参加建房的劳动;

仁和部队正在建修营房,学校联系要了些临时活的劳动,两个班轮流劳动一个星期,争钱2000多元。

(三)绿化荒山

学校积极响应"开门办学"政策的同时,也积极参加了"绿化荒山"的活动。"绿化荒山"十多年,二中每年春秋都派师生参加,绿化范围一是附近荒山,二是刘兰公路两旁。毫不夸张地说,从柏岑子到陈井公社,这一带荒山上的水平沟全是我们二中师生搞的,只是因干旱和管理不善,水平沟里的树成活率非常低。

(四)办好学校食堂,改善师生生活

以勤工俭学争来的钱,一部分用在改善办学条件上,一部分用在购置大灶的用具上,还有些用在师生的伙食补助上。当时老师的口粮标准28斤,体育老师30多斤,学生自理,多半是农村学生,有的带面粉,有的交粮票,总之,生活上当时是困难的。师生中经常出现超定量的吃饭,向大灶欠票。

1. 一次陈宝才、朱光明、我三人坐着学校手扶拖拉机到徐顶公社,然后到徐顶商店,凭老同学的关系批给了两头猪,拉回来交给了食堂,当时,一个星期食堂里吃上一顿红烧肉,也算是改善了生活。

2. 农场收入的粮食和油籽,也补助给师生的生活,有时不收饭票的让师生吃一顿,一次用农场油籽所榨的清油,用清油所炸的油条、油饼不收饭票给师生吃上一顿,还有几次给全校师生都供应吃了灶上的馍和饭、油饼等。以上这些就算是师生劳动果实的享受,也说是改善了师生的一次生活。

十、党的十一届三中全会之后

1978年召开党的十一届三中全会,总结了历史正反两方面经验,真是拨乱反正,从而使各项事业开始走上正规的道路,并提出了改革开放的国策、打开了闭关锁国的国门。

(一)各级各类学校逐步走上正常的教学轨道

1978年,党的十一届三中全会召开后,各级各类学校逐步走上正常的教学轨道。主要表现在以下几个方面：(1)1977年,学校春季招生改为秋季招生。(2)1977年底,学校派来的工宣队也撤走了。(3)1978年,两年的学制改为三年,初高中合计六年。(4)学校的开门办学活动也停止了,每个班级每周安排一天的劳动课也取消了。(5)1977年底开始恢复高考招生制度。(6)各大中专院校开始考试招生,推荐工农兵上大学制度停止。

(二)恢复高考的第一年

1977年底是国家恢复高考的第一年,报考条件放得很宽松,社会各界的男女青年包括工作的干部,工人教师历届毕业的高中生。中学还未毕业的高中生中每班选拔一名,报考参加高考。我校上高二的200多应届毕业生参加,其中选拔上高一的四名学生,他们是：孙小英、沈明永、张惠林、杨光文优秀生也参加了高考。高考结果是：全临夏州各中学高中应届生中没有一个考入大学,只有上高一的两名在校生考入大学,一名是我校的孙小英考入西安纺织学院另一名是盐化中学的姓邓的女生。

我校高中毕业的几届往届生以社会青年参加了高考,考试中只有两名考入大学本科。一名是七五届毕业的吴家春,考入西安地质学院,另一名也是七五届毕业的苏得荣,考入甘肃农大。报考中专的应届生、往届生中只有第三届高中毕业的张得友一人,考入了临夏师范。(当年报大学的考大学,报中专的考中专,不能兼报录取)。当年大专院校考试录取的多半是走入社会各届毕业生。

(三)给学校争得了光荣

当年秋季,我参加了全州教育工作年度总结大会,大会上我校受到了领导的表扬,说我们永靖二中是个山区学校,但高考中取得了比较好的成绩,孙小英上高一的学生考上了大学,真是山沟里飞出了金凤凰。从孙小英身上得到的经验,一个人学习上成才,必须与学校、老师、家长三个方面配合好、结合好。

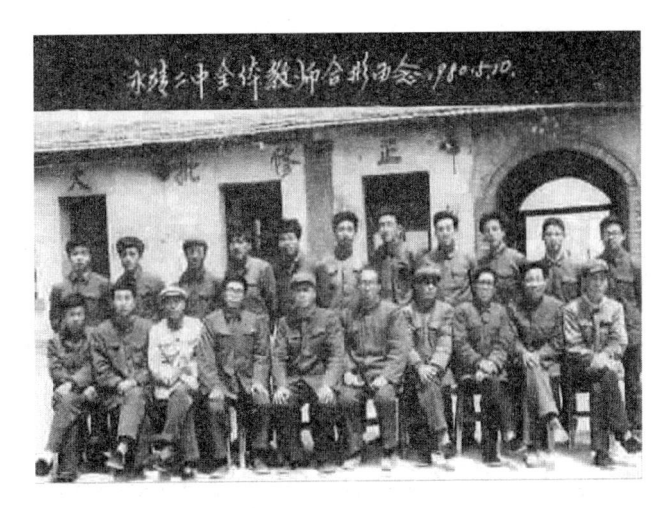

前排左起：董学忠、徐文贤、牟永安(会计)、王灿(校长)、
芝生岳(校长)、康好谦(校长)、肖怀圣、范多英、
刘世玉、张丰基
后排左起：沈海玉、唐文龙、杨俊华、孔祥飞、崔成才、何存辉、
肖怀哲、胥元信、祁克诚、姚迎刚、刘世荣

十一、学校领导和教师的调动

1. 1973年9月，王世新校长，调到永靖一中当校长，后任县教育局局长，人大常委会副主任，以副县级退休。

2. 1976年朱光明老师调到州教育局督导室工作，期间，以他为主编，完成了《州教育志》的出版发行工作。后任"临师"副校长、州督导室主任，以中学高级职称副县级退休。朱老师在永靖一中、二中从事语文教学二十多年，为永靖培养了一大批优秀人才，还为永靖一中、二中的教育发展付出了努力，并写下了一中、二中的《校史》。大家共认朱老师为永靖的教育事业做出了杰出的贡献。

3. 1977年9月何存亮副校长调到关山代帽中学当校长。

4. 1978年9月陈宝才教导主任，调到永靖一中当校长，1978年9月，从大庄学校调来了康好谦任我校的副校长，从大庄学校调来的马振民任我校教导主任,1979年从一中任教的王灿调到我校并提拔为二中副校长。教师中肖怀圣老师调到四中(党川)任教,蔡宗理老师调到临中任教,刘秀琴、李芳莲调到兰州,胥正贵调到县体委工作,沈海玉调到一中工作,胥元信调到文教局工作,曾磊调到四局学校工作。

十二、回顾农中、二中的十四年

农中四年,二中的十年,基本上都是跟随"文化大革命"的十四年。十四年来学校规模有了很大的变化。农中搬迁成为二中后,学校面积由6亩多扩展到30多亩,班级由2个扩大到16个班,其中初中6个班,高中10个班,学生人数由200多人发展成900多人,教职工由10多人增加到60多人。十四年来,学校送走了十届初中毕业生和八届高中毕业生,共2300多人。农中和二中的十四年除了回顾工作之外,还有惦念跟我在"文化大革命"中共事了的领导和老师们:他们是农中四年的范多英、柳玉杰、杨茂珊、曾磊(女)、欧秀兰(女),二中十年陈宝才、朱光明、王世新、何存亮、康好谦、王灿、马振民、肖怀圣、刘秀琴(女)、杨永锦、李芳莲(女)、

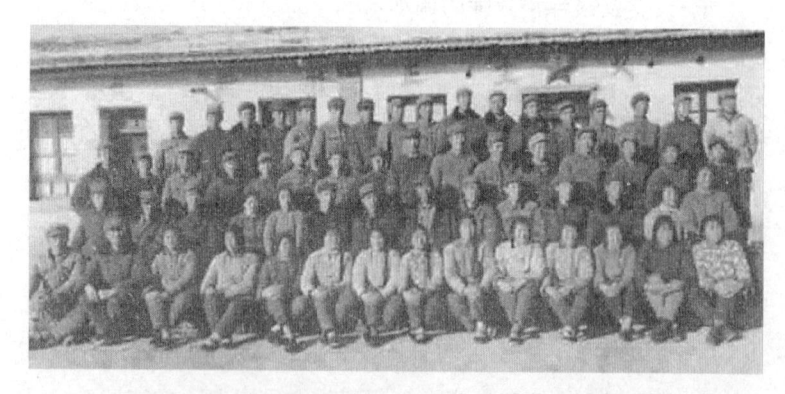

永靖二中75届高中毕业生高二(2)班全体同学留影

教师二排左三起:杨增胜、赵鸿花、刘秀琴、肖怀圣、芝生岳、何存亮、陈宝才、徐文贤、王亨奎、姚迎刚,共10人

李钟灵(女)、徐文贤、胥正贵、祁克成、沈海玉、尤正蜀、肖绍周、蔡宗理、刘世荣、刘世玉、董学忠、何存辉、姚迎刚、肖怀哲、胥元信、赵红花(女)、唐增良、杨增生、杨俊华、赵进虎、孔祥飞、王享奎、张丰吉、孟宪法、李志彬等。

1978年以前的高中、初中毕业生,从1968年起,国家提出:知识青年到农村去,接受贫下中农的再教育的号召,顿时,全国形成了知识青年上山下乡的热潮,所以,那时的历届高中毕业生因没有高考机会就回家了。这些高中毕业生最终去向基本上有四种情况:一、是经过三年劳动锻炼,成为工农兵后,被推荐上大学;二、是从社会上直接被选拔为工人或干部;三、是自谋职业,最终成为农民企业家;四、是在家务家和经过努力,成长为村干部。

(一)忆推荐工农兵上大学

1965年—1970年,这六年间各大专院校都停止招生。到1971年开始,所谓的推荐工、农、兵上大学,当时提出的一个"响亮"口号是,什么工农兵上大学,管大学,改造大学(上、管、改)。73年—76年四年,教育局抽调我搞工农兵上大学的推荐工作,我每年参加的是关山乡、徐顶乡、陈井乡的推荐工作,即东山乡一片的推荐工作。

1. 推荐对象:不管年龄、婚否限止的各界社会男女知识青年(包括工人、农民工作干部历届毕业的初高中学生复员军人等)。

2. 推荐名额:所谓的定向推荐,某大学招收名额,由教育厅分配给县上,县上对农村的分配给公社。由公社分配给生产大队,大队由分配给小队,小队进行推荐选拔。最后就上某大学。

3. 推荐对象的条件:首先是政治要挂帅,其次是必须在农村劳动锻炼接受贫下中农的再教育三年以上。还有什么本人的政审材料:A、个人申请;B、小队向大队的推荐;C、要两父或三父的历史证明材料(父母、舅、岳三父);D、贫下中农对三年来的政治等方面的座谈纪要。纪要上参会者都要签名盖手印。最后政审材料交给大队，由大队审核后交给公社，公社审核后交给县上教育主管部门。主管部门汇集推荐者对象并通过集体体检后就直接上大学了。虽然，是在推荐上学，但其中不乏出类拔萃、德才兼备的优秀人才，他们大学毕业后，成为国家的栋梁之材，如：范多旺、张文源、陈永喜、孔祥礼、蔡辉、杨保福、金发祥、崔庆鹏、肖永旭（曾任县文化馆馆长）等。

（二）忆工作在各行各业的同学们（包括推荐、社会选拔）

以下是我能够记起名字，并且某方面比较突出的同学名单，这个作为我欣慰而永久的记忆：

1. 在大学省市工作的：范多旺（交大，教授博士生导师）、苏得荣（北京林业大学，教授博士生导师）、陈永喜（交大，教师）、梁善虎（省工大工作）、张文元（省公路局工作，工程师）、吴家春（大学，工程师）被西安地质学院录取，现为新疆地矿局的局长，孙小英被西安纺织学院录取，现为大学教授、张得友（兰州铁中校长，副高）、瞿朝贵（兰州市中学工作，副高）、孔祥礼（兰州市公安局工作，正科）。

2. 在县乡基层工作：范玉辉（县人大副主任）、高延新（县人大副主任）、张荣林（中学校长）、肖怀哲（中学校长）、刘世荣（中学校长）、刘意尧（老师）、刘亨学（教师）、田国忠（副县级）、海心国（副县级）、沈明永（县文联主编）、杨宝福（中学校长）、金发祥（中学校长）、刘世鹏（中学校长）、高鸿录（乡长）、陈志录（小高）、他光莲（小高）、蒲生享（小高）、李育民（乡长）、李延海（副县级干部）、李育红（干部）、张惠林（正科）、瞿永学（副县级干部）、赵鹏（副县）、唐致喜（正科）、唐占东（中学校长）、巨生政（正科）、唐世和（正科）、张文虎（中高）、张元仁（教师）、孔祥林（教师）、李廷苏（教师）、康继福（正县）、张得谦（中教）、党玉刚（干部）、赵永成（大夫）、张心孚（中教）、张学英（正科）、王世平（正科）、张本龙（正科）、张本梅（经商）、赵红花（经商）、芝永才（参军复员）、芝永鹏

(干部)沈海儒(教师)、刘世胜(教师)、崔庆鹏(正科)、董吉林(正科)、康万邦(正科)、王永平(大夫)、杨俊华(中高)、杨光文(正科)、张发才(干部)、瞿朝吉(小学校长)、李万福(信用社)、冯永昌(副县级干部)、陈永能(中高)、董万俊(教师)、他得科(军转干部)、孔祥礼(兰州中级人民法院正科)、孔梅环(女,医师)、胥元瑧(付高)、褚积龙(干部)、张生宽(教师)、柳玉贵(正科)、孙小琨(正科)、孔祥福(军转干正科)、董万华(工人)、何建菊(干部)、冉兴文(大夫)、赵国恩(中学校长)、柳兴乾(大夫)、华召鹏(正科)、瞿玉学(正科)、瞿世辉(正科)、姬良高(教师)、张丰辉(正科)、杨增胜(小学校长)、赵进虎(教师)、张亨科(教师)、唐增良(教师)、祁克元(干部)、唐增和(工人)、唐致莲(女,教师)、徐永德(正科)、陈贵良(正科)、陈贵俭(正科)、陈贵元(教师)、孔令海(中高)、刘文秀(女,中高)、刘文芳(女,教师)、刘安华(女,大夫)、祁克华(女,干部)、张发寿(工人)、高国兴(教师)、刘世平(工人)、范尒明(教师)、范祥发(教师)、孔维和(教师)、杨茂莲(女,经商)、雷延红(女,大夫)、雷延祥(干部)、张明清(正科)、黄仲辉(正科)、胥亨发(正科)、姬正安(经商)、魏元霞(教师)、付成学(正科)、姬金虎(正科)黄有文(正科)、张科钦(工程师)、刘素珍(女)(工人)、刘尚友(副县)、孔维萍(女)(副县)、包东海(工人)。

(三)农民企业家:瞿成学(甘肃省古典建筑集团公司董事长)、海有光(青海建筑公司老总)、胥元明(建筑公司老总)、王永平(金发集团董事长)、赵清亮(兰州建筑公司老总)、褚宗跃(企业家)、瞿全友(企业家)、唐占贵(企业家)、瞿吉海(企业家)、杨生剑(企业家)、魏登华(企业家)、张发开(企业家)、张本龙(企业家)、孔令玺(企业家)、张正忠(企业家)、王成峻(企业家)、王晓峻(企业家)、瞿全学(企业家)、刘和平(企业家)、刘永东(企业家)、董万华(企业家)。李光华(企业家)

(四)务农的和村干部:刘亨友(大队长)、李维泰(大队长)、王乃元(村长)、仁银全(村长)、王维英(村长)、肖玉胜(村长)、祁世荣(村长)、包自贵(队长)、肖绍贤(务农)、张发海(务农)、冉兴华(务农)、孔维通(务农)、刘意寿(经商)、李廷树(村干部)、杨中元(务农)、姚开荣(务农)、王诚女(务农)、王诚秀(经商)、冉兴海(务农)、刘安菊(务农)、胥元兆(务农)、刘文波(务农)、刘文浪(务农)、王诚梅(女工人)、周莲子(女经商)、杨国义(经商)、刘平琴(务农)、冯廷瑞(务农)、王世祥(务农)、赵显灿(务农)、祁世荣(大队书记)、李万福(工人)、孔祥福(经商)、刘尚春(经商)。刘永国(务农)、范玉英(女)(经商)、赵和梅(女)(经商)、景树才(大队书记)、杨得荣(大队书记)、潘尚统(木工)。

第四节　永靖五中(1980年—1988年)

一、新建的五中

1981年前，永靖五中叫刘家塬学校，是一所九年制学校,小学、初中、高中全有。我刚调入这所学校时(1980.9)，还有高二级两个班学生,第二年高二学生毕业后,学校成了戴帽初中。同时县上决定小学初中分了家,小学搬迁到新学校,同时把刘家塬学校更名为永靖五中。

二、新组学校领导班子

我的前任崇有珠校长调往积石山县后,学校的领导班子成员有何世栋、高延新、孟有安、肖怀哲、肖怀智(会计)、刘亨友(工人)和我,领导分工情况是,何校长抓后勤,高延新主管教导处工作,孟有安兼管团委工作,我管全盘工作。学校有11个教学班,每级三个班,外加高二两个班。全校有500多学生,10多个老师,后勤6人。当时,我们贯彻党和国家教育方针是,使受教育者在德育、智育、体育几方面都得到发展,成为有社会主义觉悟有文化的劳动者。

三、感谢领导的关心支持

1980年9月我刚到五中,有点担心,听说五中人际关系上比较复杂,难以开展教学工作,我带着这样的胆怯心情到教育局跟陈世文局长谈话,陈局长很客气的认同了我的谈话并给了我热情的答复。他让我大胆的工作,有什么困难局里尽力帮助解决。在以后的工作实践中确实得到了主管部门领导们的帮助支持。如人事

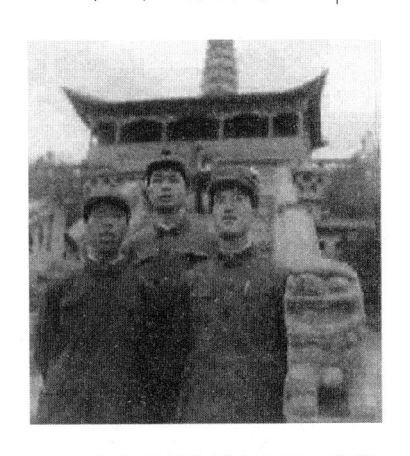

1982年在兰州白塔山公园与教师高延新(右)刘亨友(左)合影

调配方面,资金方面的补助,领导班子的配备等方面都以学校的需求给了帮助解决,还有李学树局长多次来学校帮助工作。1980年秋,一次主管教育的包文军县长与祁国润局长一起来我校视察工作,包县长那时我第一次见面,他态度热情,给我的第一印象就是平易近人。还有1982年包县长下乡第二次来到五中,他跟师生一起吃了一顿晚餐,还在学校住了一夜。当天下午他给全校老师讲话,鼓励大家把五中学校办好,并给学校的实际困难也给了一定的帮助解决。当时的情况我们学校的全体老师一面受到了县长的讲话鼓励,一面受到了县长的三同作风(到基层同吃、同住、同劳动)而感动,所以这次包县长来校对学校、师生给了莫大的鼓舞。我想我在五中的八年工作感到比较顺利,原因就是上靠了县上主管教育的领导与主管部门领导(局长)的配合和帮助支持,下靠了全校师生的共同努力。所以我对领导们和广大师生的帮助支持永远的感怀不忘啊!

四、建立规章制度

由于原来九年制学校管理上比较分散混乱,我们充分体会到

学校规章制度的重要性。国有国法、校有校规,没有规矩,不成方圆。所以一开始就着手搞学校管理制度的制定。从以下五个方面进行了制度建设:一是领导要求:(1)领导必须带一门课,并且带好,不能当甩手掌柜;(2)领导要定时听课;(3)领导要分工负责;(4)领导负责开好几个会:动员会、总结会、表彰会、学生家长会;(5)领导要以身作则,要求老师学生做到的领导首先

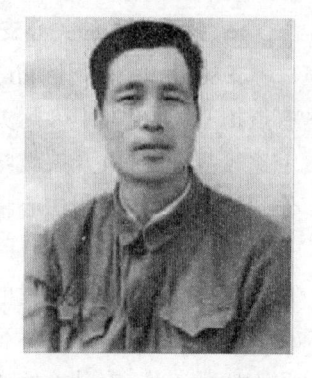

1988年在五中工作时留影

要做到。领导要脚踏实地干工作,不能讲空话,不能搞形式主义。二是加强教学管理要求:(1)教师要以教学为中心,认真备课讲课,认真辅导和批阅作业。(2)教师不准旷工、不准随意调课、不准不拿教案上课。(3)教师互相听课学习,多搞研究。(4)工作时间不会客不喝酒。三是抓思想政治建设:要求全校教师都要积极参与"五讲、四美、三热爱"活动(五讲:讲学习、讲正气、讲道德、讲文

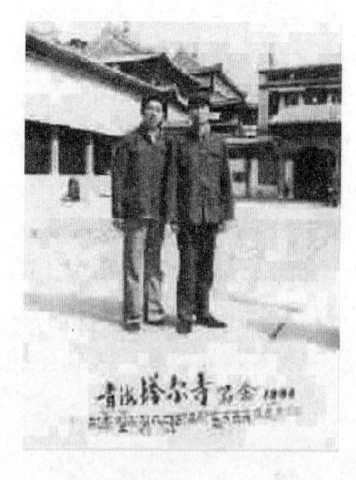

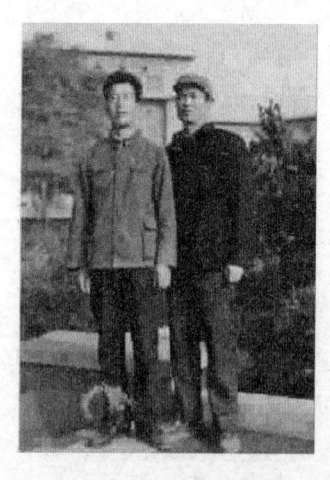

1984年与胥元宁在一起　　1983年与高延新副校长在兰州合影

明、讲卫生;四美:心灵美、语言美、行为美、环境美;三热爱:爱祖国、爱人民、爱劳动)。四是后勤管理要求:管好财产、财物清楚、厉行节约、反对浪费、饭菜保质保量、服务热情周到。五是加强组织纪律建设:(1)奖罚分明,好的表扬、差的批评。(2)全体老师一律参加学校的两操一活动(早操、课间操、课外活动),给学生做到表率作用。

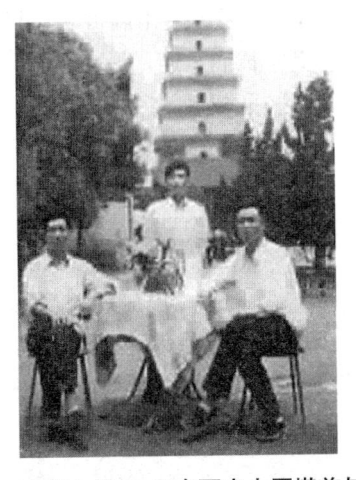

五、年轻化的教职员工和领导班子

学校逐步走向正规的同时,学校的老师和后勤工作人员也进行了几次调整。前后选调的好老师有:高延新、孟有安、邵国义、肖文泰、刘世玉、刘亨录、刘意尧、刘亨学、沈明永、肖怀哲、祁国良、魏永贤、王维国、李延海、刘聚鸿、赵贤和、刘世鹏、吴朝阳、何永忠、罗宏舟、王玉年、杨淑文、赵清兰、罗仁芳、冯自香、王新春、魏学斌、徐品哲、孔德兰、豆淑霞、王显瑞、金永堂、何其刚、王有奇、何通九、魏国治、姚琼雁等人。调入的后勤工作人员有:刘意寿、刘亨友、胥元宁、何世平、魏发成、刘佛香等人。所有的教职员工都精诚团结,尽职尽责,全心全意为家长负责,为学生负责,为学校负责,都为学校的教学工作付出了很大的贡献。1983年高延新被提拔为学校副校长、孟有安任教导主任。1985年孟有安被提拔为学校副校长、肖怀哲任教导主任。对于他们的提拔,使学校领导班子形成了一个年轻化的领导集体。同年,会计肖怀智被提任为学校总务主任,分管负责学校的后勤工作。

1983年8月20日在西安大雁塔前与魏永贤(左)孟有安(中)在一起

六、搞好三结合的教育

学校、家庭、社会三结合的教育对教学管理和教学质量的提高至关重要,所以我们一直很重视家庭和社会的联系。学校一方面要求各班班主任边教学边抽空搞家访,还要定期召开家长会议。记得一次学校召集的家长会,家长来自四面八方。在会上一位家长富有风趣地说:"五中老师巷道里转,家访工作搞得欢,尕娃们升学有保险"。这说明家访工作深受家长们欢迎。另一方面,学校跟公社大队密切联系,倾听群众对学校的反映。还有,因为是县乡两级管教育,学校的有些困难可以要求公社大队帮助解决。比如,1985年学校搞扩建,公社和大队就把校门前的一亩多地化给了学校,这些地后来盖成门市部,给学校带来了收入。总之,三结合教育的推行,有力地促进了学校的教育教学。

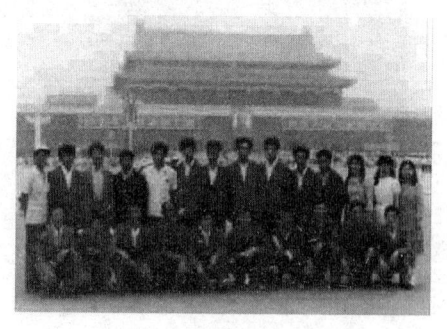

1986年五中教师在北京合影

七、发扬"三苦"精神,促进"三风"建设

新建的五中,教学设备、教学条件都比较差,突出表现在学生多、班额大、专业老师少、教室少。由于全体教职工的共同努力,学校教学质量一年比一年好,学校的名誉也越来越好,学生来源除了本地的外,还有其他公

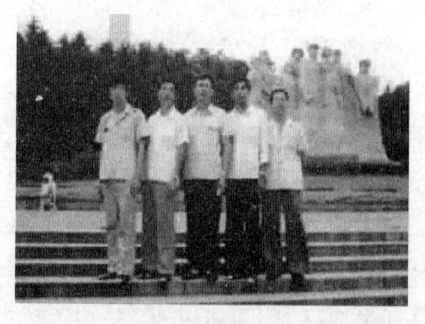

1988年在南京雨花台合影(左起王显瑞、魏永贤、芝生岳、刘世鹏、刘亨友)

社、其他县的,所以班额越来越大,最多时一个班超过100个人。这样教师、学校的压力也越来越大。为了解决这个困难,学校领导班子提出了"三苦"精神,即苦管、苦教、苦学。通过"三苦"精神的教学活动,学校的校风、教风、学风(三风)从根本上得到了改变,学校的教学质量突飞猛进,为我县的教育工作做出了应有贡献。我们学校自恢复高考到1980年,没有一个学生考上中专和大学,是社会上有名的"光头"学校。但从1981年初三学生白

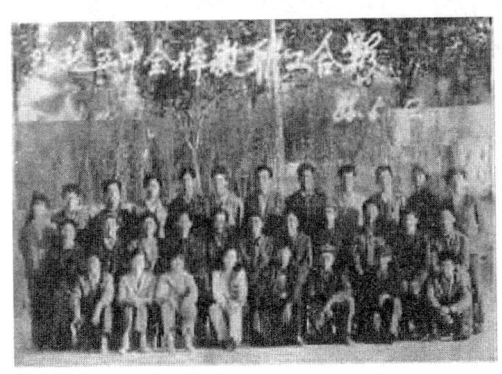

永靖五中全体教职工合影

彩彦考入临夏师范开始,五中学校就逐步走上了辉煌。1988年秋考入中专的学生有45人,占了全县中专录取的三分之一。八年时间考走的中专生达到130多人,高中升学率最高时达60%(一般学校35%左右),入学率、巩固率、升学率在永靖县,乃至在全州同类学校中好几年名列前茅。1987年学校被评为"全州先进单位",在全州教育工作会上领了奖品。1988年,我获得了省上的园丁奖。同年7月五中党支部被县上评为优秀党支部,我被评为县优秀党员,9月我被调到永靖九中当校长。孟有安为正校长,肖怀哲为副校长。

八、全县的中学与小中专录取

(一)20世纪八十年代,全县共有10所中学,其中完全中学2所,一中完中(在刘家峡)、二中完中(陈井),独立高中一所(盐锅峡),回民中学1所(王台初中),独立初中6所:三中(新寺)、四中(党川)、五中(三塬)、六中(西河)、七中(中庄)、十中(抚河)。到了

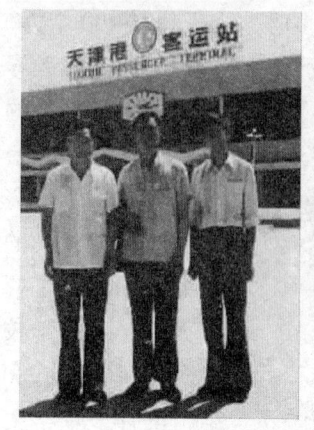

1986年7月在天津与刘世玉、刘世鹏合影

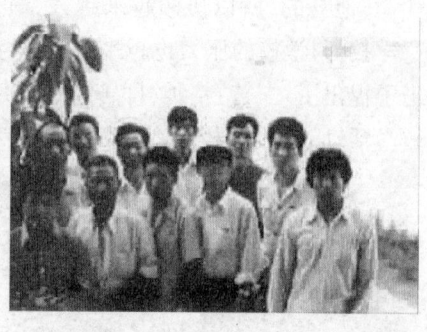

1986年夏在北京与永靖五中同仁合影（左起）何世平、刘亨录、刘意尧、肖怀智、刘世鹏、沈明永、芝生岳、胥元宁、孔令飞

九十年代，增加了八中（岘塬），这样全县共有中学11所。

（二）小中专的考试录取：从1978年开始每年州上给县上的小中专招收名额较少，记得从1978年-1981年全县招收小中专的名额约6-10人，以后逐年增加，到了1988年全县招收小中专的名额增加到106人，当年五中初中毕业3个班，都参加了小中专考试，考试被录取的人数达40多人，占当年全县录取人数的三分之一多（当年参加的9所学校，共有初中毕业生约1300多人，不包括九中、八中）。

（三）五中从1981年—1988年每年小中专录取的学生名单（统计有些不全面）：

81届：白彩彦

82届：马明岳、吴朝阳、周受玺、王丕和、高菊香、刘意灿、刘常伟、刘居涛、魏明忠

83届：田文举、冉维金、周光虎、罗宝雄、王国平、刘常和、杨发平、祁文良、王显瑞、魏登峰、孔维华、冯光成、康国忠、崇复明、李良云

84届：王发生、刘享旭、冉维宁、刘玉平、冯廷俊、何通超等

85届：宗玉良、沈海澍、张小林、范玉焕、范仲玉、杨光阔、吴顺西、林永安、魏许忠、魏永胜、罗贵福、李三花、孔祥军、高国伟等

86年：胥亨良、胥元培、李永胜、吴登龙、杨文斌、李仕明、王国智、胥强俊、王彦、白彩霞、刘明义、孔令梅、刘成菊、芝世界等

87届：韩齐伟、杨国兰、冉磊、刘尚芬、刘晓芬、马海发、罗仁军、姬军义、刘常霞、田永常、陈旭红、范玲、范仲统等

88届：王金翠、吴才俊、祁国俊、胥丽阳、刘英霞、崇祥莲、刘尚忠、刘晓艳、刘亨红、刘宏霞等

（注：1. 初中毕业后升入中专的叫小中专，高中毕业后升入中专的叫中专或叫高级中专。2. 当年本州升入小中专的学校，临夏师范、临夏卫校、临夏农校共三所，高中毕业升入中专的学校只有州民族学校一所，2005年小中专招生停止了。）

九、回顾五中的八年工作

　　五中八年的工作时间，我深感各项工作都很顺利。教学质量逐年提高，升学率全县名列前茅，"三风"（校风、教风、学风）建设伴随"三苦"精神，在社会上引起了广泛的称赞和好评。这一切都是全体教职员工和学生们共同努力、团结奋斗的结果。作为学校的第一负责人，我特别感谢和敬佩我们的领导班子成员，尤其是高延新、孟有安和肖怀哲三位，他们既是教学上的骨干，又是领导班子成员，他们始终以身作则、爱岗敬业、勤勤恳恳、团结奋斗，就因为他们，我们学校形成了一个凝聚力很强，具有制度化、年轻化、战斗化和革命化的领导集体，同时也靠了一批年轻骨干教师的爱岗敬业和奋力拼搏，当然五中的八年，我也有一些深刻反省的事，由于自己知识、能力和方法上的缺陷，有时对老师和学生的工作方法简单、粗暴和专制，这很可能伤害了有些老师和同学们的感情和尊严，为此，我对这些老师和同学表示真诚的歉意。五中八年的工作，也得到了教育局领导的支持、帮助和认可。比如学校人员的调出调进，局领导始终与学校联系和沟通，尽力满足学校

的需求。在调离五中的欢送会上，祁国润局长亲自参加，表示对我的认可和关心。他在讲话中肯定了我校八年的教学工作，还总结了两句："八年抗战，战果辉煌，三苦精神，硕果累累"。我的答谢发言上，我用毛主席的一句名言来回应局领导的称赞，那就是："群众是真正的英雄，而我们自己则往往是幼稚可笑的，不了解这一点，就不能得到起码的知识"。

下面是八年来，五中毕业的比较突出且我能记起名字的学生名单，以作我永久的记忆。白彩彦（正科）、王丕和（副县）、吴国峻（正县）、沈海澍（副县）、王发胜（正县）、宗玉良（正县）、杨文斌（副县）、张小林（副县兼教育局长）、王国平（副县）、聂明礼（正科）、高延存（教师）、周寿玺（教师）、崇显兰（女，正科）、高庆秀（女、正科）、白树军（搞基建）、肖怀珍（搞基建）、肖永录（搞基建）、白立培（女，干部）、田文举（教师）、王更兄（女，教师）、田文跃（教师）、刘常和（副科）、柳文良（正科）、刘常伟（教师）、高菊香（女，教师）、芝永恩（干部）、芝发发（干部）、芝发育（干部）、刘常霞（女，教师）、祁

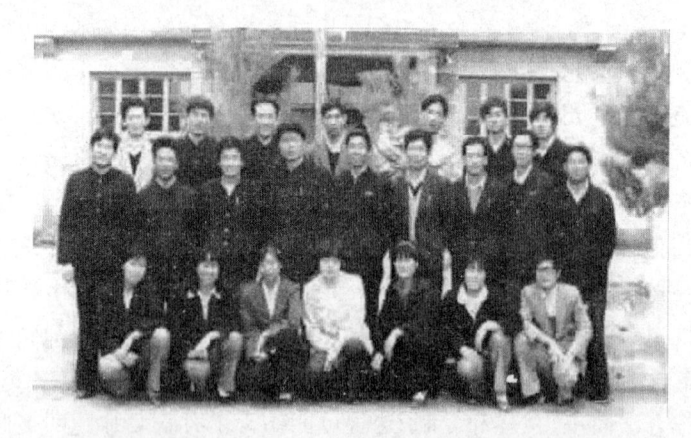

1988年五中全体教师合影（前排左起张淑芳、孔德兰、豆淑霞、冯自香、罗仁芳、刘意芳、何通九。第二排左起：王玉年、王维国、孟有安、芝生岳、魏永贤、祁德雄、罗宝英、吴朝阳、何仲福；后排左起：王新春、刘意尧、肖怀哲、刘世鹏、罗宏舟、徐品哲、王显瑞）

第三章 我的教学生涯 | 69

林平(正科)、马海发(正科)、刘尚忠(正科)、祁发俊(教师)、芝永龙(干部)肖玉彦(正科)、白彩峡(正科)、祁国福(副科)、蒋永辉(干部)、胥润芳(女,大夫)祁发胜(正科)、王忠勇(副高)、李良田(大夫)、范仲彤(正科)、肖海云(干部)、肖玉华(女,工人)、吴朝阳(正科)、冉维金(正科)、冉维宁(正科)、刘亨旭(正科)、崇复明(教师)、马明岳(教师)、魏显飞(教师)、崇学峰(中高)、包发明(副县)、杨光锦(正科)、李世进(中学校长)、芝旭红(小学校长)、芝世珍(小学校长)、姬良庭(一中副校长)、姬发锦(教师)、罗宝雄(教师)、范玉环(正科)、祁发德(正科)、何通超(大夫)、芝永增(正科)、芝永峡(大夫)、刘光俊(正科)、杜斌(本科)、杨维良(正科)、杨维东(干部)、魏显祖(企业家)、杨发平(教师)、康国忠(小学校长)、沈文剑(教师)、刘佛俊(兰大教授)、罗仁俊(正科)、王彦(副科)、李良云(正科)、范仲玉(正科)、高庆芬(女,干部)、杨澍彦(教师)、冉海珍(女,干部)、王春莲(女,大夫)、孔德胜(正科)、王显瑞(中教)、何永峰(兰地震局)、刘尚芬(女,正科)、刘尚旭(中学校长)、魏登鹏(正科)、康俊花(女,干部)、肖苍玉(女,中教)、罗丽红(女,干部)、肖永芳(女,干部)、肖来儿(女,工人)、张文英(女,工人)、魏春儿(女,经商)、魏玉(女,经商)、刘文林(中教)、刘亨红(中教)、刘意东(干部)、罗小平(女,工人)、罗宏兰(女,干部)、刘聚涛(教

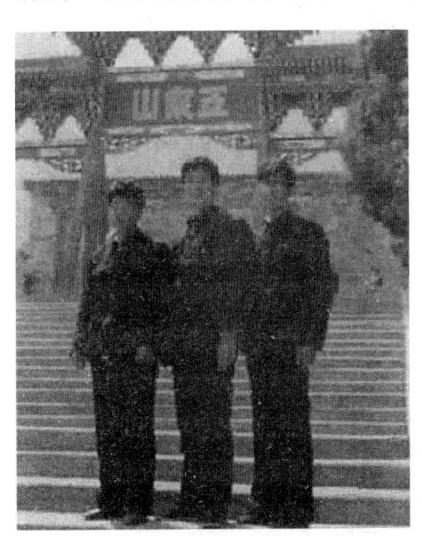

1988年4月8日与五中教师
王维国(左)、刘亨学(右)合影留念

师)刘学琴(中教)、吴梅俊(女,经商)、罗宏丁(干部)、沈发贵(干部)、邓学磊(干部)、王显明(正科)、沈强(教师)、芝永兰(女,正科)、芝永华(女,干部)、姬良继(经商)、孔德通(教师)、胥亨乐(经商)、刘亨让(副科)、谢绍刚(经商)、谢绍斗(正科)、谢宗贤(干部)、王正杰(中高)、刘尚龙(部队干部)、胥强俊(正科)、崇兴龙(正科)、刘润花(女,经商)、肖永德(企业家)、肖永才(企业家)、肖永峡(企业家)、刘淑花(工人)、冯廷文(工人)、王立忠(中教)、赵宗平(务农)、高国礼(中高)、潘进秀(女)(经商)、胥玲慧(女)(教师)、姬良玺(中教)、何通豪(工人)、何通杰(干部)、豆延茹(女)(大夫)、刘尚华(干部)、刘尚理(正科)、祁文琼(女)(教师)。

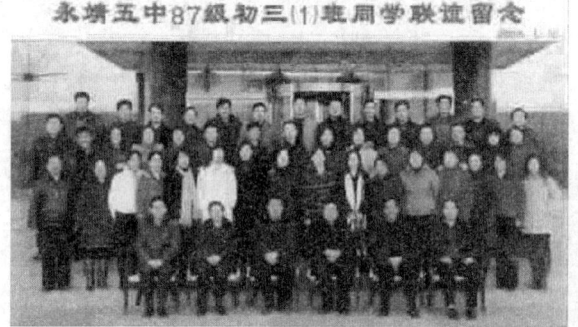

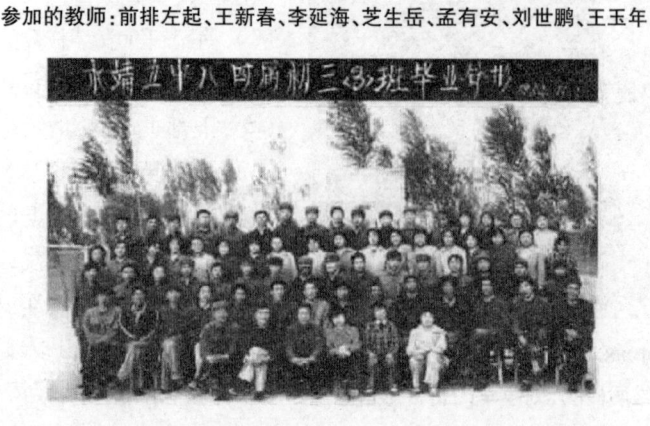

参加的教师:前排左起、王新春、李延海、芝生岳、孟有安、刘世鹏、王玉年

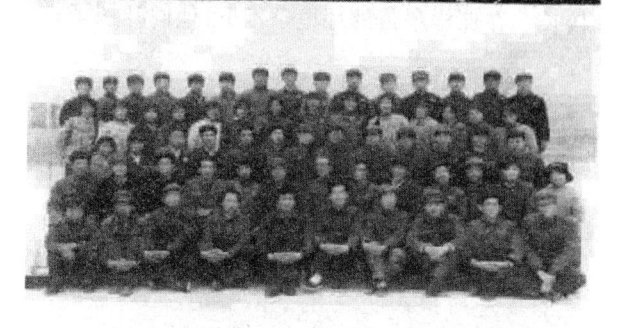

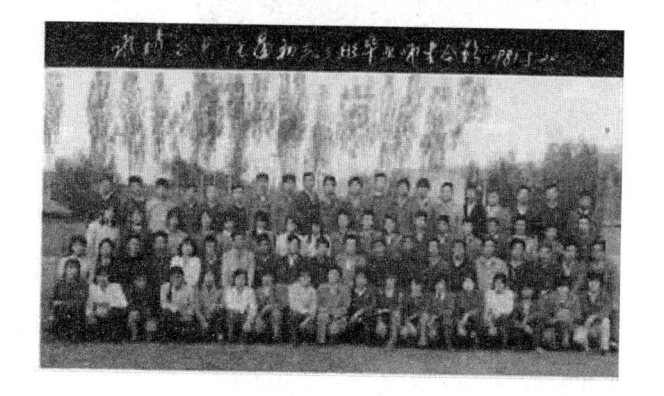

第五节 永靖九中(1988年—2000年)

一、独立高中(1986年—1993年)

(一)万事开头难

1986年在县委县政府的决定下,盐锅峡地区建一所独立高中。当时抽调工作人员在凸凹不平、砂子、石头成堆,杂草丛生的50多亩荒滩地上建起了两座两层的单面教学楼;两座两层的单面的师生住宿楼,当初招收2个班的学生100多人,派12名教师,6

个后勤工作人员。当时的校长由县人大副主任王世新兼任,张居贵担任副校长。在那样艰苦的环境条件下,他们开展了教学工作第一步。

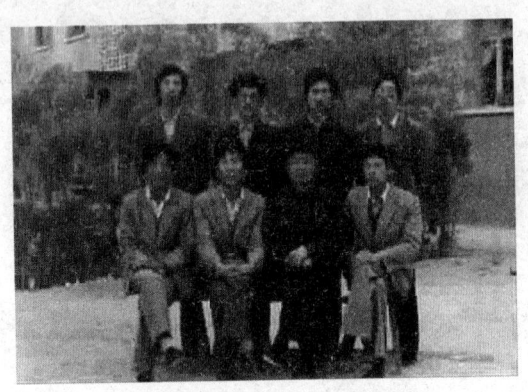

九中校委会成员合影 1989.5.16
后左起陈福林、冯旺才、杨澍清、甘荣华
前左起王世平、张居贵、芝生岳、党志龙

新建的学校,面临"万事开头难"的困境里,有张居贵校长率领师生们,一面克服了教学中的重重困难,一面治理学校环境,平整了校院和操场,并做到了学校的绿化美化工作。我是1988年9月调入盐中的,当年把盐中更名为"县九中"。我到九中时,已经历了两年的九中学校,在张校长的领导下,学校初具规模,教学工作正常开展;学校各个方面的工作,安排得井井有条,这为学校的今后发展和教学工作奠定了一定的基础。

(二)校委会的成立和分工负责

1989年成立了"学校委员会"的领导集体:学校校委会有8人组成,他们是:张居贵、冯旺才、陈福林、杨澍清、党志龙、甘荣华、王世平、芝生岳。

分工负责上:我负责全盘工作,张校长负责教学工作,冯旺才负责党团工作,王世平负责后勤工作,党志龙负责教导处工作,陈

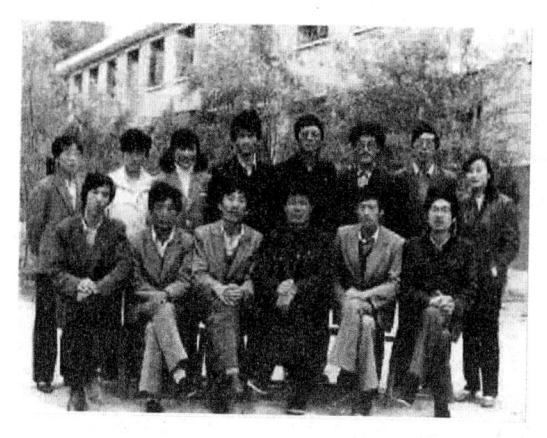

九中校团委成员合影 1989.5.16

福林、杨澍清、甘荣华负责各学科的教学教研工作。工作要求上做到了分工不分家,大家配合协调的开展工作。

(三)学校管理机构的建立及负责人

学校设有党支部:书记芝生岳;副书记张居贵;校团委书记马彩霞(女);校工会主席罗万寿;校长办公室主任常全光;政教处主任张宝珊;教导处主任杨茂国;总务处主任缪富顺。工作要求上做到了学校实行校长负责制;分工不分家,各项工作协调有序的运行开展。

(四)各学课教研组的建立及负责人

语文教研组组长刘聚鸿;数学教研组组长陈宏远;英语教研组长邓华丽;政史教研组组长甘荣华、党志龙;化学教研组组长唐占东;物理教研组组长杨澍清;生物教研组组长他光天;文体教研组组长沈永红。

二、领导们的帮助支持

作为一个学校的领导,要搞学校工作,不能脱离县上的领导,尤其主管部门的领导,我从五中调到县九中工作,当时的县委书记黎端忠,副书记李建华,县长包文军,副县长周仲才,人大常委

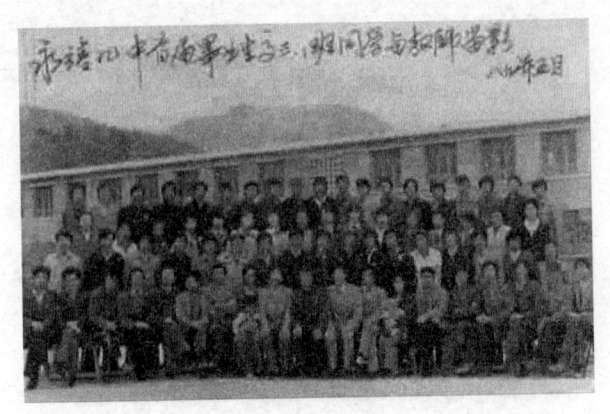

永靖九中首届毕业生高三1班同学与教师合影

教工前排左起：罗万寿、冯旺才、王大明、甘荣华、杨澎清、他光田、张康年、张宝珊、张居贵、芝生岳、党志龙、王世平、张师、徐登元、常全光、陈福林、甘荣虎、王正江、刘聚红

二排左起：马黎、甘文海、王永胜、张永胜

三排左右：孙环(24人)

会主任金永歆，副主任谢延忠，组织部长是白树德，文教局长祁国润，文教局书记何世贤。我说这些领导的意思，从初中调到高中是深受了组织和领导的重望而讨论决定的，所以我的心理上就产生了接受调动就不辜负组织和领导们重望的心愿。我在九中12年的工作中身受几任教育局长的领导帮助和支持，他们是祁国润局长、何世贤书记、高延新局长、孟有安局长、武维华书记、王彦文局长、党仁友局长，这里接触最多的是祁国润局长，从五中到九中都有他联系帮助和支持。同时，这里曾在教育局工作的刘正国、刘尚录、魏学斌、王诚彪、郭伟贤、胥元信等同志对我的教学工作也给了一定的帮助支持。这里我敬佩感谢历任局长们和同志们的帮助支持，不光是支持了我校的教育教学工作，而是他们对整个全县教育事业的发展，他们也发挥了责任担当的敬业精神，从而也使我表示崇敬学习的心情。回忆我的教育教学生涯，无不伴随着

县上领导和历任局长们的帮助与支持下度过的。所以我永远感念他们！

三、领导班子的工作纪实

一是建立健全学校的各种组织机构，并提出严格要求。学校的组织机构有，学校领导班子、学校党支部、团委、工会组织、校长办公室、政教处、教导处、总务处等，学校实行校长负责制，各机构分工不分家，各项工作协调有序进行。

二是坚持社会主义的办学方向，突出德育为首的地位。学校党支部积极发挥核心领导作用。校党支部在尽力抓教育教学工作的同时，也努力开展党务工作。坚持定期学习党章和党的方针路线政策，定期有意识培养入党团积极分子，加强党在学校中的有生力量。到1993年党员人数从原来的5名发展成11名。党支部成员经常深入到教师中去掌握研究思想动态，注意在党员中开展批评与自我批评，要求党员在教职工中起模范带头作用。党支部还坚持对团委的领导，建立了6个支部，发展了200多名团员。

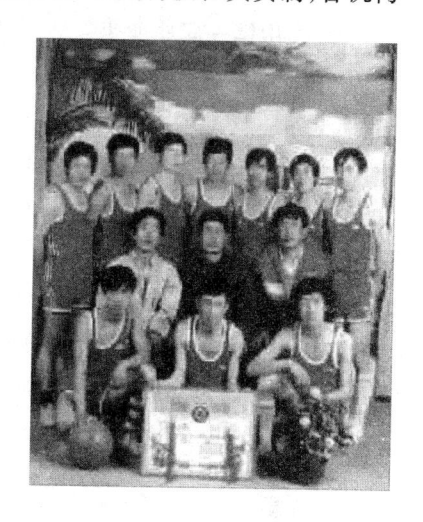

1991年在九中与篮球队员合影
中排左起张居贵、芝生岳、祁世民

三是坚持以教学为中心，搞好四认真，提高教学质量。学校建立了由校长、教导处、教研组构成的教学管理体系。每学期初，各教研组组织教师认真学习教学大纲，系统研究教材，制定教学计划、教学进度和教案。学校每学期每学年按《教研组长职责》进行考评。总的来看，大部分教师能认真钻研教材、编写教案，尽力上好课、批阅作业,完成各种教学任务。

四是认真贯彻国家有关体育暂行规定,坚持"两操一活动"。当时体育课提倡"汗、会、乐"教学,端正学生对体育课的学习态度,掌握技能技巧,增强体质。1991年和1992年,连续两年,学校篮球男女队获得全县比赛的冠亚军。每年基本保证向高一级学校输送1名以上的体育人才。

四、高中第一届毕业生

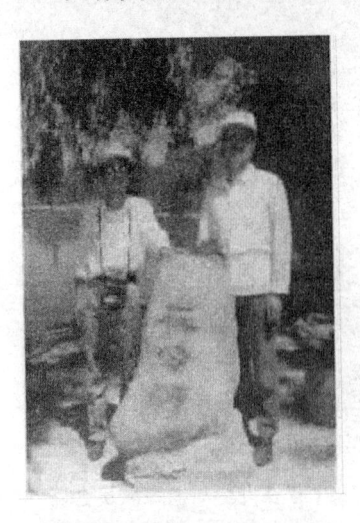

1989年,我校迎来了第一届高中毕业生128人,并参加当年的高考。高考中,考入大专的7人,中专的8人,共15人。这一结果,对新建办的学校来说,可算是一个开门红。这一开门红对学校的教学工作是一个鼓动,对全体师生的教与学来说也增强了信心。还为今后教学工作也算是形成了一个良好的开端。

1992年在苏杭与沈明永合影

五、三次难忘的教学研讨会

1992年8月,省教育厅教育科学研究所先后三次举办了有关教学教研工作会议,第一次,在兰州一中举办了"全国第二届中青年教师语文课观摩会",我校派语文教师参加的陈福林、沈明永、綫仲珊、杜发忠、刘聚红、刘润潮和我一行七人。(会上学到的一句名言:是人才不一定有口才,有口才肯定是人才)。第二次,派沈明永、綫仲珊、杜发忠参加了全国中学语文教学研究会,在兰州举办的中学语文观摩竞赛,地点在甘肃党校,主办为全国中语会,承办为西北师范大学。与会者有全国语文教学名家,如钱梦龙、魏书生及语文教研长。我校三位老师都被吸收为中研会员。第三次,在酒泉召开的省"历史学术研讨会",我和沈明永老师参加。1992年的夏天,省教育厅和西北师范大学历史系、甘肃教育报社共同组织召开了有关中学历史教学的研讨及丝路考察会议。会期9天,开会地点设在酒泉市酒泉中学,参加人数40多人,都来自全省各师范专科学校、各重点中学的历史教员。开会报名集中在兰州。根据报名来看,参加会议的人员,有的是具有文史专业的中学教师,有的是,谈古论今,文、史功底很深的大学历史系的教授,所以这次研讨会专业性强,层次比较高,与会者都是"诵千古诗文与经典同行"的行家里手。我校教师沈明永在会上提交了论文,唯有我是参加会议取经的学习者。

会议内容的安排有两个方面:一是讨论研究中学历史课的教学问题;二是丝绸之路考察。

会议主持者西北师大教授刘方义教授、姬炳新教授、省教育厅张海鹰研究员、省教育报主编岳正宗先生。

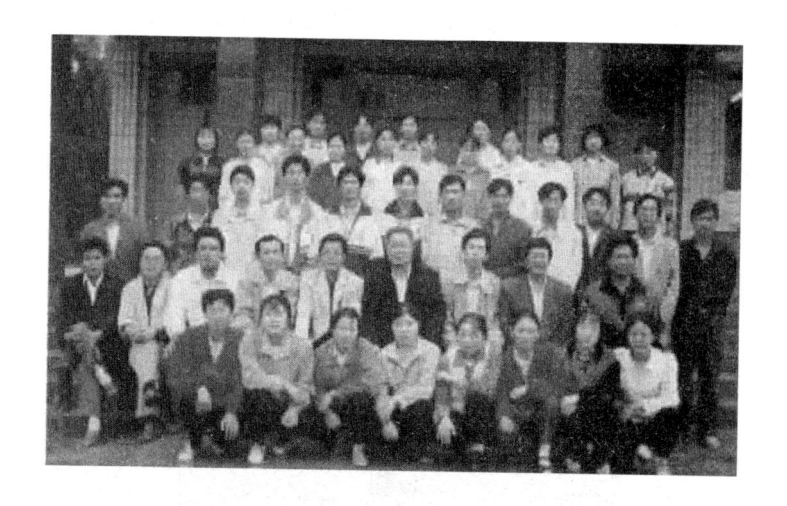

永靖九中第九届高三级一班毕业合影留念　参加教师左起(李世进、张福存、祁世民、沈明永、杨茂国、芝生岳、陈福林、杨显正、罗万寿)

（一）四天的研讨会

(1)主持者讲了开会的目的和意义；(2)提出了中学历史课教学中的一些问题；(3)有些中学老师介绍了有关历史教学的经验；(4)总结了中学历史课教学的成果和分析了存在问题的原因；(5)提出了今后如何教好历史课的方法和要求；(6)会议提交论文20多篇。

这次会中遇到了家乡人即师大附中教历史课的赵仁魁教授，在会上他也做了发言，我也听了很受教育和启示。

（二）五天的参观考察学习：

参观考察先从嘉峪关市开始，参观了嘉峪关的古城楼等后又到了敦煌。在那里住了一晚，在敦煌参观了古文化方面的名胜古迹等。敦煌考察中我和沈明永遇见了在那里搞古典建筑的胥元明同学，他是原来二中毕业的学生。当晚还受到了元明同学的热情招待。敦煌参观考察结束后，行程返回的安排，从酒泉市参观开始，顺次参观，张掖市、武威市，最后到达兰州。此次参观考察的主要内容有：(1)参观有些重点中学的历史教学情况；(2)参观古丝绸之路上的一些名胜古迹。酒泉、张掖、武威三市是河西走廊上的三大名城，都有参考价值的文物古迹。

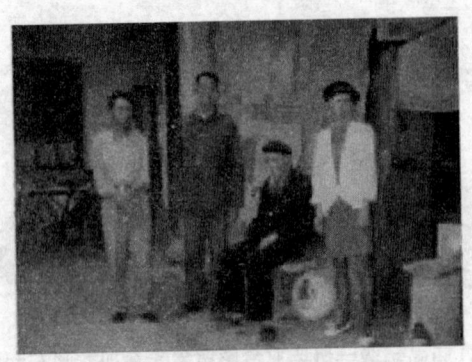

1992年8月在武威芝家大院与芝毓灵叔祖合影

到张掖市,我和沈明永到育才中学看望了我永靖中学的老同学沈海润。他是育才中学的校长,他的妻子是本校的中学教师,见面后还到他家做客,受到了他们夫妇二人热情招待。

到了武威市,我、赵仁魁、沈明永三人专门探访了"芝家大院"。它是武威市的文物保护单位。它里面还住着我们芝氏家族的芝毓灵老爷,他是兰州芝伟叔的亲堂叔。我们跟他谈了些有关芝氏家族的情况,合影后就告别了。

武威的参观结束后就直达兰州。至此会议的安排和行程全部结束。参加这项研讨会,对我来说有很大的收获:一是得到了好多教学等方面的宝贵经验;二是通过参观考察,领略了古丝绸之路上的自然风貌,了解到河西走廊的酒泉、张掖、武威,在那里都保存着许多的名胜古迹,也算是我国古代文化传承的神圣基地,这也是我们西北民族的荣幸和骄傲。

参加这次研讨会,还有一个特殊的感受:在这9天多的开会考察中遇到的都是具有高层次文化素质的文人,跟他们同行、同住、同吃、同游,他们的言谈举止都对我给了一定的熏陶和启迪,尤其跟他们交流畅谈时我被他们那诙谐幽默的语言,富有哲理的辨析,真实优美的描述和精巧独特的构思所折服。这在我人生征途中留下了珍贵难忘的美好记忆,并充实和丰富了我教学生涯中的生活。

六、校纪校规的制定与完善

制定和完善各项规章制度,是开展学校工作,全面完成教育教学的可靠保障。几年来,随着学校规模的逐步扩大,针对学校实际,不断制定、实施各项校纪校规,使学校工作逐步趋于制度化、正规化,为大力推进教育教学步伐迈出了可喜的一步。

(一)积极全面落实国家教育部门,以及上级主管部门,对学校工作的各项制度及要求,使学校工作在坚持正确的办学方向的前提下,努力向科学管理迈进。努力学习《教师法》、《教育法》及各项制度化要求,为全面开展学校工作、提高教育教学质量奠定了基础。

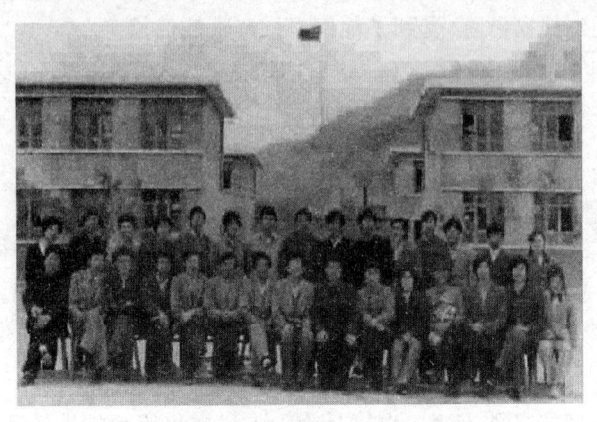

九中全体教职工合影 1989.5.16

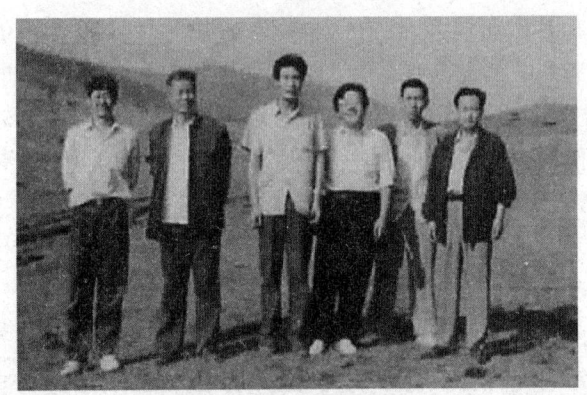

1994年在九寨沟合影留念
(左起)杨显正、芝生岳、綫仲珊、姬发锦、唐占东、刘尚彪

(二)强化常规管理,不断制定并实施行之有效的规章制度,保证教育教学全面有序地开展。根据学校实际,并在大胆地学习借鉴他校先进管理经验的基础上,分别对学校各部门职责岗位责任制、集体活动准则、教职工工作职责、班级管理、学生行为规范

及学习方法等方面探索制定出一系列综合性规章制度使学校工作基本上能做到有章可循,有法可依。先后制定并实施了:永靖九中《教职工学习制度》、《教职工工作准则》、《考勤与奖罚制度》、《教师教学常规》、《教师八不准》、《班主任工作评估细则》、《教研组长、年级组长职责》、《学籍管理制度》、《门卫制度》、《保卫安全制度》、《食堂管理制度》、《财产管理制度》、《学生学习常规》、《学生十不准》、《学生违纪、留级制度》等,通过对各项制度的不断落实,使学校工作较为扎实,协调一致地展开。

(三)限于建校时间短,学校制度难免欠合理完善,因此,大力强化管理,加快制度化建设,以制度保教学,以落实求质量,已成为学校全体师生的共识和全面推进工作的当务之急。以下记有关八个方面的制度、纪律:

1. 永靖九中学生十不准

(1)不准随意旷课、迟到、早退。

(2)不准打架骂人、说脏言秽语,与社会上的落后青年来往,干坏事。

(3)不准抽烟、赌博、酗酒、猜拳行令。

(4)不准跳迪斯科、摇摆舞、谈恋爱。

(5)不准乱折花草树木,乱涂、乱画、乱刻,损坏公物。

(6)不准穿高跟鞋、歪戴帽、穿拖鞋进教室。

(7)不准留长发、烫发、剃光头、抹口红、画眉、留长指甲、染指甲、戴项链、手镯、戒指。

(8)不准乱扔纸屑、随地吐痰。

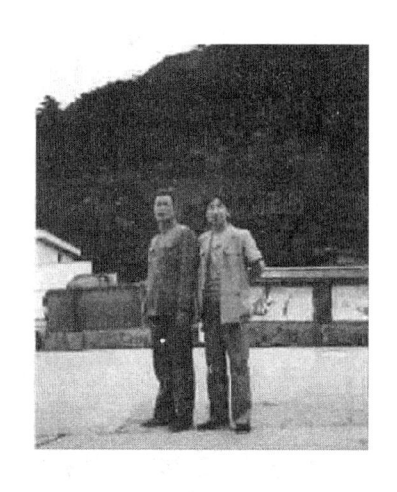

1993年8月与赵贤和在峨眉山合影

(9)不准乱泼污水、乱倒垃圾、乱倒饭菜、随地大小便。

(10)不准无人开灯,无人开水。

2. 永靖九中教师八不准

(1)不准旷工、迟到、早退、随意请假。请假须持假条。

(2)不准随意调课、停课。

(3)不准无备课本上课,穿拖鞋上课。

(4)除周末外一律不准猜拳行令、打扑克、下象棋、玩麻将。

(5)不准乱泼污水、茶水乱扔纸屑。

(6)不准在工作时间、休息时间大开录音机。

(7)不准用电炉。

(8)不准无校徽进教室。

3. 永靖九中校规(10条)

(1)坚持四化方向,树立远大理想。

(2)讲究文明道德,时时注意修养。

(3)爱护公共财物,注意公共卫生。

(4)劳动服务光荣,艰苦朴素大方。

(5)事事关心他人,对人要有礼貌。

(6)身体健康第一,锻炼必须经常。

(7)端正学习态度,主动勤奋好学。

(8)敢于发表意见,敢说敢想敢创。

(9)是非定要分辩,勇于改正缺点。

(10)必须遵纪守法,形成好的集体。

4. 永靖九中先进教师评选标准(8条)

(1)拥护四项基本原则和党的一切路线、方针、政策。

(2)热爱和忠诚党的教育事业,愿为党的教育事业奋斗终生。

(3)品德高尚、为人师表、教书育人、做学生的师长和朋友。

(4)每学期初和期末都有教学计划和总结,细心认真、完成学期教学任务。

(5)上课有较详尽的教案、上课不迟到早退。

(6)完成学校规定的作业的批改任务,且认真细心,学生作业中的错误能大部分得到纠正。

(7)认真进行课外辅导,解决课堂上未能解决的问题,深受学生欢迎。

(8)严格遵守学校的规章制度,出勤率高。

5. 永靖九中教职工学习制度(6条)

为了提高教职工马列主义理论水平,及时了解国家有关政策,搞好学校有关政治教育工作,加强教职工修养,搞好教育教学工作,特制定学习制度,望各教职工遵守。

(1)每周星期五下午为教职工理论学习时间。

(2)每双周星期四为业务学习研讨时间,教师以教研组为单位开展活动,后勤人员全体进行业务学习研讨。

(3)每半月共产党员进行一次理论学习,每月过一次组织生活会。

(4)不论何种学习活动,须有笔记和记录。

(5)政治学习由政教处负责组织;业务学习由教导处负责组织。

(6)以上活动应主动积极参加,若无故不参加者,按《请假奖罚制度》中的有关条款予以处理。

6. 教职工日常工作准则(6条)

(1)按时到办公地点办公,不准乱转、闲谈。

(2)按时上课,不准随意调课,停课办私事。

(3)按时完成学校交给的各项任务,不准在工作时间酗酒、猜拳、大声喧哗。

(4)严格遵守学校《教师八不准》(对其他职工也适用)。

(5)教职工在做好本职工作前提下,须在空闲时间安排自修,提高业务能力。

(6)凡不按以上要求工作者要严肃处理。

7. 班级安全管理责任书

为了加强学校安全保卫、学校管理、教学工作,配合实施县文教局、盐镇派出所《九四年学校内部安全保卫责任书》,特制定本责任书。各班主任必须按《责任指标》严格履行责任书,今后凡评选先进班主任、先进教师、先进班集体时,根据本责任书的各项目进行考核。

本责任书一式三份,甲方(学校)一份,乙方(班主任、班级)二份。

乙　方:

负责人:

8. 永靖九中保卫人员职责(5条)

(1)坚决拥护党的领导,坚决维护国有财产和师生安全维护学校管理制度和教学秩序。

(2)保卫人员秉公办事,尽职尽责,严格执行保卫制度。

(3)维持好晚自习、就寝、开饭、上操秩序。

(4)要定期做法制宣传教育,严防偷盗事故发生。

(5)严防不法分子对学校的干扰和破坏,做到及时处理校内有关治安问题。

七、永靖九中教师教学常规

(一)备课

1. 以纲为"纲",以本为本钻研教材,弄清本学科教学任务和教材结构,开学两周内制定好学期授课计划。

2. 了解学生情况,听取学生对教法的意见和要求,备教材的同时要备学生。

3. 每课时计划要有目的、重点、难点、内容和过程,采取多种教学,不备课不上课,不带备课本不上课。

(二)上课

1. 每堂课的目的明确,讲授要准确、方法要得当,有讲有练,深度适中。

2. 板书内容工整规范,有所新设计、新板书。

3. 语言要清晰,音量和速度适宜,力求用普通话上课。

4. 按时上下课,上课前一分钟到教室,下课不拖堂,也不中途离开教室。

(三)作业

1. 布置作业的难度和数量要适宜,课内练速度,课外巩固,适当提高难度、深度。

2. 严格要求学生按时独立完成作业,及时检查,批阅和做好讲评,作业一般来说全收、全改、面批,学生互相阅,教师在黑板上讲阅要适当,错题要求学生更正。

(四)辅导

1. 教学各个环节都要承认差别,因材施教,并根据学生基础进行分组、分人辅导。

2. 语文、英语、史地、政治一般在早上领读和辅导,数理化一般在下午到教室辅导。尽量做到老师到教室辅导,避免学生找老师询问疑难。

(五)课外活动、早操

1. 每位教师都应出早操,参加课外活动。

2. 课外活动中老师应和学生一起活动,必要是进行辅导,培养学生的创造性和积极性。

(六)成绩考核

1. 试题应全面考查学生"双基"和智能发展情况,不超纲、难度适当。

2. 考试成绩按三、三、四计算,即平时、期中、期末各占30%、30%、40%。

3. 期末考试内容应为全学期所学部分,不要出提纲来缩小范围。

4. 考场制度要严,监考人员不许离开考场,严禁出现作弊现象。

(七)教研活动

1. 学习教育规律和教学原则,钻研本学科教学大纲,讨论各级教学要求。

2. 开展教学研究讨论,进行观摩教学,每两周至少一次听课,并有听课记录,每学期检查一次。

3. 互相学习备课经验,商讨上课方法、取长补短。

八、九中《峡风》报

(一)创办"峡风"报

记得九中独立的高中阶段:从 1988 年-1992 年,从师范大学毕业的唐占东、他光田、赵贤和、缐仲珊、杨显正、刘润潮、陈宏元等分给了九中来任教,还从五中调来了沈明永,刘聚红,这样师资力量大大加强,专业学课的教学水平也大大提高。同时各学课的专业教研活动也开展得比较出色,都能按计划开展有质量水平的教研活动了。相比之下,语文教研组开展的活动比较活跃些。1990年—1992 年,在缐仲珊、沈明永、陈福林等语文老师的倡导下,办起了由《春华》更名为《峡风》的校报。《峡风》者意为黄河三峡之风。《峡风》由沈明永老任主编,缐仲珊任副主编。校报的创办,当时学校在先天不足的条件下只能油印出版,1992 年改铅印。参与办报的语文老师还有刘聚红、刘润潮、陈克教、张金平、吴志科等。

《峡风》校报的创办极大地调动了教与学两个方面的积极性,它所开展的一系列丰富多彩的教学活动,什么作文竞赛,什么专题讲座,什么文化知识竞赛,专题征文等的活动。激励了一批批同学们的文学爱好,从而大大提高了他们的写作水平,专题征文的不断出现为学校的校院文化的发展也增添了光彩。《峡风》的创办不要说对本校的教学质量的提高有一定的促进,就是对全县乃至全州各中学的教学也有启示性和促进性。因为这是全州各中学中的第一份校办的校报。赢得社会的普遍好评。

1993 年我参加州教育工作会议时,曾得到州教育局领导的口头表扬。他说永靖九中的"峡风"校报的创办,既是为本学提高教学质量的一大亮点,又为他们全县乃至全州各中学树立了好的榜样。这样的表扬,我也及时地传达给了全校的师生,这真是全校师生的荣耀,也是学校的光荣。

(二)"峡风"报办的一年比一年好,它好比校院热土上生长的一棵桃树,在师生们的精心培土、剪枝、浇水的管理下根深叶茂,年年开花,年年结果。真是桃花历年芬芳,硕果历年累累。历经几年的成长,1998年我在一次学校的大会上有关教学工作的总结中,我把"语文组"创办的"峡风"校报给予了一定的赞扬;创办七年的"峡风"好比一棵院中桃树,历经几年成长,现在亭亭如盖,浓荫覆地。全校师生感动于桃树的从容,一年四季,笑迎春风,夏雨;直面秋霜、冬雪。从早到晚,看着同学们蹦蹦跳跳,听着同学们欢声笑语。同学们感受着桃树的慈祥温暖,显得很天真,很浪漫。桃树和同学,同学和桃树,多像一位老母亲和她的小儿女们啊。下课了,同学们走出教室,来到桃树边,欣赏着,赞叹着。一张张笑脸,就像盛开的一朵朵桃花。树上的桃花像学生,树下的学生是桃花。今天是一树芬芳,来日定是硕果天下。

祝愿"峡风"报越办越好,桃树根深叶茂,开花结果。

九、学校食堂承包给私人

1993年以后,永靖九中全校学生增至1600多,教职员工80多,住校生500多,吃饭上大灶的学生和老师有700多。做饭的炊事员有12人,他们是:王正江、陈元才、王世森、甘文海、王世凯、王永红、陈世莲(女)、孔来环(女)、未显义、宋环(女)、宋雪儿(女)、张永胜、董志强,大灶管理员:孔新荣。

当时学校的大灶,吃饭上灶的人多,做饭的炊事员也不少,但大灶的炊事工作始终工作效率低,出勤不出活的现象比较严重,经常影响着师生的吃饭问题。食堂管理员和管后勤工作的领导想办法调动炊事人员的工作积极性,经常组织开会等方式,但解决不了大的问题,这样那样的问题还是不断出现,故大灶做饭问题成了学校后勤工作的一个老大难。面对这样的情况,当年又遇上了县上拿出的一个新政策(当时有的叫土政策),各单位和学校的所有临时合同工全部辞退,下放回家。我校的几个临时合同工正好是大灶做饭的骨干(他们是:王世森、甘文海、王永红、魏显义、宋环(女)、宋雪儿(女)),把这些骨干人员一辞退,对当时学校的大灶做饭问题来说真是遇上了雪上加霜,难上加难。怎么办,根据当前形势政策的宣传,什么搞改革开放胆子要大一些,步子迈得快一些,改革工作的标准是群众满意不满意,答应不答应等等,有了这样的政策,学校开会讨论决定,把老大难的大灶食堂,干脆承包给我校辞退的两位临时工:甘文海、王世森。当时承包的协议规定:1、集体大灶,正式工不能承包,理由是国家职工不能经商;2、学校正式工不能在承包食堂里做饭;3、承包人可以在教工家属和社会上招聘炊事员。大灶承包后,原来做饭的正式工和管理员,学校重新安排,有的搞后勤工作,有的搞教学工作。如:孔新荣、陈世莲搞教学工作;王世凯、张永胜、董志强搞后勤工作。

学校大灶承包给私人经营,这一举措,得到了县上领导的肯定,一次在全县的教育工作会议上还受到了表扬。说永靖九中在后勤工作管理上创出了一条新路,带了一个好头,就是大胆地把集体食堂承包给了私人经营,这对国家来说节省了人力财力,对学校来说,既提高了食堂工作的效益,又提高了食堂饭菜的数量和质量,很受师生群众的欢迎和满意。随后县一中和其他各学校也陆续把食堂承包给了私人经营。(关于食堂的承包,《民族报》961期刊给予了报到)

十、州督导组来我校

1993年5月,州教育督导组马效融一行八人来我校,对学校教育教学工作进行全面的督导和评估。最终的评估总结是,永靖九中以艰苦创业精神赢得社会、群众的支持和好评。永靖九中为全县、全州树立了教育榜样，他们主要靠一个好班子好领导，靠"三苦"精神，为当地培养了一批合格的建设人才和输送了几百名大中专学生。这个结论，既是对我校几年工作的肯定，又是对学校领导和全体教职员工的鼓励和鞭策。以下是选择督导的一些情况：

一、督导情况：

永靖九中是一九八六年新成立的一所农村独立普通高级中学，建校7年来，在县委、县政府和县文教局的直接关怀、支持和具体帮助下，学校领导带领广大师生员工，同心同德，艰苦创业，使学校各方面从无到有、由小变大、初具规模，校容校貌日新月异。现在学校占地54亩，总建筑面积3234m²；有教学班11个，学生708人，教职工47人。

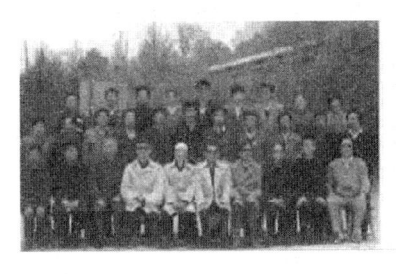

州县督导组与全体教师合影留念（九中）前排左二（芝生岳）

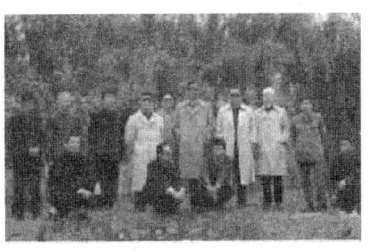

州县督导组与校领导合影留念

在办学过程中，学校领导始终坚持社会主义办学方向，充分发挥党的核心领导作用，始终坚持德育为首，教学为中心，德智体美劳全面发展，面向全体学生，以改革为动力，着眼于为社会主义现代化建设培养合格人才，突出德育的首要地位，加强学校管理，建立健全各项规章制度，学习和发扬"三苦"精神，教学秩序稳定。在永靖中学每年从全县范围内提前招收100名优秀初中毕业生的情况下，学校领导和教师不气馁，也不怨天尤人，而是顾大局、识大体、鼓足勇气、奋力拼搏，教学质量逐年提高。建校以来,共毕业四届学生978人,升入大专的75人,中专的45人,并为当地经济建设提供了大量合格人才,办学效益和社会效益不断提高,博得社会各界的赞许,是一所发展快,进步大,效益较好的独立高中。

该校成立初期,底子薄,困难多,校舍、资金、师资和设备等十分紧张,学生思想混乱,社会上也有人担心能否办好,经过短短几年实践,学校各方面有了长足进展,经过调查分析,其主要原因在于:

(一)坚持社会主义的办学方向,突出德育为首的地位。

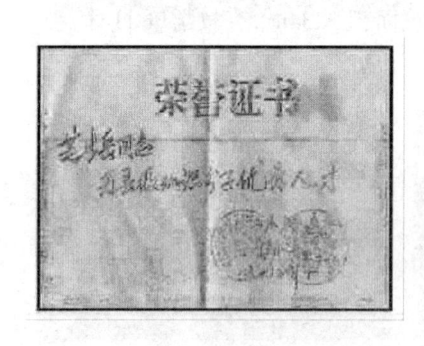

学校党支部发挥了核心领导作用。学校党支部对党的工作抓得紧,能经常坚持党章党课的学习,培养党的有生力量,定期培养党员对象,党员人数从原来的3名发展到11名。党支部坚持对团委的领导,现在校团委有12个支部,526名团员,占学生总数的70.6%,学生中6人向党支部递交申请,两名学生已列为培养对象。

通过各种渠道,狠抓思想政治教育。

1992年学校被州委州政府评为先进集体,1989年、1992年团委被团县委评为先进团委。

1988年至1992年,在职工中曾4人获得省、州、县表彰奖励。

(二)学校领导班子团结、协作、机构健全,能以身作则,勇挑重担。

学校设有党支部、团委、工会组织,有校长办公室、政教处、教导处、总务处等机构,实行校长负责制,分工不分家,各项工作协调有序正常运行。

班子成员都代课,多代课,代主课,日夜辛勤超量工作,教学上起示范作用。如办公室主任常全光、团委书记甘荣华对课不仅代好并能上精。

(三)坚持了以教学为中心,努力提高教学质量。

建立了校长、教导处、教研组构成的教学管理体系。每学期初各教研组组织教师认真学习教学大纲,系统研究教材,制定教学计划,学校按《教研组长职责》、《永靖县中小学教师任课考评细则》进行考评。大部分教师能认真钻研教材,熟练教材,编写教案,尽量上好课,完成教学任务,作业收改率基本达到要求。有些教师上课质量高、效果好。如甘荣华同志高二历史课教学,备课认真,教材熟悉;语言清晰,课堂气氛活跃,条理清楚;抓住学生思路,重点突出;联系实际,注入思想教育。

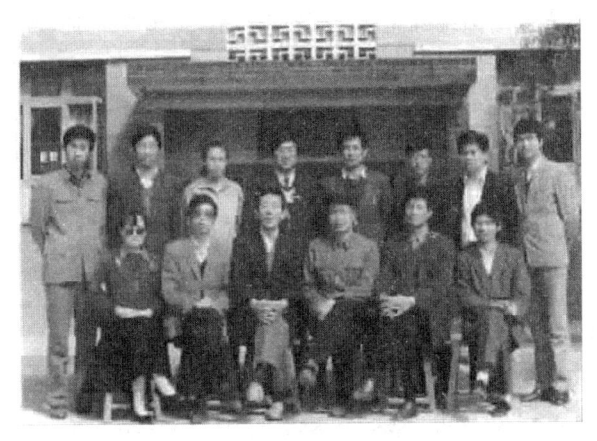

1992年5月20日永靖九中高三年级组教师合影(前排左起邓华丽、甘荣华、张居贵、芝生岳、党志龙、他光天;后排左起:唐占东、刘聚鸿、沈永红、陈宏远、罗万寿、杨茂国、刘润潮、马黎

经过学校领导、广大师生的积极努力,学校的教学质量明显提高,赢得当地党政、群众的信赖和好评。建校以来的四届毕业生中89年考入大专以上7人,中专8人;1990年考入大专以上的

16人,中专的15人;1991年考入大专以上的15人,中专的8人;1992年考入大专以上的37人,中专15人,共计大专以上75人,中专46人。

(四)认真贯彻体育、卫生的暂行规定,坚持"两操两课两活动"制度。搞体育竞赛,体育课提倡"汗、会、乐"教学,端正学生对体育课的学习态度,掌握技能技巧,增强体质。学生中近视发病率较低,1992年学校被评为《中学生体育锻炼合格标准》优秀学校",达标率98%,1991年至1992年,学校篮球男女队获得县上比赛冠亚军。每年基本保证向高一级学校输送1名以上体育人才;对卫生工作比较重视,能经常督促检查、评比。

(五)后勤工作能为教学服务,想方设法开展勤工俭学。

学校克服建校时间短、底子薄、教育经费紧缺的实际困难,筹措经费修建了两幢教师家属房,安排了10户无房教师,计划年内再修一幢。

在当前机构改革中,按上级规定辞退临时工、合同工的情况下,对师生食堂进行承包,宏观指导,既节约了部分人工开支,又提高了饭菜质量,增加了色味品种,深受广大师生的欢迎。

学校还发动学生义务劳动,平整了修建食堂占地、操场、教师住宅区,既锻炼了学生的劳动吃苦意志,又节约了经费。

二、几点建议:

1、想方设法,加强学校基础设施建设。

(1)结合本校实际,制定本校校训,师生佩戴校徽;

(2)加强校园"三化"(绿化、美化、净化)建设;

(3)多渠道筹集资金,尽快修建实验、仪器、图书、阅览室,增购图书和教学参考资料,以适应新的发展需要;

2、强化改革意识,提高教师业务素质。

3、领导要加强青年教师的备课、讲课、批阅作业的检查指导,并逐个有针对性的训练和提高。

这次督导由于时间短、涉及面广,加之我们不够深入,难免有片面性,以上意见和建议仅供参考,希望学校领导和全体教师今后多研究深层次的问题,使本校教育教学工作再上新台阶。

州县教育督导组
一九九三年十一月十七日

十一、请专家学者来校指导

1993年5、6月间,学校先后请兰州大学英语系教授何天祥先生和兰州市二十八中特级教师候乃文先生,来我校作了治校和高考方面的专题讲座,受到了全校师生的热烈欢迎。对学校来说圆了教学计划的梦,达到了请进来传宝,走出去取经的目的。

十二、回忆七年的独立高中(1986-1993年)

1986年9月建起的独立高中到1993年变成了完全中学,回忆七年来的独立高中:

1. 学生和教工的人数:教职工由原来的18人增加到47人,学生由原来的四个班增加到12个班,学生达720多人。

2. 建修方面,原来的四栋教学和住宿的楼外,增修了三层单面住宿楼,30多间,校门前修两层单面楼16间,修洗澡堂4间,新修大灶8间,修两排家属房30多间,安排了16户无房教师。总建筑面积约达3234平方米。

3. 学校占地面积由原来54亩扩大成64亩左右(扩展了大灶对面的盐碱地)。

4. 学生的升学情况:七年来共招收1324人,参加每年的升学高考,考入大专138人,中专67人,共计205人(包括复读生),有奋斗就可赢得好成绩。学校办学水平在逐步提高,从管理到教学,从师资到生源,无不体现出学校发展的活力与潜力。1992年,学校被评为州"教育系统先进集体"。1991年和1992年连续两年学校团委被团县委评为先进团委。1993年5月州督导室督导组来我校全面督导评估学校工作,肯定了成绩,提出了宝贵的意见和建议。

5. 另外创办了《峡风》校报,促进了教学质量的提高。

十三、完全中学重新调整的领导班子(1993年—2000年)

1993年9月,县上决定把永靖四中(初中),并入永靖九中,使九中由独立高中变成了完全中学。合并后,教学班级:初中6个班,高中12个班,共18个教学班,学生人数780多人增加到1000多人,教职员工由47人增加到86人。

合并后的领导班子成员:张居贵、刘永廷、常全光、杨茂国、杨显正、刘尚彪、罗发武、缪富顺、芝生岳共9人。领导成员的分工负责:芝生岳负责学校全盘工作,刘永廷副校长,负责学校后勤工作,常全光副校长、杨茂国两位负责教导处工作,杨显正负责学校党团、工会的工作,刘尚彪任校长办公室主任,罗发武任校团委书记,缪富顺任总务主任。张居贵副校长1992、1993两年到西北师大进修本科学习。进修回来,1994年调到永靖一中工作,后任一中的校长、州督导员,现任临中的校长。(注:1993年,常全光被提拔为副校长,我被评为全国优秀教师,1994年,杨茂国、杨显正二人提拔为副校长)。

十四、"八字"校训促进教育教学

九中成为完全中学后,学校一边建立健全各项制度和各个机构,一边完善原有的教学理念。我们继续坚持"德育为首,教学为中心"德智体美劳全面发展的办学方向,继续学习和发扬原有的"三苦"精神,促进"三风"建设。在以上基础上,学校又提出了"团结、勤奋、严谨、求实"的"八字"校训,学校要求全体教职工和学生,无论工作还是学习都要遵循"八字"校训。经过几年的实践,"八字"校训的提出,真正促进了学校的"三风"建设,成为永靖九中特有的一大亮点。

十五、"教学新秀奖"评选实施细则

1. 为了全面贯彻党的教育路线、方针、政策,落实"二纲三法"

(《中国教育改革与发展纲要》、《爱国主义教育实施纲要》、《义务教育法》、《教师法》、《教育法》),促进我校教育、教学、教研工作,培养学科带头人,鼓励全体教师争做教学骨干,切实提高教学质量,设立本奖。

2. 本项奖励从教龄不超过10年的教师中产生,每学年评选一次。

3. 获奖教师,必须具备以下条件:

〈1〉为学年度优秀教师或先进班主任。

〈2〉坚持四项基本原则,有良好的职业道德,爱学校、爱学生,深受学生尊重,为人师表。

〈3〉教学工作坚持"四认真"。积极改进教学方法,启迪学生思维,培养学生的能力。教法独特新颖,所授知识点多面广有效,有一定深度,易于学生接受掌握,受同学欢迎和教师称赞。

〈4〉课堂教学语言洗练、板书规范,有很强的示范性,不拖泥带水,不重复,无口头禅,无失误。

〈5〉教学效果优秀。所带学科在统考中学生及格率达95%以上,优秀率达20%以上。

〈6〉积极进行在职进修,自我完善。积极进行学术交流,教法探讨,本学年发表教学论文。

〈7〉模范执行教学常规,严格遵守《考勤制度》,无违纪现象。

4. 奖励:获得"教学新秀奖"的教师,除授予荣誉称号外,另奖人民币150元。在考评、晋级、职称评定工作中予以倾斜照顾。

5. 本项奖励自1994——1995学年起执行。

十六、临夏中学领导、教师一行十人来我校取经

1995年上半年是高三第二学期,临中的徐也农校长带领几个老师来我校进行教学经验交流活动,时间一个星期。(老师中蔡宗理是我二中时的化学老师,1978年调入临中),他们吃住在盐电厂的招待所里。学校活动安排是听老师的讲课,参加年级组、教研组的活动,还看阅学生作业,了解教师教案,学习学校规章制度等。最后在全体教师会上,互相作了教学经验交流的发言。他们对我校教学工作提了一些他们的看法,也介绍了他们所取得的经验。这一活动的开展,对于我校的教学工作是一个鞭策、促进,给社会上带来了一个好的影响,即九中的教学质量是比较好的,临中的老师们来学习。当时几年的高考升学率在全州各中学来比,我校是比较高的,也受到了州教育局的肯定和表扬。

十七、十年校庆(1986年—1996年)

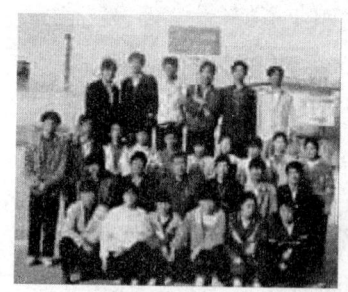

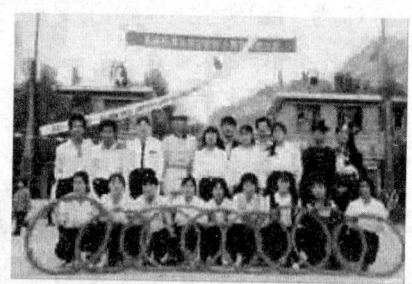

九七届高三(1)班和本班文艺代表队在十年校庆演出后的合影

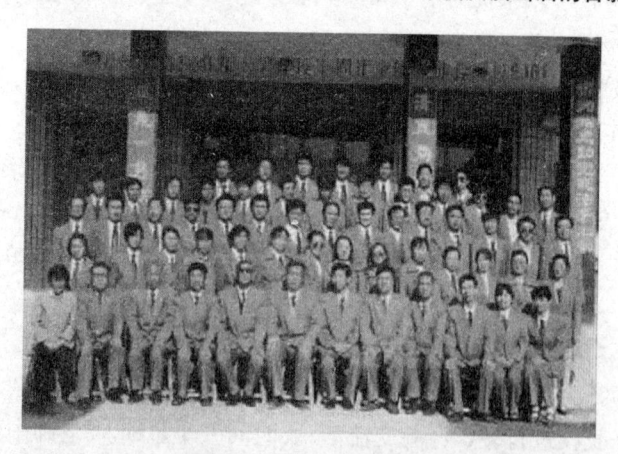

十年校庆全体教师穿着统一服装合影

永靖九中,由独立高中发展成完全中学,再到1996年,经历了十年。这十年是不平凡的十年,在上级领导大力支持和全体师生共同努力下,学校发展成为颇具规模和势力的完全中学。根据广大师生的共同心愿,学校举办了牵动全县的十年校庆活动。参加十年校庆的人员有:州政协副主席黎端忠、州委副书记马忠英、县委、县政府、县人大、县政协的领导,各行政单位领导、盐电、盐化和其他厂矿企业的领导,当地的镇政府和大队领导,已毕业学生和社会各界群众。校庆活动无论是出席人员,还是会场规模,都给社会各界留下了深刻的影响。这也从侧面反映出了上级领导和社会各界对九中十年发展的认可和对今后的发展充满信心。这次校庆,为了学校的更好发展,社会各界为我校"捐资助学"五万多元。这次校庆, 州民族报主编海心国的支持下, 在民族报(1996.9.17)头版进行了报道。

(一)州、县领导为贺十年校庆题词(共八条)

强化管理,提高质量,培育人才,发展经济。

祝贺永靖县九中建校十周年
中共临夏州委常委、副州长李建国题词
一九九六年九月

心血育桃李,粉笔写春秋

永靖九中建校十周年
临夏州政协副主席黎端忠题词

全面贯彻党的教育方针,为现代化建设培养人才。

贺永靖九中建校十周年
原中共临夏州委副书记马忠英题词
一九九六年八月一日

全面贯彻教育方针,努力培养四有新人。

祝贺永靖九中十年校庆
临夏州教育局局长边海莹题词
一九九六年八月一日

努力办好人民的教育事业,为振兴永靖培养更多的合格人才。

祝贺永靖县九中十年校庆
永靖县人大主任金永歆题词
一九九六年七月

发展教育,振兴永靖。

祝贺永靖九中十年校庆
中共永靖县县副书记李建华题词
一九九六年八月六日

强化学校管理,提高教育质量,为振兴永靖经济多育人才。

贺永靖九中建校十周年
永靖县副县长周仲才题词
一九九六年七月二十六日

为培养德智体合格人才而努力。

永靖县宣传部部长祁华新题词
一九九六年九月十日

(二)序文《浇灌未来》校史

序

中共永靖县委书记　吴家白
永靖县人民政府县长

正值永靖九中成立十周年之际,经过永靖九中校史编委会成员的共同努力,《浇灌未来——永靖九中十年史》已修成,即将付梓。修志编史,总结过去,展望未来,这是一件很有必要,也很有意义的事。此校史比较详尽地反映了九中发展的历史,是我县教育发展史上的又一宝贵资料。愿《浇灌未来——永靖九中十年史》这部校史在全县教育发展中发挥其前有所稽,后有所鉴的作用。

十年来,九中的广大教师,艰苦创业,励精图治,用自己的汗水和才智,在高峡之谷、黄河之滨,培养了一批又一批陇原英才,为我县经济发展和社会进步做出了重要贡献。他们愿作红烛,无私奉献,成果丰硕,业绩辉煌。

《永靖县国民经济和社会发展"九五"计划和2010年远景目标纲要》明确提出:到2000年,全县国民生产总值比1995年翻一番,人口在比1995年增加1.23万人的情况下,力争实现人均国民生产总值比1995年翻一番,全县基本解决温饱,力争实现稳定脱贫,川塬区部分乡镇率先奔小康;2010年国民生产总值在2000年的基础上再翻一番,全县川塬区乡镇实现小康,山区乡稳定脱贫。要实现这一跨世纪宏伟目标,关键在于人才,而人才的培养关键在于教育。希望全县各级党政组织,广大干部群众进一步树立"百年大计,教育为本"的思想,切实把教育摆在优先发展的战略地位,关心教育,支持教育。永靖九中的全体师生更要刻苦努力,勤奋学习,爱岗敬业,从严治教,继续为我县经济建设输送更多的优秀人才,为实现"九五"计划和2010远景目标做出新的更大的贡献。

一九九六年七月

(三)一点希望
原永靖九中校长(兼) 王世新

光阴荏苒,转眼九中成立已经十年了,回想十年前的筹建学校的情境犹历历在目。当时为了盐锅峡周围山川人民的子女就近上学,由我倡导设立县第九中学并兼任了第一任校长。

九中成长的十年,适逢国家改革开放,科教兴国,经济发展之际,时间虽短,但在全体师生的共同努力下,已初见成效。

我垂垂老矣,但时时刻刻都在关注着九中的成长与发展。桑榆虽晚,期之则殷。希望九中继续树立"团结、勤奋、严谨、求实"的校风,为提高永靖人民的整体文化素质,为高一级学校输送更多的合格人才而努力!

一九九六年七月三十日

（四）九中建校十周年寄语

永靖县文教局局长　高延新

正值"九五"开局之年，我县第九中学以矫健的步伐迎来了十岁生日。在这短暂的十年中，她不断强化管理，完善制度，积极开拓创新，勇于求进，在探索中发展，改革中前进，使学校规模逐年扩展，教师队伍逐年壮大，学生数量逐年增加，赢得了社会的欢迎与支持。

光阴荏苒，岁月如流。永靖九中领导班子团结协作，身先士卒；教职员工含辛茹苦，默默奉献；全体学生吃苦耐劳、勤奋学习，整个校园形成了管理育人、教书育人、服务育人和勤学向上的良好氛围，为振兴当地经济培养出了一大批建设人才。

百年大计，教育为本。近年来，国家相继颁布了《中国教育改革和发展纲要》、《教师法》和《教育法》等一系列教育法规，提出了九十年代乃至下世纪初教育发展的重大决策性举措，为进一步深化教育改革和发展指出了前进方向和奋斗目标。为此，我们广大教职员工必须认真学习邓小平同志建设有中国特色社会主义理论，努力贯彻落实"三法一纲"，不断加强对教育优先发展战略地位的再认识，进一步解放思想，抓住机遇，深化改革，开拓创新，为国家培养出更多的"四有"新人。

回顾历史，在于总结经验；展望未来，可以坚定信念。只要我们同心协力，大胆实践，就会创造出新的业绩，取得新的胜利。正如邓小平同志所预示："扎扎实实抓它几年，中华民族教育事业空前繁荣的新局面，一定会到来。"

让我们张开双臂，去迎接九中的灿烂明天！

一九九六年七月

（五）九中的第一步

原永靖九中副校长　张居贵

七月初，一个炎热的中午，九中的一位同志来找我，要我为正在撰写的永靖九中校史写点东西。我听后，心情非常激动。岁月如流,一晃整整十年! 回首往事,当初的情境如日月横空,朗朗在目。

八六年八月中旬的一天,县委县政府找我去谈话。说为了适应改革开放以后盐锅峡一带蓬勃发展的经济形势,解决这一地区学生上高中难的重大问题,县委县政府已投资七十多万元,修建了占地五十四亩,主要建筑是四栋二层教学楼的一所学校,命名为"盐锅峡中学"(后更名为"永靖九中")。让我去筹办这所新成立的中学,并委派当时的人大副主任王世新同志兼任校长,以指导协助学校的筹办工作。随即又抽调了十二名教师和五名后勤人员组成学校的教职工队伍。

接受了县委县政府的安排,我就和同志们展开了紧张的开学准备工作。

九月三日,一个多么令人兴奋而又难忘的日子。经过繁忙又紧张的准备之后,这一天盐锅峡中学正式开学。九月三日——永靖九中迈出了其一生中的第一步。

这是艰苦创业的一步,这一步凝结着多少人的关怀、希望和汗水啊!

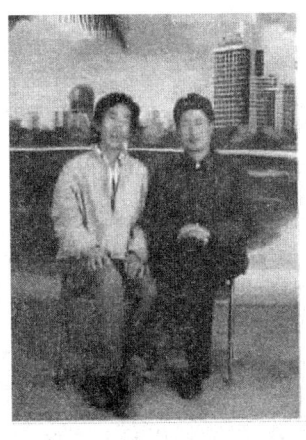

1991年与张居贵副校长合影　　1994年与副校长杨显正合影

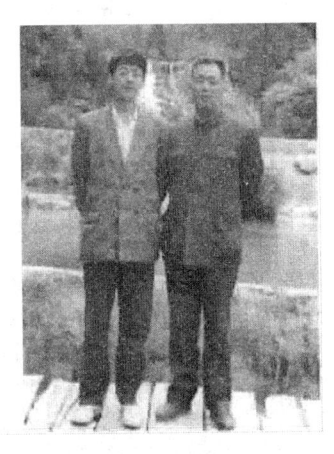

在开学不到两个月的时间内，县上领导曾十二次来我校视察工作。他们从方方面面了解学校的情况，尽力为学校解决实际困难，他们那种急学校所急，为人民教育事业辛勤奔波的情景，至今使我感怀不已。盐化厂和盐电厂也为学校的起步给予了巨大的帮助。盐化厂领导亲自带人给学校送来了崭新的篮球架、单双杠、高低床等设施，还派来一辆推土机，为学校平整操场竟达一月之久。盐电厂送来了四十多套崭新的课桌凳，派来十多个技术人员，昼夜不停地为学校安装暖气设备、下水管道。这两个大厂，发扬了无偿支援的共产主义风尚，那种博大的友爱胸怀，使我终生难以忘怀。

盐中的起步，也离不开当地政府的关怀和父老乡亲的支持。当地人民让出了最好的地方来修建学校，他们组织或自发地为学校出钱出力，充分显示了他们对教育的高度重视。盐镇党委在开学伊始就帮助我们建立起了党支部，镇政府经常派车给我们运送树苗，运送生活用品，为学校的绿化工作和正常的生活秩序起到了极大的帮助作用。让我最受感动的是当地的乡亲们常来学校看望老师们。开学之时，恰逢盐锅峡地区红枣收获的时节，乡亲们常送红枣给我们吃。记得有位年逾古稀的老人，拄着拐杖，提着一兜红枣来到我们办公室，说："你们老师们很辛苦，给你们送来几个枣子尝尝，娃娃们就靠咐给你们了，多操心……"看着老人颤巍巍的身影，听着这席朴实的肺腑之言，我们几个老师不禁热泪盈眶。是啊，一颗红枣一份希望，我们深深感到肩上的担子是多么沉重啊！

盐中建校之初，更让我怀想不已的是我的老师们。当时只有十三位教师，我们既要完成四个班学生的教学任务，又要担负学校各方面的创建工作。不说别的，单就美化校园这点而言，老师们是吃了许多苦的。刚开学的几周内，我们几乎是早上上课，下午自习课内参加劳动。那时的劳动的确很繁重，顶着烈日，广大师生一条心，硬是把一个凸凹不平的校园整顿得平平整整，校园四周栽上了杨柳、泡桐树，四栋教学楼前还平出了方方正正的花园，种上了各色鲜花。当时的操场上有四五个大土包,大家硬是搬掉了,校院内挖出的石块,大点的需要四五个人来滚动。记得在一个下午劳动间歇时,有个学生提议大家伸出手来,看谁的手上磨起的血泡多、血泡大,当时有几个学生看着几位老师手掌上的血泡,心疼得哭出了声音。劳动虽重,但晚自习内老师们积极走进教室,辅导学生,没有丝毫怨言,没有丝毫失职的行为。我们的老师们在那段创业的日子里,充分发扬了无私奉献、吃苦在先的创业精神,回想起和他们共处的那些美好的日子,我的内心里充满了无限的敬佩和热爱之情。

九中就这样迈出了她的第一步,这一步是在大家的共同努力下迈出的。十年后的今天,倘要从中找出点"史"的味道来,倘要寻找到"以古为镜"的意义来,我觉得有一点是大家值得珍视的,那就是"人心"。人心齐则泰山移,只要大家齐心协力,为一个共同的目标奋斗,那就没有我们干不成、干不好的事业。

谨此献给永靖九中建校十周年
一九九六年七月二十二日

(六)《十年树木》——写在十年校庆之际

永靖九中校长　芝生岳(高级教师)

俗谚云:十年树木,百年树人。此语道出了育人不易之理。永靖

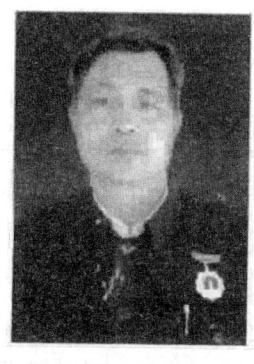

1994 年 8 月　　　　　　　　1998 年 9 月

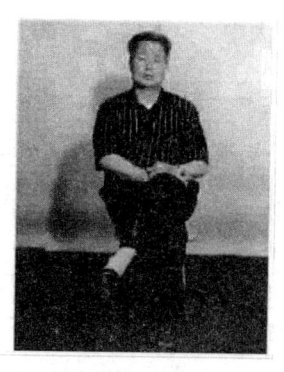

县第九中学始建于1986年9月,校址坐落于永靖县盐锅峡镇黄河北岸。始命名为"盐锅峡中学"。时过两年,县政府以全县十所中学建校时序统一命名为"永靖县第九中学"。1993年秋季与县四中(独立初中)合并后,由原来的独立高中而形成一所六年制完全中学。

十年中,学校始终贯彻党的教育方针,坚持社会主义办学方向,即德育为首,"先器而后文",发扬艰苦创业精神,边教学,边建设,从无到有,从小到大。学校由初建时的4个教学班,发展到目前15个教学班,教职工人数由初建时期的17人发展到86人,其规模在全县中学当中,仅次于永靖中学。

永靖九中走过的十年,是艰苦探索的十年,是改革发展的十年,是不断前进的十年。在她的孕育诞生和发展壮大中,始终得到党和政府的正确领导,得到上级主管部门及历届领导的全力支持和帮助,同时也得到地区厂矿、乡镇企业的热情关心和大力扶持。在学校诞生十周年之际,我代表学校全体师生向他们表示最衷心的感谢和诚挚的敬意。

在长期的教育教学实践中,学校坚持遵循"团结、勤奋、严谨、求实"的八字校训,努力发展和创建自身的教学优势和优良校风,想方设法积极改善办学条件,本着"百年大计,教育为本"的基本国策,为国家培养了一批批建设人才,计已毕业高、初中学生2579人,为大中专院校输送了302人,为乡镇经济发展培养了千余名社会劳动大军。多次被评为州县先进集体。1993年秋季形成完全中学后,学校更加锐意进取,开拓创新,克服重重困难,不断深化教育改革,尤其致力于完善和改革学校内部管理机制,全面有效地推进学校工作。我们深深懂得,学校的建设和发展蕴含着历任校长的智慧和匠心,浸透着全体教师和职工们的心血和汗水,他们的默默奉献一言难以涵盖,他们的敬业精神将长留校史。在此,我谨向在永靖九中工作过的前任校长、老师和职工们致以崇高的敬意!学校的建设和发展又与数以千计的高、初中毕业生——历届校友和各界人士的关心支持是分不开的,在此,我谨向他们致以亲切的慰问。

荣誉、事实说明过去;前途、未来还要靠创造。当前,我国改革开放进入了新的阶段,深化教育改革,势在必行。作为年轻的校园,我校面临的任务还十分艰巨。《义务教育法》、《教师法》、《教育法》等相继颁布并已实施,我们应当认真执行,并坚持"以法治教"、"以法治校"。我们将进一步加强学校硬件和软件的建设,坚持正确的办学方向,向科学管理迈进,认真遵循并贯彻"三个面向"的指示,扬长避短,开拓进取,进一步改进办学条件,提高教学质量,为祖国培养更多的栋梁之材。

十年是短暂的,仅为起点;百年树人,任重而道远。深望全体同仁,舍小家、顾大家,振奋精神,放眼未来,热爱教育,奋斗终生。大教育家孔子说:"得天下英才而教育之,一乐也。"即以爱才、育才、桃李满天下来体现人生价值。以此,作为我衷心的祝愿并与同志们共勉。

一九九六年七月

(七)心血育桃李　汗水浇未来

永靖县第九中学建校十年硕果累累

金秋是收获的季节,地处盐锅峡镇的永靖县第九中学的师生也喜悦地收获着独特而芬芳的果实——张张大中专学校新生录取通知书。到9月5日,该校已有14名学生考取兰州大学、西北师范大学、中南工业大学等高校本科,6名学生考取专科,8名学生考取中专,大中专升学率名列全州前茅。在这丰收的季节,该校也迎来了十周岁生日。9月10日,原州委调研员马忠英、州政

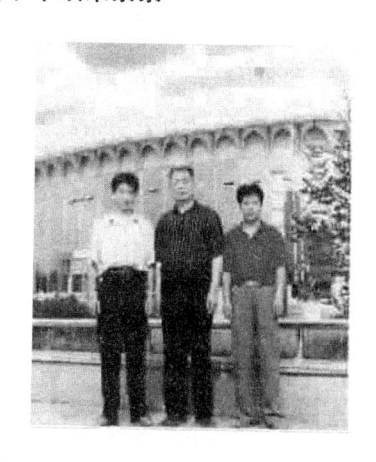

1999年7月18日与九中教师
王永胜和李世进合影留念

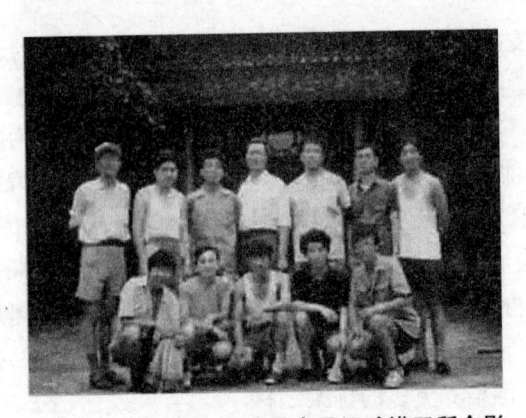

1993年8月与同仁于武昌农民运动讲习所合影

前排左起：祁文南、他成菊、孔新荣、崇学峰、杨茂国

后排左起：沈明永、常金光、豆仲宝、芝生岳、孔祥恒、张宝珊、赵贤和

协副主席黎端忠专程参加九中校庆，与县上领导吴家白、金永歆、张延辉、刘景德、罗仕谦、周仲才等共同祝贺永靖九中十周岁生日。盐锅峡水电厂副厂长张鹏雁也参加了校庆活动。副州长李建国为九中十年校庆题词。

黎端忠代表马忠英、李建国在庆祝会上讲话时指出：十年，弹指一挥间。十年来，在县委、县政府及社会各界大力支持下，永靖九中艰苦奋斗，自力更生，克服先天不足的重重困难，学校领导班子充分调动教师的积极性，认真贯彻教育方针，培养了一大批优秀人才。永靖九中的管理方法、教学质量在全县、全州是名列前茅的。

1986年9月10日，永靖县盐锅峡中学建成开学。1988年县政府以全县十所中学建校时序命名为"永靖县第九中学"。1993年秋季与县四中（独立初中）合并后，九中由原来的独立高中成为一所完全中学。

十年来，学校在基本建设、教师队伍建设、教育管理、教育质量等方面得到较快发展。学校由1986年第一次招生时四个教学班192名学生发展到目前的15个教学班927名学生，教职工由初期的 17 人发展到 86 人。建筑面积由初期的 2660 平方米发展到现在的 6158 平方米。总投资达 170 多万元，其中社会捐资 8 万元，自筹资金 30 多万元，十年来，学校已培养高中毕业生 2132 名，初中毕业生 447 名，升入大中专学校的有 350 多名，其中大专以上的 220 多名，中专 130 多名。自 1991 年以来，平均每年有 50 多人考入大中专院校，有 60 多名学生被北京大学、兰州大学、上海交通大学、东北财经大学、西北师范大学等重点院校本科录取。特别是今年全州文科滑坡的情况下，永靖九中文科考生王吉英以 522 分的全州第一成绩被兰州大学录取。

民族报记者　海心国
1996 年 9 月 17 日

（八）编后记

永靖九中，自 1986 年建校，至今已走过了十年的奋斗历程。为十周岁的学校献上一份生日的薄礼，为曾在九中工作、学习过的教职工、学生们留下一点纪念，为九中的振兴、发展与未来保存几行轻淡的足迹，亦为九中再度起步、营造辉煌提供些许可鉴之史料，永靖九中校委会 1996 年 3 月 28 日通过修编校史的决定。仅不足 4 个月的时间，通过编委会全体人员的共同努力，我们编写了《浇灌未来——永靖九中十年史》这部校史。短暂的十年，无绩可表，唯述其实。

在编写校史过程中，曾得到原州教育局自考办副主任、督导室专干周胜禄，原永靖九中校长（兼）王世新，原县文教局局长祁国润，县委办公室主任陈贵辉，县委宣传部报道组组长褚克智、县精神文明办公室主任张惠林，县文教局副局长王彦文、党仁友，县文教局　督导室主任何其海、文教局人秘股股长魏学斌等同志的热情支持与帮助。初稿既定，永靖县委书记、县长吴家白，原永靖县人大副主任、永靖九中校长（兼）王世新，县文教局局长高延新，原永靖九中副校长张居贵，现任九中书记、校长芝生岳等同志热情洋溢地为本书作序撰文。同时，已退休的高级教师刘学忠为本书赐、题书名,并入微指教初稿。深感荣幸和令人鼓舞的是,排印前,中共临夏州委常委、副州长李建国,临夏州政协副主席黎端忠,原中共临夏州委副书记马忠英,州教育局局长边海莹,永靖县人大主任金永歆,县委副书记李建华,副县长周仲才,县委宣传部部长祁华新等同志为本书挥毫题词。殷殷关怀之情,尊师重教之意化为浓浓笔墨。在此,永靖九中校史编委会成员及全体师生,谨向他们表示衷心的感谢和诚挚的敬意。

由于编写时间仓促,加之编辑人员水平有限,资料奇缺,定有许多不足之处,祈请读者批评指正。

编者(责任编辑陈福林)
一九九六年八月八日

十八、一次高三毕业典礼上的讲话

芝生岳

各位老师、全体同学们:

正值中国共产党建党七十五周年之际,我校第八届高中毕业生127名同学完成三年的学习任务后,以合格的成绩而毕业了,至此,我代表校委会,代表全体师生,向你们表示热烈的祝贺!

高三毕业的全体同学们,你们自九三年秋季进入高一年级学习以来,绝大部分同学都能自觉地做到热爱集体、尊师爱幼、团结同学、互帮互学、遵守校纪校规、维护学校班级利益,表现出新时代青年所具有良好的思想修养和道德风范。在文化课学习中,同学们能够刻苦钻研、勇于探索、以坚强的毅力和不懈的奋斗精神追求知识,不断地丰富、完善自己,勤奋的汗水终于赢得知识的回报,并圆满完成了高中三年的学习任务。在各方面给学校给其他年级的同学们留下了良好的印象。

同学们,前途是光明的,道路是曲折的。光明的前程需要付出更多的劳动和汗水,只有不懈的努力,艰苦的探索,才能迎来光辉灿烂的明天。你们的三年青春时光是与永靖九中息息相关的,在这方土地上曾留下你们奋斗的足迹和洒下无数的汗水。建校刚刚十年的永靖九中,尽管在改革春风中不断向前迈进,但由于条件有限,加上修建、自然灾害等不利因素,使学校承受着巨大的压力,给同学们的学习造成一定的影响。值得欣慰的是,我们的老师和同学们能够知难而进,携手同行,以满腔的热情去工作、去学习,使我们的校园充满生机,并取得良好的成绩。

同学们,三年的时光是短暂的,但在求知的道路上这飞逝的三年又是至关重要的。今天的世界,是科学文化大放光彩的世界,现今的时代,是全面发展的人才驰骋的时代。深望全体毕业班127名同学,怀揣"一颗红心,两手准备",不管你们或步入社会,或升入高一级学校,或再读,都应谦虚努力,开拓进取;深望全体同学刻苦求知,勇于探索,全面完成学习任务。愿全体同学以锐意进取的精神和坚实的知识基础努力成为祖国所需要的栋梁之材,为民族的强盛奉献自己的聪明才智,争做跨世纪的高素质人才。

最后,再次向高三全体毕业生表示热烈的祝贺,并预祝你们在即将到来的九六年高考中取得优异的成绩!

谢谢大家!

九六年七月一日

十九、省地震局对我校的扶贫支教

为响应国家"扶贫支教"的号召,省地震局通过县把我校定为扶贫支教的单位,专门派马安俊同志住校蹲点,支持我校的教育教学工作。该局每年拨款三万元给我校,还赠送电脑等教学设备,配备一个"电脑"室,用这些实际行动解决了学校的很多困难。1997年元月,国家地震局副局长汤泉一行八人和县四大家领导来校慰问,并与我们合影留念。

二十、加强后勤工作,保障和服务教学

九中因为学校底子薄而规模又较大,所以经常出现经费紧张,很多问题无法解决的现状。面对这种情况,学校"开源节流"做了

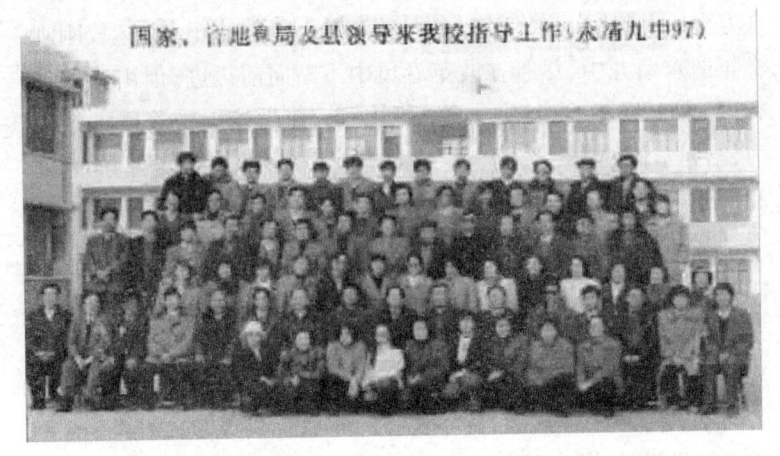

1997年国家、省地震局及县四大家领导来我校指导工作时与全体老师合影

以下几项工作,一是在校门前修建了两层单面楼,共有16间,用作铺面房,让教师家属开办旅舍、门市部、医务室、缝纫铺、理发室等,另外还修了洗澡堂等,这样一方面解决教职工的后顾之忧,一方面增加了学校的收入,也方便了广大师生的生活。二是修建两排家属院,安排15户无房教师。三是搞好绿化、硬化、净化的"三化"建设,校内外沿围墙栽了许多树,教学楼、学生住宿楼食堂前修建花园,校内外道路全部用水泥硬化。四是办报栏、墙报和黑板报。五是再建操场,学校治理了大灶背后的水沟,把10多亩的盐碱地开辟成学校的操场,只可惜1995年的特大洪水冲毁了。以上这四项措施起到了保障于教学、服务于教学的作用。

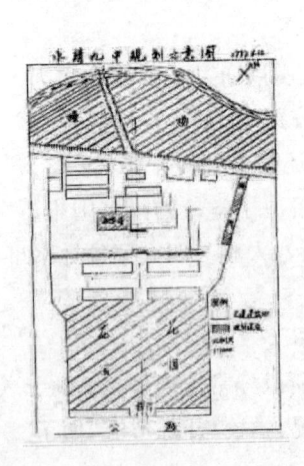

（1998年,陈福林被提拔为副校长,唐占东、罗万寿任命为教导主任,祁世民任命为工会主席。）

（1999年9月，我被评为省优秀教师标兵，并获得奖励。）

二十一、特殊的师生关系

师生关系特殊，是指既是师生关系，又是同事关系。在我的教学生涯中，先是师生后是同事的有这样20多人。五中时的高延新、刘亨学、肖怀哲、沈明永、李延海、刘世鹏、刘意尧、刘意寿（后勤）、刘亨友（后勤）等人。九中时的王世平、沈明永、唐占东、崇学峰、杜发忠、姬发锦、姬良庭、焦世骥、王永胜、李世进、陈世才、罗宝雄、王亨全、刘春歧、肖苍玉（女）、孔德安、孔雪莲（女）、王宝菊（女）、巨发青（女）、高玉山等人，这些同志与我缘分不浅，他们先是我的学生，后是我的同事。有他们的理解、尊重和大力支持，使我无论在五中还是九中的工作都得心应手，称心如意，我对他们严格要求，加上学校纪律，在教学上他们爱岗敬业，教书育人，上课上做到了四个认真（认真备课、认真讲课、认真辅导、认真批改作业）等，使我深感欣慰和幸运。虽然我也努力在生活和工作上，尽力给他们照顾，但与他们对我的帮助相比远远不及。所以，在这里专门说出他们的姓名，表示我对他们的衷心感谢，衷心希望他们工作顺利、家庭幸福、学习进步、身体健康、万事如意。

二十二、香港、澳门的回归

1997年7月1日，1999年12月20日香港、澳门分别按期回到了祖国的怀抱。收回香港经历了些波折，收回澳门比较顺利。1997年7月1日，永靖收回香港庆祝会在九中操场举行，州、县、乡三级领导参加，省、州各电视台、报社记者亦云集九中，纷纷给予采访报道，会上演出了当地各村组织排演的秧歌和九中学生演练的节目。大会上回顾了历史，自从1840年鸦片战争暴发以后，八国联军（英、德、法、美、俄、日、意、奥地利）的侵略。从此以后在列强们的践踏、蹂躏下，使祖国领土受到了租界、割让、霸占等形式的分化。1897年的不平等条约上签字时就把香港割让给英国占领

100年。后又1899年的签字上,把澳门割让给荷兰占领100年。惨苦的历史教训是,国家贫穷落后就要挨打,就要受到侵略。现在把香港、澳门按期收回,在国际舞台上也展现了中国的发展与强大,国富民强,发展是硬道理的教育也深入了人心。

今天香港、澳门回到祖国怀抱,在一国两制的政策下,继续保持着它长期繁荣昌盛的景象。

二十三、退休前学校对我的优待

1999年7月退休前的一年,学校念在我在九中工作了十二年,又知我喜欢走亲访友和外出旅游,给了一些特殊的照顾。

第一次学校派吴志平师傅开车送我到青海探亲访友,我叫生郁弟陪同。我们先到青海化隆县侄孙芝世林家,在他家住了一晚。第二天去了尖扎县侄女永秀和侄孙女尕外家,那里住了两天。紧接着去了黄南州同仁县岳叔母家。住了两天后,去河南县访问了二舅子肖生英。每到一处都受到亲戚们的热情招待。回家时,顺道去了循化县的天池游览,又到大河家镇和我县的王台镇,这次外出共一个星期。

第二次是暑假,杨茂国、杨显正两位校长,王永胜老师,吴志平师傅和我一行五人,旅游了宁夏的沙湖和平凉的崆峒山。后又看望了家住庆阳师专的张芹芳老同学和秦安县二中的李向阳同学,返回时顺道去了我的母校天水师专。

这两次的外出旅游和访友得以成行,全是

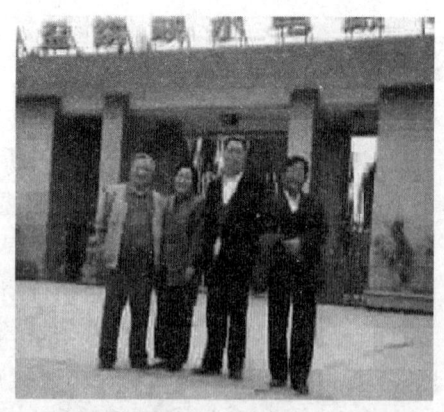

1999年天水师范同学张芹芳、牟正甲、潘泽民三人来访(参观盐锅峡电厂)

学校对我这个老教师的特殊宽待。这里我表示衷心感谢!

二十四、一次同学相会

1999年9月的一天,我天水师专的两位老同学张芹芳、牟正甲,还有张芹芳同学的老伴潘泽民先生(庆阳师专的老教授)和其他两位,一行五人来我校探访。我们相别30多年,相见一次确实很不容易。会面的畅谈中,说到天水师专的学习情况;后来听说全班同学都分配了,多半分到农中任教,有些分到普通中学任教,还有些分到小学任教,中间还有的改行搞行政工作,如吴思敏当公社书记,最后副县级退休。张芹芳庆阳市政协工作,以副县级退休。至今我们取得联系的同学不多,离别将近50多年了,我们取得联系的同学,只有这几个:他们是庆阳的张芹芳,兰州的牟正甲、秦安县的李福福,徽县的吴思敏,天水的杨凯、张治江、宋邦瑞、潘东泉,临夏的唐占奎、胡建彤,和政县的曾得英,住在北京的杨学忠、韩翠英,陇西县的马彦,古浪县的李学儒,陇南地区的吕锡、郭彩仪,平凉地区史守仁、张宏训,听说这些同学的子女们都参加了工作,晚年生活都很幸福。

当天下午,我带领他们参观了盐锅峡大坝,回来吃过晚饭,我们坐车到刘家峡去住(旅社)。第二天先到我老三孩子家作客,又到老家吃了一顿便饭,然后坐刘峡水库的快艇到炳灵寺参观旅游。炳灵寺有一位学生,开饭馆特地在他开的饭馆招待了我们。到下午还参观刘峡大坝后,他们就返回兰州了。过后十多天张芹芳老同学给我来信问好。

二十五、师专老同学的一封来信

生岳老同学:

你好!这次贵处一行,给我留下了难忘的印象,回到兰州我的心久久不能平静。三十三年前,我们还是二十多岁的青年人,而今是年过花甲之人了。我们能在一起欢聚,真是倍感亲切。尽管我们生活的环境各有不同,但都处于同一个历史阶段,都有自己的辛酸和波折。然而,庆幸的是改革开放的二十年,给我们带来了机遇,使我们都能发挥自身的才能,迈开步伐走到今天。我为老同学在永靖九中辛勤耕耘所取得巨变而高兴,为老同学治家有方而感到欣慰。

我们虽然暂时分手了,我相信通过这次相聚而带来的欢乐,将永远留在我们心中。现随信寄来照片八张,以作留念。

我们明年打算到济南二孩子潘强处住一个时期,我想在适当的时机,约你到济南游览泉城、攀登泰山。最后我劝告老同学几句:我们人生宝贵的年华已过去,虽说"夕阳无限好",但毕竟"近黄昏",从这个意义上讲,上帝留给我们的时间不多了,更应该珍惜生命。希望你保重身体,注意饮食结构,增加营养,少量饮酒,多参加体育锻炼,让我们活的洒潇、愉快,这不仅自身好,也不给孩子带来麻烦,愿我们共勉之。我和老伴共同感到不安的是,这次来人太多,也不好阻挡,给你带来不少麻烦,加重了经济负担,实在过意不去,望请见谅。

祝全家愉快,万事如意!

请代问:杨校长、赵老师、小吴和其他老师好。

张芹芳(庆阳市政协工作,副县级)
1999年10月12日

二十六、永靖九中高中部历年升学情况统计(1999.3.23)(统计1989年–1998年)

1989年,参考人数183人,升入本科2人,专科5人,中专8人,合计15人(文科6人,理科9人),升学率8.20%。

1990年,参考人数273人,升入本科6人,专科10人,中专14人,合计30人(文科14人,理科16人),升学率11.00%。

1991年,参考人数242人,升入本科3人,专科1人,中专19人,合计23人(文科10人,理科13人),升学率9.50%。

1992年,参考人数288人,升入本科15人,专科26人,中专

10人,合计51人(文科26人,理科25人),升学率17.71%。

1993年,参考人数328人,升入本科15人,专科26人,中专16人,合计67人(文科40人,理科27人),升学率20.43%。

1994年,参考人数312人,升入本科9人,专科18人,中专27人,合计54人(文科18人,理科36人),升学率17.31%。

1995年,参考人数266人,升入本科17人,专科15人,中专18人,合计50人(文科24人,理科26人),升学率18.80%。

1996年,参考人数230人,升入本科14人,专科7人,中专13人,合计34人(文科17人,理科17人),升学率14.78%。

1997年,参考人数209人,升入本科15人,专科17人,中专18人,合计42人(文科24人,理科18人),升学率20.10%。

1998年,参考人数141人,升入本科10人,专科14人,中专24人,合计48人(文科27人,理科21人),升学率34.04%。

以上统计,皆是每年的应届毕业考生,不包括九〇年以后的诸年复习生,若包括,升学率应该更高。比如,1993年文科复习班70名复习生中,就有43名学生升入大专以上,理科复习班亦然。其后历年文、理两科复习班升学率逐年趋上升势头。另外,九十年代后期,扩招以后,情况发生了变化。

说明:1986年始建独立高中,招收高一新生192人;1993年县四中(独立初中)撤销,原四中学生分流到九中和十中。1993年秋季度开始,使九中过渡为六年制完全中学。

初中部升学率,1994年的20.46%到1998年上升为32.41%(升入高中和小中专来计算)。

二十七、我在退休欢送会上的发言(节选)——37年教育工作总结

各位领导、各位同事:

你们好!根据国家有关政策,我已达到退休年龄。今天,在与同志们分别之际,学校安排这样的欢送会,有教育局领导和同志们参加,我感到非常的激动,感谢你们对我的关爱。

  同志们,我从事党和人民的教育事业37年,其中小学1年半,天水师专学习1年半,二中14年,五中8年,九中12年。在这30多年的教学生涯中,除1966—1974年的8年为副职,其余时间一直为正校长,这意味着责任担当的重任一直压在我的肩上。这30多年来,除了最后一年,我一直没有脱离教学第一线,我的专业是数学,只上了一年学课,1999年前一直上政治课,1999年到2000年9月,每周上四节时事政治课。

  同志们,回顾我从教30多年,我并非是从正规的师范大学毕业从事教育教学工作的,也不是经过长期工作锻炼来安排教育教学工作的。我步入教育战线的行业,说实在的是半路出家的一个民办教师,虽经一年多的天水师专的进修学习,但学业上、领导管理上一步进入中学的门道,那就显得在责任担当上超负荷的压力太大,农中二中是我教学生涯的起点,我到哪里工作什么都从头学起,边干边学边教,当时我的思想准备是:世上无难事,只怕有心人;事在人为;虚心学习使人进步。我一生主要经历了三个学校(二中、五中、九中),我每到一个学校,我的工作态度就是虚心学习,边学边干边教,我的工作热情是很高,工作劲头也是充足,原因是我一参加工作,就怀有一颗报答党和人民恩情的心愿和诚信,总认为我一个农村孩子,家庭贫困,上初中、高中每月拿8元钱人民助学金,上天水师专,每月拿40元人民助学金,自己节省一点,还可补贴家中的有些困难。党和人民培养我的恩情没法用金钱计算,是永远没有办法报答完的,所以我每到一个学校,只有实干苦干,尽职尽责的权利义务,没有半点计较个人得失的自由余地。

  在30多年的教育教学生涯中,我感觉比较自信的是,尽力做到了以下五个方面的工作。一是和同志们一道始终坚持社会主义办学方向,认真贯彻党的教育方针和上级领导的教育指示,重视师生的思想政治工作,重视学校领导班子和教师队伍的建设。二是和同志们一道始终坚持以教学为主的思想,学校开展的一切活动都必须为教育教学服务。三是看重教师的教学态度,我始终认为肯吃苦肯研究爱学生的老师就是好老师,相反有知识有能力但不好好教学的老师是最误人子弟的。四是坚持向管理要质量的原则。走到那个学校,首先建立健全各项规章制度,其次注重优化教育环境,改善办学条件。千方百计筹措资金,增加教育设备、改善办学条件。五是和领导班子成员一道重视和培养青年教师和骨干教师,只要有条件有机会,我们都把进修、培训、提拔机会让给年轻教师,用这个来加强师资力量,提升教学质量,建立竞争机制。

  同志们:30多年的教育教学时间在历史上是短暂的,说到个人的人生也是漫长的,30多年来,教育战线上我取得了一些成绩,但这成绩是怎样取得的呢?这还要从头说起:30多年的教育教学实践,我始终坚持了理论指导下的具体工作。没有革命的理论就没有革命的运动,理论是指路的明灯,没有理论的(指导)道路是黑暗的,会迷失方向,脱离了理论指导下的工作,肯定是主观片面的甚至是消极落后的。这里我说的理论主要是毛泽东思想的学习应用。在我从教30多年的实践中主要运用了以下几个方面的理论指导:一是坚持了党的群众路线,人民只有人民才是创造历史的动力。群众是真正的英雄,而我们自己则往往是幼稚可笑的,不了解这一点就不能得到起码的知识,有了这样的思想指导,那么开展学校的一切日常的具体的大小工作就必须相信教职员工,依靠教职员工来完成。二是坚持了实事求是的思想路线,说老实话,作老实人,干老实事,在理论指导上有这样的阐述,一个人能力有大小,但只要坚持实事求是,有全心全意为人民服务的精神,那么他就是一个高尚的人,一个有益予人民的人,一个脱离了低级趣味的人。有了这样的理论武装头脑,那么我敢能在教职员工面前说话了。三是开展了批评与自我批评。批评与自我批评是党性原则的主要思想武器,这一思想武器我敢于坚持能够应用。灯台虽高照不到本身。让同志们在会议上或在会下面都可以发言提意见,尤其对领导,不管是谁,只要你说的对,我们就改正,你提的办法对工作有好处,我们就照你的办。在会议上还要坚持言者无罪,闻者足戒,有则改之,无则加勉的原则。有这样的理论指导,可广开言路畅说语言,形成生动活泼的政治局面。

在理论指导下的社会实践教学工作,可以结出丰硕而辉煌的教学成绩之果。这样的成果就是以具体实事为根据,正确理论为指导而作出的教学工作总结,也说是对教学工作所下的、肯定的结论。四是加强组织纪律性,纪律是执行路线的保证,各项规章制度的贯彻落实就要靠组织纪律,真是加强纪律性革命无不胜。五是领导带头,以身作则,领导就是服务,领导就是责任,要求群众做到的领导先要做到。要想火车跑得快,全靠车头带。这样的真理用在实践就有它一定的效应。由于通过坚持理论指导下的教学工作,真是灿烂的理论之花,结出了丰硕的实践之果,30多年的教学生涯中我一生所受荣誉和奖励,集体受奖二中六次,五中四次,九中六次,个人受奖十四次,书报杂志,刊登我的先进材料八次,几乎每年受奖一次,这是对我工作的极大鼓励,更是我努力工作的动力。在年轻教师的重用上,30多年在我权力之下,推荐提拔了10多位年轻同志到了领导岗位,并发挥着他们突出的领导才能。还有一个积极方面,30多年来在上级领导的组织检查评比中,我校占先进优势表扬的多,处于落后状态批评的少,这也充分展现了我校全体师生努力向上的精神风貌和学校工作不断进步的客观反映。

同志们以上的这些所谈,不是我骄傲的夸张,而是客观的实事求是的具体反映,这样的反映也充分肯定了我们学校取得的一切成绩,都是领导上的支持和社会各界帮助的结果,也是学校全体师生共同努力的结果。

同志们,30多年的教学生涯经历了三个学校,在那里我看到的、学到的、悟到的都是财富。它丰富了我的阅历,磨炼了我的意志,也培养了我的感情,我确实爱上了教育教学工作,总觉得尊师重教的可贵,教书育人的光荣,在我的教学生涯中也曾遇到过组织上领导们的谈话,征求我的意见,改行搞行政工作时,我就婉言谢绝了,我的决心是谈不上什么干一行,专一行,但能做到干一行,爱一行,在教育战线上干它一辈子,就是干到今天这样的退休。

同志们:任何事物都是一分为二的,每个人都有一定的局限和错误,所以我也有一定的缺点和不足之处,比如当了一辈子学校领导,这实际上就是终身制。这种终身制的弊端也在我的身上充分显示出来,我判断分析问题比较主观,比较片面,做事比较守旧、固执、专制。这样肯定伤害了部分同志和同学们的积极性和尊严。值此,我退休之际向这些同志和同学们表示道歉,也希望得到你们的理解和原谅。

同志们,最后请允许我向曾经支持、帮助我的所有领导和同事们说一声谢谢,我会永远记住你们的。也感谢同志们专门给我开退休欢送会。祝各位领导和同志们,在今后的生活和工作中身体健康、工作顺利、万事如意。谢谢大家!

以下登记从九中毕业,我能记起名字的同学名单,以此作为我欣慰永久的回忆。

张丰忠(县级)、李玉良(正科)、李文忠(正科)、王丕旭(副县)、柳梅(中教)、芝作明(中教)、孔祥科(正科)、张旭文(中教)、党连清(正科)、焦兴勇(正科)、沈文成(副科)、焦学林(正科)、焦世骥(中教)、王永胜(正科)、党占国(县志办)、陈世才(中教)、高占文(中教)、赵贤义(中教)、党连敬(副科)、孔维强(正科)、马富才(干部)、陈阳仕(中教)、芝永泽(干部)、张创立(中教)、罗发玉(副科)、陈光岳(正科)、刘尚芬(女,正科)、孔雪莲(女,中教)、杨昌梅(女,干部)、芝换琴(女,干部)、王国红(正科)、芝永旭(副科)、芝学哲(干部)、芝永利(副科)、芝学理(干部)、孔维菊(女,干部)、杨澍彦(中教)、芝世杰(参军转业干部)、芝金琳(科级干部)、沈毅(中高)、芝世强(干部)、芝世国(干部)、徐小伟(副科)、王宝菊(中教)、巨发青(中一)、张晓宁(女,大夫)、王小玲(女,大夫)、康尚云(大夫)、刘文林(中教)、王国辉(干部)、王永吉(企业局工作)、焦玉倩(女,教师)、陈进芳(女,教师)、张元吉(中教)、芝奎秀(女,经商)、李春兰(女,经商)、司海树(经商)、罗宏兰(女,干部)、芝九菊(女,经商)、马玉莲(女,正科)、鲁胖(女,中教)、宋玉忠(中教)、陈自龙(正科)、崇复文(正科)、黄华(女,副科)、陈德治(中教)、肖永忠(正科)、孔鹏远(中教)、芝云儿(女,干部)、芝双双(女,经商)、黄世良(干部)、赵正东(正科)、刘永兰(女,正科)、黄良莹(女,干部)、陈世霞(女,干部)、黄光芸(女,正科)、黄光霞(女,干部)、冯自涛(中教)、肖经云(中高)、祁克花(女,干部)、芝东东(工人)、肖永佩(工人)、芝世沛(经商)、肖玉刚(村长)、杜发国(正科)、肖玉龙(经商)、王金玉(大夫)、刘梅贤(女,教师)、魁国学(正科)、祁发宝(大夫)、刘尕平(女,教师)、刘学琴(中教)。芝永秀(女,经商)、芝作红(女,副科)、芝仓仓(女,经商)、芝永芳(女,经商)、芝永芬(女,工人)、赵兴胜(正科)、党占明(正科)、刘尚魁(正科)、肖永刚(经商)、党连仓(正科)。

二十八、回顾九中十二年

九中十二年,五年的独立高中,七年的完全中学,我对学校工作的责任担当,可以说是比较顺利地完成了。十二年来,我取得成绩,是上级领导大力支持下,所有的教职员工和同学们共同努力的结果。这里专门提一下张居贵校长,张校长在我来之前的两年,"万事开头难"的情况下,他带领师生平整治理了校园,把教学各项工作安排得井井有条,这为学校以后工作开展奠定了一定的基础。张校长年轻有为的才能令人敬佩,对我工作的协助深表谢意。另外感谢曾当过学校领导成员的十几位同志,他们是冯旺才、党志龙、常全光、杨茂国、杨显正、陈福林、刘永廷、唐占东、马彩霞(女)、张宝珊、祁文南、甘荣华、刘尚彪、罗发武、罗万寿、祁世民、张金平、王世平、缪富顺、朱郁兰等同志,感谢他们对我工作的大力支持。同时还要感激一批年轻的骨干教师,他们是:刘聚鸿、王大明、张康年、马黎、吴登云、沈明永、缐仲珊、赵贤和、杨澍清、徐文贤、杜发忠、崇学峰、姬良廷、刘润潮、姬发锦、邓华丽(女)、沈永红(女)、孔祥恒、他光天、王忠义、他光智、黄文辉、姚景孝、陈宏远、李守亮、司德福、孔德安、李世进、陈克教、马彩萍(女)、刘春岐、焦世骥、张福存、范玉明、何生才、罗宏礼、刘梅芳(女)、唐致莲

以下是永靖九中几届毕业生合影留念(部分)

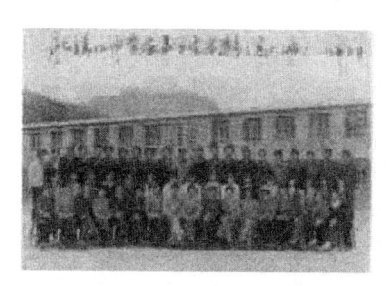

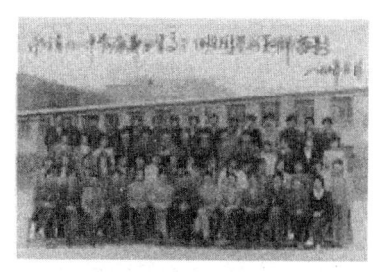

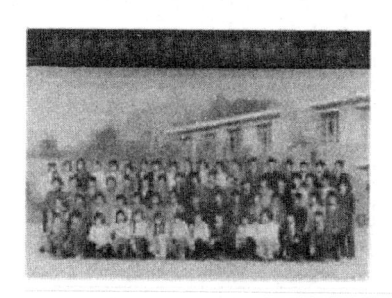

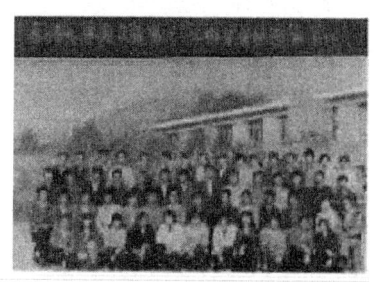

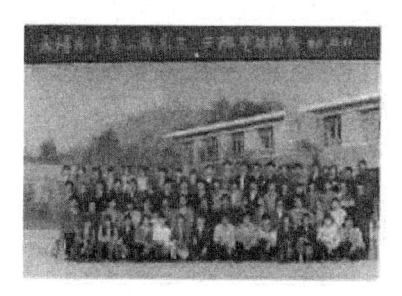

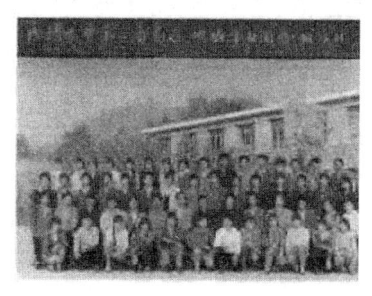

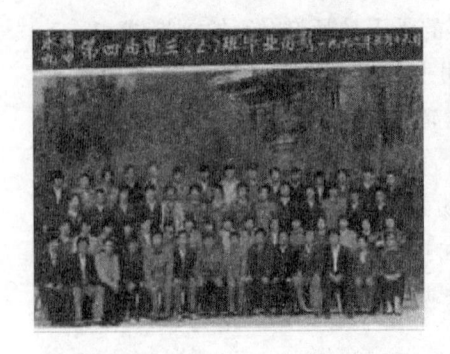

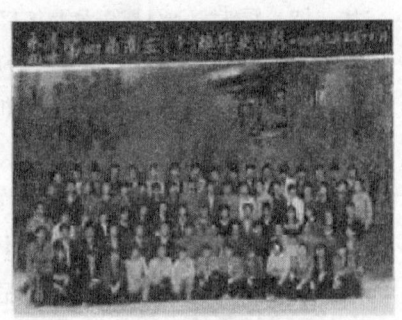

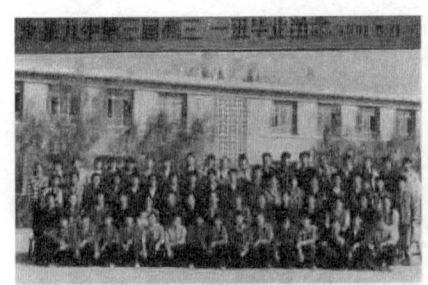

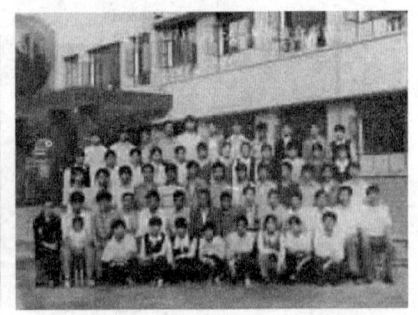

(女)、陈世才、马林花(女)李淑芳(女)、张忠全、李日强、徐登元、郭继元、张守国、闫平太、汪精芳(女)、孔雪莲(女)、陈世莲(女)、罗仕莲(女)、党存花(女)、肖苍玉(女)、王宝菊(女)、党存萍(女)、刘堂治、王永胜、孔德吉、罗宝雄、徐品哲、吴志科、陈新仕、王亨全、高玉山、郭颖(女)、巨发青、徐淑英(女)、孔令芬(女)、孔德兰(女)、吴志芬(女)、孔新荣、张延梅(女)、姚琼雁(女)、陈小斌、闫礼典、黄千寿、马明芬(女)、张生安、孔令兰(女)、朱成全、崔胜俊等还对所有与我共事过的教职员工和同学们,对我工作的帮助和支持,也表示诚恳的感谢。对所有受到我不公正对待和不合理批评的老师和同学,表示道歉。

十二年的九中工作成绩,也得到了上级领导及社会各界的认可。在我退休欢送会上,文教局孟有安局长代表上级领导,对我的工作给予了肯定。表示感谢!

二十九、回忆我在工作中得到帮助、支持的领导和同志们

作为一个学校,从组织管理到开展教学工作等方面,都离不开县上领导们的指导帮助支持(包括教育主管部门的领导),我从教30多年来,在我的亲身经历中,得到县上领导同志们的帮助支持者,从我回忆中有以下这些:

县上的领导:马世正、薛振田、郭玉清、王仲山、黄生祥、何得隆、黎端忠、包文军、孙矿生、吴家白、郭玉虎、李建华、周仲才、尹宝山、张自贤等。县人大:冶生福、何栋亮、尹建录、马永清、张延辉、金永歆、陈有霞、谢延忠、唐国辉、唐国盛、罗仕谦、赵贤章、孔祥友等。政协:马占鹏、马增良、康建才等。组织部:张万忠、谢莫惠、白树德等。武装部:尹成录、他令录等。财政局:肖怀玉、李光忠等。人事局:吴祥孝、姬良仓、金科德等。工商局:罗发茂、孔德育等。教育局:何启昆、谢延忠、周占荣、李廷尚、关键、陈世文、李学树、祁国润、何世贤、高延新、孟有安、武维华、党仁友、王彦文等。还有曾在教育局工作的李昌先、杜彦林、苗伟、何其海、刘正国、刘尚录、未学斌、王诚彪、郭伟贤、胥元信等同志,我回忆这些领导和同志们,不光是帮助支持了我和我学校的工作,而且他们对本职工作或对全县的教育事业的发展发挥了责任担当的敬业精神,并有严肃认真的工作作风。因而也使我对他们产生了尊敬感激的心情。从而也表达我在老年回忆中对他们的感谢之情。

第四章　我的家乡、家族和家庭

第一节　我的家乡

我的家乡在甘肃省永靖县岘塬镇芝家湾村(现谓岘塬镇岘塬村)。五十年代,芝家湾又叫岘子塬,还叫白鸽岘子芝家湾。当时我们村是临夏(河洲)通往兰州的必经之路。

一、贫困的家乡

(一)家乡概况

从我记事起我的家乡是极度贫困、落后的地方。这里的山是和尚头,拉羊皮不沾草的地方,庄稼全靠老天爷下雨,正是"十年九旱、十种九不收"。因为贫困,为了生活,旧社会家乡人大部分外出谋生。有点能耐的当杂工,有的当木匠、毡匠,这是家乡人的主要职业。留在家的人除了土地上找吃的,有一部分人专门编红柳筐、晒土盐,然后用红柳筐、土盐换取粮食等食物,维持生计。有些地少无艺户者只得外出去打工或讨饭。

家乡的贫困除了自然原因,还有社会的原因。

(二)回忆旧社会

旧社会是一个文盲充斥的、一穷二白的社会。由于生产力水平低下,农民收入微薄,防灾抗灾能力极差,一遇天灾,有些人家就要遭到家破人亡。农民大部分过着吃不饱、穿不暖的生活,可说是都在最低生活的贫困线上挣扎。我的家乡也是如此。

1. 落后的生产力

（1）犁地：用牲口拉着犁，人工扶着犁而耕地的过程。俗称二牛抬扛。犁地的工具有扛子、抄楼、楼子、磨子等。扛子是一个腿的犁，抄楼和楼子是两条腿的犁。楼子播种是用。农民就用这些工具和牲畜一年四季就在土地上劳作。有时播种，有时收割，有时打碾，真是面朝黄土背朝天，特别的辛苦。

（2）推磨：生产的粮食就用石磨，磨成面粉，多半是人力推，有条件的家庭用牲畜推，牲畜推，眼睛要用布巾蒙住，否则，牲畜不好好推。石磨全庄共有三盘，我家也有一盘。冬天到时，推磨是各家轮着推，一直推到过年为止。好过人家，一般牲口驮上磨物（所磨的粮食）到黄河水轮转的船磨上去磨面。磨完后，按规定以面粉交磨费，俗称"磨颗钱"。（前川、后川都有黄河上的水磨）

（3）驮粪：就是家里所攒的肥料，用牲畜往地里运，没有牲畜的人家，就用人力去背。

（4）碾子：就是石滚子与碾盘构成的工具，用这一工具除去米子和谷子的皮的过程。用人力或畜力要推碾子转，跟推磨一样，俗称串碾子。米、谷皮就是米、谷糠，是牲口的好饲料。碾子这个工具我们家乡共有两盘，一盘是肖怀璧家的，一盘是芝生斌家的。

（5）吃水的艰难：我的家乡由于坐落在地处干旱的源区，种庄稼十年九旱，人们吃的水靠天下大雨时，把流水装在井里，叫井水。吃完井水，就要吃黄河水。黄河水的运输靠人工。大人（男、女）用水桶去担或背，小孩们两人用一个水桶去抬，有牲口的家庭用牲口去驮。黄河离家乡8华里，中间还有一个二里的大坡，返往十多华里运水够辛苦的了。由于水缺，用水时为了节约，人们洗脸用的是碗，而不是盆，更谈不上洗衣服，洗澡了。当时人们说吃水比吃油还贵，这就是运水路途远，吃水很艰难。

（6）家乡有文化知识的人，以我记忆，有我长亲：肖绍义（肖怀玉之父）、肖绍祥（肖怀锦之父）、肖绍杰（李家存之父）、肖怀林，书法精湛(肖永登之父)、肖怀儒、肖怀智、肖怀仁。我家族方面，有我长兄：芝玉琢(芝永通之爷)、芝玉虎(芝生孝之父)、我父芝玉清、我叔芝玉明、芝生华(芝永先之父)、芝生海(芝永芳之父)、芝生桂(芝永虎之父)、芝生瑞(芝勇之父)、芝永安(芝世东之父)。

2. 微薄的收入(按每年每亩按人口平均计算)

我们家乡地处干旱的源上，耕地大约有3000亩左右，这些旱地耕作后，一半当年播种，一半留在第二年播种，这样交换的使用，当年不种的土地叫作"歇"地。不这样庄稼就不长，原因是缺水缺肥造成的。三千亩的一半播种，就是1500亩，每亩单产算为200斤，一年共收30万斤。当时家乡人口300人左右，人均收入一年一千斤左右，这样不够吃一年的口粮。当时粮价每斤8分左右，一千斤粮出售价80多元。这就是旧社会家乡人，每人每年的农业收入。

(三)剥削与压迫

1. 负债：我家乡80%的农户负债过生活的，为了还债80%劳力就要外出打工，有的还要给地主当长工。还要受地主的剥削，按期还不上债款，就受什么"驴打滚"的高利贷，逼得有些农民倾家荡产。

2. 压迫：政治上的压迫，就说马步芳的抓兵，49年，马步芳抓兵，我家乡20多人被抓，60%的农户，一家一个兵，抓走时，家家动哭声，非常悲残。

3. 收"款子"：收款子就是国家每年向农民征收的款项，即各种杂税，包括农业税(或叫公粮)。

一般情况下，保长和甲长负责收缴。按时交不上，上面派衙役或叫衙门人下来逼交，交不上农民就要挨打。所以农民对于收"款子"比收债款更可怕。故有古训流传，孝顺父母不怕天，交上粮草不怕官。

二、现在的家乡

(一)回忆家乡对土地耕作的形式

新中国成立及土改后，从1950年开始一家一户耕作，逐年经历了编工队，互助组，初级社（生产队），高级社（生产大队），公社化（一曰公，二曰公）乃至1980年土地联产承包制。农民对土地的集体耕种上即有顺利的一面，也有曲折、折腾的方面，这样使农民的生活水平及国家经济的发展受到一定的影响。

（二）迎来了两次会议（党的十一届三中全会和党的十八大）

第一次会：1978年党的十一届三中全会以后，党中央实施拨乱反正方针，国家真正走上了以经济建设为中心的发展道路。1980年国家又实行新的土地政策，家庭土地承包联户责任制，我的家乡的父老乡亲才开始吃饱了肚子，人民的生活一天天好了起来。近几年，家乡还搞了"联村联户"的为民富民政策，还有"新农村建设"政策，这一系列的惠民富民政策使我的家乡迈开了奔小康的步伐。现在我的家乡是引黄河水上高原，旱地变水田，渠系组成网，绿树遮住天地的米粮之地。目前县政府"南山绿化工程"的实施，使家乡的荒山变成了青山，因为"新农村建设"工程，家乡通往县城的窄旧路变成了宽敞的国家二级公路。村里大小港道全部用水泥硬化，还配有亮化工程的路灯。村里各家各户修建了"一砖到顶"的砖混瓦房。家里有高科技家用产品：电视、电脑、电冰箱、大小汽车等。餐桌上的饭菜也丰盛了起来。要达到"无公害"任重道远。

1978年党的十一届三中全会召开，党中央总结了历来运动正、反两方面的经验，拨乱反正，最后得出的结论，实践是检验真理的唯一标准，科学技术是第一生产力，社会主义国家也能搞市场经济，发展是硬道理，落后就要挨打，从而还吹响了改革开放的号角，惊动了世界，唤起了中国的民众，还创出了中国特色的社会主义道路。尔后人们思想大解放，社会经济大发展，我们的朋友遍天下。

第二次会：2012年11月，党的十八大会议召开：以习近平总书记为首的党中央，提出了一系列利国富民的好政策：什么党要管党,从严治党;什么以法治国,法律面前人人平等;什么惩治腐败,老虎苍蝇一起抓;什么理论制度要创新,什么党的作风建设永远在路上,什么传统文化大发扬,改革开放的大门要常开,等等这一切的新思路,新决策,顺应历史发展的新潮流,顺呼党心民心的赞成。有了这样的以习近平为总书记的党中央,好领导,好作风,博得人民坚信,在中国奔小康的目标,两个一百年奋斗目标一定会实现,中华民族伟大复兴的中国梦也一定能实现。

(三)回忆家乡解放初至现在的历任村级负责人

陈善文(农会主任)、陈善华(社长)、芝生祥(社长)、李尕女(主任)、肖永胜(书记)、刘世兴(书记)、尤金山(主任)、肖怀祖(书记)、肖怀玉(会计)、芝生桂(出纳)、芝生美(会计)、芝生辉(主任)、芝世和(主任)、罗发荣(会计)、陈光忠(书记)、刘尚义(书记)、芝生统(书记)、陈发祥(书记)、肖永和(书记)、肖永伟(书记)、芝永丕(主任)、芝永刚(书记)、罗福海(村长)、刘迎成(会计)芝宝才(书记)、肖玉刚(村长)、芝发才(文书)等。家乡的发展变化与他们历任负责人的带头和责任担当是分不开的,家乡人民对他们是感恩不忘的。

(四)家乡的发展变化

1. 自从1968年引水上塬,使千年旱地变成了水浇地。现有百亩花果园和百亩核桃园。耕种土地1500多亩。

2. 解放初50多农户发展成230多户,人口解放初的300多人发展成1138人,大队建起砖厂一座。

3. 刘家峡有楼房的有50多户,有大小汽车的农户40多户。有10多户开商店,有6户办养猪场(芝永红、肖玉刚等),有4户办养鸡场(芝官英等),有3户办木材加工厂(芝万事、肖永才等),有6户搞建筑企业工程。

4. 有80%的农户有电视、电冰箱。家家通自来水,家家用电汽化。

5. 新农村建设:80%农户土墙变砖墙,并盖起了一砖到顶的华堂。用水泥硬化了道路,还配有亮化工程的路灯,照亮各条巷道。文化方面:98%农户,有小学毕业生,90%农户,有初中毕业生,80%的农户,有高中毕业生,30%的农户,有大学毕业生。

6. 家乡有工人干部133人(包括退休),其中男98人,女35人。

7. 村上的人口也有了很大的变化。新中国成立初,芝家湾共居住着芝、肖、尤三姓的门户,其中芝家人32户、肖家22户、尤家1户,全村共有56户,300多人。现在共有4个社,237户,1138人。总户中芝姓132户,肖姓91户,尤姓2户,杂姓16户。另外,全庄子国家干部、工人133人,其中男98人,女35人。回忆家乡,经济、人口、户数、姓氏有很大变化,充分的显示出家乡风水宝地、人财两旺、蒸蒸日上的景象。

(五)粗略估计家乡一年的收入

1. 耕地1500亩(水地),亩产1300斤,计195万斤,每斤1元计195万元。

2. 苹果、花椒、核桃一年总收入5万元。

3. 每户每年创收2万元,237户共创收474万元。

4. 各饲养厂,各企业家,各商店一年共创收入100万元。

5. 工人、干部133人工资平均每月收入2500元,计322500元,一年十二个月共收3870000元。

6. 合计:195万元+5万元+474万元+100万元+322500元=11610000元,壹仟壹佰陆拾壹万元(一年总收入)。

每年平均每户:237户去除11610000元大约等于48987元

每年平均每人:1138人去除11610000元大约等于10202元

(六)对比看

新旧社会两重天。不比不知道,一比吓一跳,这一跳就是共产党领导得好,就是中国特色社会主义好,就是国家的为民富民政策好,改革开放的政策好。还有什么道路自信、理论自信、文化自信、制度自信的一系列创新好。

（七）展望未来

1. 目标清楚：奔小康，实现两个一百年奋斗目标，实现中华民族伟大复兴的中国梦。真是国富民强。成为世界发达国家。只要人人献出一份的爱，整个世界就会变成美好的人间。实现奔小康，城市乡村一体化。和谐、文明、幸福、快乐就能充满各个家庭。

2. 政策具体：国家十二五规划目标中，内涵深刻，仍然提着工作重点，重中之重，就是讲的扶贫三农——农村、农业、农民。文化、知识大繁荣、大普及，人们的思想、道德、素质大提高、大深化：优秀的传统文化大发杨。科学技术大飞跃、大发展，乃在世界领域要领先。

三、参与新农村建设

2005年村上的几位退休干部，肖怀智、肖怀玉、芝生郁和我，经乡政府和村委会领导的邀请，安排我们对村上道路的硬化和小学、庙宇的维修等工作监督和负责。肖怀智一直负责村庙的修建，油画和敬香工作。肖怀玉负责道路硬化工作。芝生郁负责现金收支工作。我负责维修小学工作。该小学现已与八中合并。原来的小学成了老年活动中心。2006年岘塬镇党委和镇政府评我为"2005年度的先进工作者"，并颁发了荣誉证书。

四、见证岘塬小学的变迁

现在的岘塬小学，始建于1951年。开始建在陈张家的庙里，校名称为"陈张初小"。后遇1959年-1961年的三年困难时期，小学停办了四年。到1963年小学恢复，在庄村的芝氏家庙里开办，校名称为"岘塬小学"。当年组织开学的老师是芝生郁，第一届学生是：肖怀统、肖怀锦、芝生斌、芝世东、芝世荣、肖兄桂等。到了70年代小学又建修在庄村下面的公路边上，经历三十多年，学校显得有所陈旧。

（一）岘塬小学1962年至现在的历任校长和当过老师的本

村人。

1. 历任校长：罗发福、常建伟、李廷昌、罗大军、罗发祥、安华山、芝世珍。

2. 当过老师的本村人：芝生郁、芝生美、肖怀锦、肖李英、芝生德、罗宏智、陈发强、刘尚喜、杨国秀、罗宏和、芝世珍等。这些老师有的改行，有的民办转正，有的是师范毕业后国家分配三种情况形成的。

3. 我村庄的肖怀锦老师初中毕业后一直担任民办教师，后转正为国家正式教师，他当教师后好学上进，爱岗敬业，他的语文课教学水平好，很受学生的欢迎，他的三笔字（粉笔、水笔、毛笔）练得过硬，写得好。退休后一来他关心村上的公益事业，参加村庙的修建；二来他是一个多才多艺的文化人，在村庄的红白事情上都能应酬帮忙；三来他是村庄的财宝神文化和秧歌文化的传承人，他为本村的教育事业和传统文化做出了突出贡献。

（二）2005年由镇、大队领导上委托我们四位退休老人（肖怀智、肖怀玉、芝生郁、芝生岳）协助大队，监督对于社会捐资的应用，一面维修小学，一面新建大队的办公楼，一面搞新农村建设，硬化村上的各条巷道等。

（三）到2012年，小学由于学生的流动、减少，由县决定合并到跟前的县八中上课。

另外，从1992年，在四社人的耕地，有我的三亩多承包地上建起的永靖八中，经历二十三个年头，它由于学生流动减少，县上决定于2015年9月被撤销。又决定县八中完全改成岘塬小学，校长仍然是芝世珍。

（四）2015年9月11号有师生、镇、大队领导、当地群众参加举行了隆重的岘塬小学挂牌仪式。

遗憾的是县八中的撤除，我村学子上初中就到五中和县上的中学，就近上初中的愿望就不能实现了。高兴的是我村的岘塬小学办在原八中的环境里,就显得比全县的其他农村小学条件更好,设施更完善。愿我村小学在优越的条件下,不断发展壮大,教学质量不断提高,愿我村的幼苗学子仍茁壮成长,努力成才。

第二节　芝家湾福神庙

一个地方的庙宇凝结着传承数千年的信息文化。广大民众每年春节,每月初一、十五,带着求吉避凶、抑恶扬善、祈求平安等虔诚心理,在菩萨面前叩头膜拜、烧香点灯,祈愿在未来的生活中菩萨佛祖们给每一位诚心者吉庆平安、禄位增长,以期达到心灵的慰藉和满足。正因如此,各地庙宇虽然历经沧桑,但它始终香火延续,未曾毁灭,我芝家湾庙也是如此。

芝家湾福神庙供奉吧咪宝山金花仙姑的神像。现供奉着两尊菩萨,一尊是菩萨爷、一尊是四爷。莲台左右两边还供奉着山神爷、土地爷的牌位。

1958年前,芝家湾庙、陈张家庙共同供奉着两尊菩萨。

一、不幸遭遇

在历史的长河中,芝家湾庙经受了两次严重的不幸遭遇:一次为清代同治年间(1862-1875年),烧毁了庙宇的房屋,破坏了庙宇的设施;二次为1958年及以后,大搞所谓的反封建破迷信运动,以及破四旧(旧思想、旧文化、旧习惯、旧势力),掀起了拆庙宇毁佛像的高潮,从此各地的庙宇和佛像完全被摧毁,芝家湾、陈张家两庙也同遭此劫。

二、重建庙宇

1978年党的十一届三中全会召开后,国家宗教信仰自由的政策真正贯彻落实,从此各地又纷纷行动起来,开始新建自己的庙宇和塑造自己庙宇的佛像,这时我村广大群众也不甘落后,于1981年开始兴建自己的庙宇,于1983年铸造和洗画了两尊菩萨。

芝家湾庙1958年前,坐落在庄村下面的公路边上,重新修建后就建在现在的庄村西面。我庙从1981年修建开始至今30多年又经历了三次建修。

(一)庙宇的三次建修

第一次建修:1981年春由村上老年人带头,先打庙的围墙,围墙打成后,全用白杨木建修了三间大殿。当时各户经济困难,每户以10元的标准,捐收了现金,购买了东乡县河滩乡的白洋木而建成了三间大殿。

第二次建修:1993年对庙宇进行了第二次建修。建修资金来源有二:一为历年积累的香火钱3千多元,二为各户捐收的6千多元,共9千多元。这次修建就是买了松木更换白洋木而重新建修了三间大殿。大殿式样是苗檩画迁。

一次、二次建修全是白手起家,群策群力,自力更生完成的。

第三次建修:于2011年,这次建修是我庙三次建修中投资最多,规模最大的一次建修,建修设计是带有永久不变的加彩雕刻:大门是前转后不转的加彩样式;大殿是三间转五,两座钟楼是四面握角,庙门前的照壁是砖雕细磨,落落大方。后来即2014年所修的两面各三间的廊房都是一砖到顶的青瓦房。

(二)第三次建修的资金来源

向群众两次捐收,第一次每户收150元,每个工作人员收500元,第二次每人收150元,每个工作人员收500元,本庄四个社共有237户,总人口1138人,工作人员共133人。总收款28.9万多元。规定外的企业家捐款14.8万多元,出嫁姑娘和亲戚们捐款1.7万多元,共计收款45.5万多元。第三次建修(2011-2014年)历经三年多时间,这次建修任务的完成,彻底改变了我庙的庙容庙貌。这次建修的成功为庙宇今后的发展打下了坚实的基础。现在的芝家湾福神庙,与陈张家庙结束了两庙同供菩萨的历史,两庙都迎神接驾了原来的两位菩萨。

（三）恢复完善了庙宇的制度

现在的芝家湾庙购置了庙宇的基本设施，恢复完善了庙宇的基本制度，这些制度包括：1、庙里每天由庙管早晚烧香点灯，保持香火不断，明灯常燃。2、每月初一、十五早晨庙门敞开，让善男信女们烧香。3、三年两头请法师打一次醮，打醮天数为四天，打醮结束后新选庙管。4、打醮后的次年农历三月初三请喇嘛念经，时间半天，同时更换各处石摞上的嘛呢旗。5、每年的端午节在庙里举行嘛呢会（以奶奶人为主）由庙管主持。6、两位菩萨的金身每十年左右进行一次洗画（至今已洗画5次，从1983年–2015年）。

一个庄村庙宇的不断发展也展现了庄村众人的齐心团结，这也为庄村构建和谐社会，加强思想道德及精神文明建设，弘扬传统文化促进农村文化的大发展繁荣，创造了一定的条件。

（四）修正村庙"签书"

2001年看到村庙的签书陈旧，我重新打印换新，并把签上的一些难认的繁体字进行了简化，把难懂的字，通过查字典给了具体的解释，这方便了众人抽签时的解答和祈求。

敬奉：佛光普照、万民安乐。

（五）为村庙"立碑撰书"

2013年，由众人的推举，我、肖怀智、生郁三人，撰写庙史、立碑等项工作。还有肖永和、芝永清、芝世珍三人协助搞了立碑出书费用的统计等工作。这样历经三个多月就完成了村庙的立碑和撰书的工作。

至于，庙里树碑，这即是传统文化，在庄村里的继承和发展，也是传承古代文明的一大具体表现，赢得了全村群众的大力支持。同时，芝宝才时任党支部书记，给予了积极支持，深得众人的好评。

敬奉：佛光普照显四海，神灵虎威镇八方。

三、回忆我村庄的财宝神文化和秧歌文化的爱好者和传承人

我所知道的已过世的前辈们(爱好者和传承人)：肖绍武、肖绍良、肖绍荣、肖绍祥、肖怀林、肖永发、尤金山、芝发贵、芝玉杰、芝玉瑞、芝玉净、芝玉昆、芝玉忠、芝生祥、芝生桂、芝生繁、芝生录、芝生统、芝永孝、芝永祥、芝永瑞等。

现在的爱好者和传承人：肖怀儒、肖怀智、肖怀仁、肖怀祖、肖怀珠、肖怀信、肖怀锦、肖怀述、肖永和、芝生郁、芝生堂、芝生菩、芝生斌、芝永发、芝永隆、芝永统、芝永繁、芝永虎、芝相全、芝永彪、芝福英、芝世繁、芝世贤、芝世东、芝世荣、芝世国、芝世沛等。

我们村的传统文化的发展和发扬就靠了他们的诚心和责任担当，让我们村的传统文化代代相传，永放光芒。

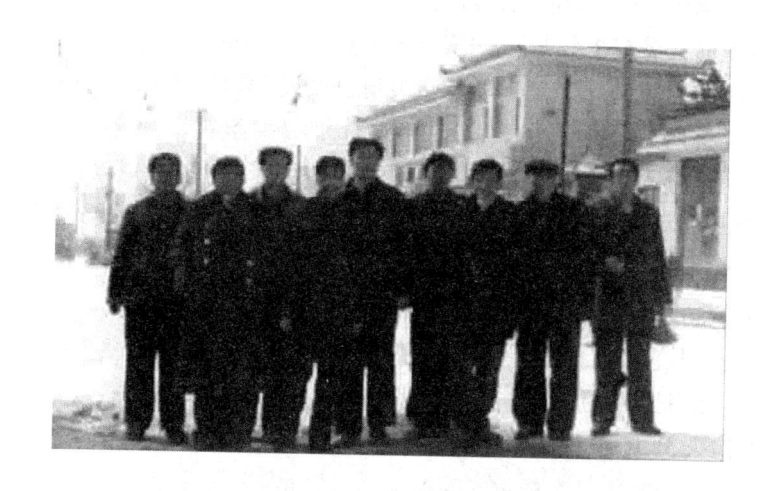

2005年农历正月初九接迎高白村秧歌去刘家村时与村里老年人合影留念，他们是(左起)芝世贤、肖怀智、芝生郁、肖怀仁、芝生岳、芝生菩、肖怀儒、芝生堂、芝生斌。

第三节　芝氏大家族

一、家族的历史与发展

芝家湾,顾名思义就是芝家人的站根。芝家人最早在这里披荆斩棘,开辟荒昧。据光绪五年(1880年)绘造的宗轴记载,我芝氏先祖是从积石山县的红树沟迁移来的。又根据传说和考证,迁来此地是明朝洪武年间(1368年),至今约有700多年的历史。这近七百年来,芝氏先祖们繁衍生息,一至于今。又根据先祖宗轴记载,我家族分为三大房分。三大房分共20位"光"字辈先祖。其中有子嗣传代的14位,这14位就是我家族新分支脉的开头先祖。这里面大房有3个支脉,二房有5个支脉,三房有6个支脉。后来这十四支脉又分为26个更小的支脉,即"发"字辈。(至于支脉次序的排列是根据宗轴记载原则确定的,即从左至右,左大右小。)三大房分人口户数情况是,大房29户,123人;二房88户,409人(其中四支脉3户16人,居住在兰州和苏州);三房27户,155人。三大房分共有144户,687人。通过上学、国考已工作的干部工人共有86人(包括退休人员),其中男59人,女27人。从1950年到现在,我芝氏家族由原来的32户增长到144户,增长4倍多;人口由原来的200多人增长到现在的687人,增长3倍左右;国家工作人员由原来的3人增长到现在的86人,增长36倍。从2003—2008年三次修正家族谱本,并从"世"字辈开始,续取了三十三个辈分谱的"字",现有辈分共40个辈谱。即:

廷光发玉生;永世祥宝灵;延年春江水;尚才通自隆;

康泰怀先泽;宗德继忠贞;诚信修明礼;鸿伟岁达亨。

二、祭祖还乡

1978年秋季阔别100多年的宗亲后代,芝钟灵先生从兰州前

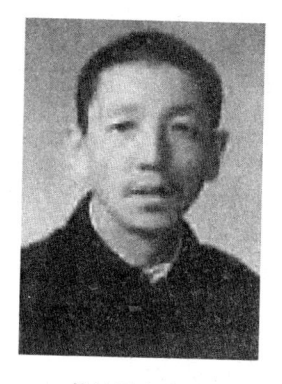

芝钟灵老先生

来我芝家湾故乡问根寻祖,受到芝氏家族的热情接待。据传说原来他的先祖从清同治年间(1862—1875年)由社会动乱,加之天旱闹饥荒,携带家眷迁徙到现在的临夏河州城里作银匠生意。待生意稍有起色,在民国九年左右(约1919年前后),又从临夏的河州转迁到凉州即现在的武威市落户做生意,据云生意发达兴旺。现在武威市"芝家大院"尚存,成为武威市的文物保护单位,那就是他们原来的家园,亦可窥见其当年家业兴旺之一斑。

后辈芝钟灵,幼年受到良好的家庭教育,饱读诗书,后兰大毕业。民国二十年,转入军界:是黄埔军校十一期学员,学的是军需科专业,后任某军军需处处长(县团级)。新中国成立后,先分在徽县税务局工作,后调到兰州工作,退休后定居于兰州小西湖,1978年逢见在兰州搞工程建修的家乡人,从而取得了联系,故带着先人们的嘱托开始了寻根问祖的行程。他来时住在我们家(因我小弟芝生统那时当年的大队书记),首先他拜访了家族中的每个老人,同时也受到各老人的请客招待。接着把1958年被毁掉的他家老祖坟由家族和庄村芝肖二姓人的帮助下,挖掘了五辈多人的墓穴,并重新安葬在现在的哇根山下的公墓区。

当年宗亲芝钟灵有二子:长子芝伟,工作在新疆,他有一女二男,女儿芝晓庆,长子芝晓春,二子芝晓沪。钟灵的二子芝鑫工作在兰州,他有一男三女,长子:芝晓强,长女芝晓梅,二女芝雯雯,三女芝晓娣。

根据当年从芝氏先祖祯上考证和老人们的传说,他是我们芝氏家族二房分四支脉人,辈历上他是发辈,故钟灵写为发灵,他的二子是玉字辈,故芝伟写为芝玉伟,芝鑫写芝玉鑫。一次族人共同接待的欢迎聚会上,他以丰富的知识流利的口才,把一脉之根的深情厚谊所蕴含的传统文化和时代的发展变化表述的非常清楚,非常深刻。他的讲话热情洋溢,充分表达了他对故乡的一片怀念热爱之情,同时也表达了期盼家乡父老幸福安康,子孙后代兴旺发达的美好心愿。族人们听了很受启示,很受教育,很受感动,故在离别时族人们万众一心的赠送一面写有"深仁厚怀"四字的锦旗,以嘉其行,权作留念。

三、寻根拜祖

(一)2010年春天,家住甘南州合作市的芝润茁宗亲与他的外甥马胜栋(1994年甘农大毕业,现合作市某农行工作),次子芝瑞阳,一行三人前来阔别一百多年的故乡,寻根拜祖,跟庄上族人见面了。他们当天下午到了我家,当时会见的族人有芝玉崑、芝生良、芝生郁、芝永清、芝永和、芝永斌等。见面后大家共同畅谈,畅谈一是我们芝氏家族演变的历史过程;二是联系后的交流过程。从2005年跟故乡人取得了联系。第二天他们先后到芝家湾庙、芝氏家庙敬香拜祖,看了芝氏先祖帧。先祖帧上也没看出他们是那个房支的人,他爷名叫芝生兰,到底是那个先祖的后代也很难肯定。他们的祖坟根据老人们说,从1958年整个毁坟中被毁了,也没有留下什么遗迹。具体说他们离开故乡的年代,大约在清光绪21年(1896年)前后,距今110多年的历史了。离开故乡的原因,也有传说:当时他们的先祖因玩一条毒蛇吓死了庄上的一个人,形成了一条人命案,又遇了荒年的来临,有了这些事情的牵连,逼得他家不得不携带家眷逃离家乡。最终逃难到现在的临夏县曼路铁寨乡安家落户。具说现在那里有芝氏族户10多家,人口80多人。芝润茁由于他父亲作生意,从曼路乡迁到合作市落户的,至今离曼路有40多年的历史了。芝润茁、马胜栋由于工作忙,在故乡只待了二天就分别了。分别返回的途中他们到刘家峡住了一天,也观看了刘家峡的发展情况。他们打算返回中还要到积石山县的红水沟去探访。因为那里是我们芝氏先祖的来源地。以后他们来信得知，红水沟确有芝家庄的村名，但人口只有一个姓芝的女人了，其他的人员据当地人说都迁出外流了。

芝润茁的家庭及具体情况，在第三次修"族谱"时作了具体的登记，并给他们发了两本芝氏"族谱"。芝润茁1988年中专毕业后分配到一个企业单位上班，后来该企业单位倒闭，他就下岗，开始自谋职业。2005年他跟合作师专读书的故乡人芝世忠、芝世磊、芝世德等取得了联系，从此以后，他惦念故乡，探访故乡的心更加迫切了。2010年3月他领自己的后辈前来故乡，寻根问祖，这算实现了他多年来梦寐以求的夙愿。

（二）2015年7月18日家住甘南州合作市的芝润茁的姐姐芝存花，由她儿子马胜栋领着，还有芝润茁的妻子曹玉芳，马胜栋妻等一行前来故乡问根拜祖，他们在族人庙管芝世繁的带领下先后到芝家湾庙、芝氏家庙敬香叩头，拜了佛祖，还打了500元的香钱（大庙300元，家庙200元）。最后到我家，吃了便饭就起身到刘家峡去参观、住宿。打算第二天乘开往合作的班车返回。这次他们来逗留时间短，但也充分表现了他们对故乡是惦念不忘的，对先祖是敬仰尊重的。

通过这两次的问根拜祖，可以看出芝润茁和他姐芝存花是一个忠厚诚心，富有感情的人，他们又是一个尊重先祖传承家族文化、孝敬父母的人，据说幼年时候他们就聆听了父母有关家族历史的传说，并嘱咐他们有朝一日去故乡探访拜祖。现在他们的这两次实践行动，既实现了他们梦寐以求"探访拜祖"的夙愿，又进一步加深了我们家族之间一脉之根的深情厚谊。我们芝氏家族的中老年人，见了阔别一百多年的宗亲后代，也深感到无比的自豪和高兴，愿我外出居住的芝氏族人们吉庆平安，人丁兴旺发达。

四、叶落归根

芝氏家族二房分四支脉的后代芝钟灵先生，1978年，怀着尊祖重德的心愿，对阔别近100多年的故乡进行了探访，即祭祖还乡。对他的探访受到了家乡族人们的热情欢迎和热情的接待。在热情洋溢的欢迎聚会上，他畅谈了两个方面的心愿：一是当他年老去世时，他的遗体一定要埋在他家的祖坟里；二是他的子孙后代们要经常跟家乡人取得联系，有条件时还可来故乡安家落户。钟灵先生的心愿，在他两个儿子芝玉伟、芝玉鑫的安排下一一实现了。自从1988年到1990年，钟灵先生和老伴相继去世时两位老人的遗体都安葬在自己的老坟里。每年的清明节，他俩的孙辈晓强、晓梅、雯雯、晓娣都来家乡拜访，并和家乡族人一起上坟祭奠，2011年在晓强的带头下给他爷爷、奶奶坟前树了碑。

这次有他孙辈晓春是玉伟的长子。他从甘肃工业大学毕业后自谋职业在苏州的一个汽车公司上班，后来该公司因经营不善，不景气，他就辞职了。这时他跟父母商量到西北自己故乡永靖县城安家落户，寻找机会，谋求发展。他工作离休的父亲和退休的母亲就随同晓春于2015年8月来永靖买了一套楼房，可谓安家落户了，我们家族党家们也表示欢迎。2015年9月16日迁居新居时，有些亲戚朋友、家族党家也前来恭贺，他们是肖永旭亲戚和他的夫人、沈明永老师、杨经理（兰州亲戚）、族人芝生郁、生菩、生岳、晓梅，下辈：永清、永斌、永增、永跃、世珍，还有永斌妻子孔令梅、永豪妻瞿小兰。在庆贺的宴会上芝玉伟叔和杨新月婶母二位老人高兴地说：我老大晓春来故乡永靖安家落户，对我们家来说可谓叶落归根了，正应了俗言：白兔沿山过，回来入旧窝。这也可说是圆了我父亲的梦。

感谢亲戚朋友，党家们的关心帮助。

大家祝贺：愿晓春来永靖成家立业，兴旺发达，心想事成，万事亨通。

（晓春家族迁徙的过程：离故乡：清同治年间（1862-1875年）到临夏河州城；离河州：民国八年（1919年）到武威市；1949年（钟

灵支脉)迁徙兰州;1996年芝玉伟家离开兰州,迁徙苏州;2015年8月芝晓春从苏州迁徙永靖)。

五、修"芝氏族谱"

我们的先祖,自从清光绪五年、六年所修的两幅先祖帧,现已陈旧了,所记辈名的表格有限快完了,以后的辈名难以续记,还有一个落后的方面,先祖帧上光记男性的辈名,不记女性的名字。面对这样的情况,2003年打醮时经家族老人们商量,最后决定在先祖帧的基础上新修"芝氏族谱",这个任务交给了我和生郁弟来完成。2003年新修芝氏族谱开始,我们奉请了永靖一中的高级语文教师刘学忠老师,他是我和生郁的中学老师,他对修谱给予了热情的帮助和指导。修谱中他给芝氏家族,从世字辈开始,续取了三十三个辈谱"字",现有辈分"字"共40个,即(廷光发玉生,永世祥宝灵,延年春江水,尚才通自隆,康泰怀先泽,宗德继忠贞,诚信修明礼,鸿伟岁达亨)。刘老师帮助还给有些先祖撰写了碑文,又把三幅先祖帧拼版合并,抄写成了一幅先祖帧。以下是三次修谱:

1. 2003年修谱经历半年时间,就算完成了修谱任务。这次修谱比较简单,共印了三本,按三大房分,印发。

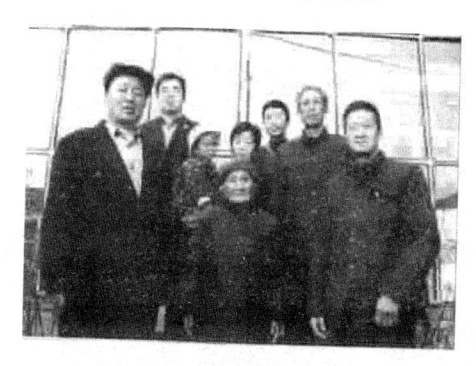

2007年在合作与叔玉昆、弟生郁跟党家芝润苗一家(中间润苗母亲、后排中间润苗姐姐、后排左润苗外甥、后排右润苗)合影

2. 第二次修芝氏族谱,这次修,改变了版本,增加了些新的内容(女人也能上族谱……),最后共印16本,按16个支脉分发。

3. 第三次修完芝氏族谱:2006-2008年,我和生郁弟,第三次修订完成了修谱的任务。这次把外地芝氏族人都写进了族谱。2007年玉崑叔、生郁弟和我三人先到临夏县南塬乡尕塬村芝玉珊叔家探访,后到甘南合作市芝润苗孙子家探访,了解家族的有关情况,最后完成了修谱任务。这次共印33本,发放到各支脉的大房人家保管。还给外面的两处族人,发放了三本。还有三本综合本,存放在家庙里。

芝氏族谱的修成,还把三幅先祖帧改旧换新而拼版合并,抄写成了一幅崭新的先祖帧,这样的作为,都展示了我们家族与时俱进的创新,也算是传承了家族的和谐文明,弘扬了家族的孝道文化。

敬奉:人留班辈,草留根,佛留经卷度众生。

第四节　芝氏家庙

一、家庙的历史

我芝氏家庙里供奉着芝氏老祖爷,还有观世音菩萨、关老爷、马王爷、周仓等的画像帧子,及有芝氏家族的两幅先祖帧。以前都在家族三大房分的族户中轮流供奉敬香点灯。

自从1948年-1949年在庄村西边建起了芝氏家庙及祠堂,从而我芝氏家族的佛祖帧就固定供奉在家庙里,并在家族中选出的庙管烧香点灯。时年家庙在哇根山下,还有10亩多的公有土地,称为"关掌地"。此地,谁当庙管谁耕种,意为负出劳力的补偿。后来这10亩多的土地归为集体所有。

(一)家庙不幸的遭遇

1. 1958年大搞所谓的反封建破迷信运动,不准敬神烧香,这时把芝氏家庙变成了生产大队的办公地点,又称社管会。后来又办成村校。

2. 1966年所谓的破四旧活动,各地掀起了拆庙宇、毁佛像、烧神龛、旧书、家谱、先祖帧等的高潮,我芝氏家庙也难以幸免。

3. 1976年把当社管会、当村校的芝氏家庙又搬迁到村的下巷道,盖起了保健站和大队办公室。搬迁后的家庙地点就成了生产队的耕地。

4. 不幸中的幸运:在极左思潮泛滥、破迷信、破四旧的高潮中芝生福、芝生华、芝永祥三位老人冒着被搜查的风险,把佛祖帧、先祖帧暗暗的保存了下来,同时,还幸运的保留下来了长期供奉在大佛爷供桌上的一口磬。这口磬上还铸有铭文,从铭文中得知,这个磬铸于大清光绪十六年,是由我曾祖父芝广兴捐铸的。全文为:"虔诚鸣磬一口。保佑家宅吉祥如意。叩献,大清光绪十六年。发心弟子芝广兴"的字样。这算是芝氏家中的一件年代较为久远的文物。这是我芝氏家族的幸运,有了这样的保存,为考证我家族的历史,为以后的修"族谱"就有了可靠的保证。现在我们已修了芝氏"族谱"的今天,不得不对保存佛祖和先祖帧的三位谢世老人表示深切的思念及深深的感激。也对我曾祖父向佛祖敬献铁磬一口的虔诚佛心感到无限的敬佩。

(二)重新建修家庙

1978年后,国家宗教信仰自由的政策逐渐贯彻落实,这是我芝氏家族的老人们开始带头重修自己的家庙,这当中家族老人芝生朝主动拿出自己的耕地面积对换了原来家庙旧址的耕地面积,使重修的家庙又在原来的旧址上开始了建修。

(二)家庙三次建修的历史

第一次建修:1949年用28块银圆买了族人芝生元的三间松木堂屋而建了芝氏家庙的三间大殿及祠堂,后被拆毁。

第二次建修:1990年以每族户收55元的标准买松木又盖起

了三间的家庙大殿(当时族户 70 多家),也简单修建了庙门。

第三次建修:社会的发展,新农村建设的惠民政策,使农村多半以上的农户都建起了以砖到顶的华堂门庭,这样的情况下,我芝氏家庙仍以土墙的平房显得陈旧落后了。我芝氏家族的众人后代们,报着富了不忘先祖的意愿,从而产生了新修家庙的念头,开始了第三次建修家庙的工程。2013 年在芝生良老人的带头倡导下召开了家族老年人会议,会议上通过了第三次建修家庙的事宜。首先商定了修建的款项问题,决定每人收 200 元,每个工作人员中收 700 元。当时我芝氏家族共有 144 户,总人口 687 人,工作人员共有 86 人(包括退休人员),搞企业的芝新英多交 1 万元,这样共收现金 17.7 万多元。接着推选组成了八人多的建修管理小组,他们是芝新英、芝永明、芝永生、芝永清、芝永和、芝生良、芝玉林、芝永芳等,并有芝新英任组长,芝永明任副组长,芝永生、芝永清负责现金的管理。建修任务经过半年时间而顺利地完成。这次建修随同村庙的第三次建修,也是一次永久性的建筑,所修大殿是三间转五,两面各五间的,廊房是以砖到顶的瓦房,还贴着青灰色的瓷砖。大门是高大壮观的瓦房,也贴着瓷砖。第三次建修过程中因资金的短缺又在工作干部中二次捐收每人 500 元,弥补了建修资金的短缺。

二、家庙所立的制度

1. 家族三大房分中轮流选出庙管,负责烧香点灯。
2. 每月初一、十五早上庙门敞开让善男善女烧香点灯。
3. 每三年请法师打醮还愿一次。
4. 家庙管理规则:打印成册后另行存放在家庙里。

这次建修任务的完成彻底改观了家庙的风貌,也为今后家庙的发展打下了坚实的基础,同时也充分展现了我芝氏家族的男女老少为弘扬家族传统文化,为传承文明,构建和谐家族而树立新风的精神风貌。

三、参与制定芝氏家庙管理规则

为了继承和发扬芝氏家族敬神烧香、尊祖重德的传统文化，构建和谐文明的家族风尚，故对我家庙常规予以强化和完善，使之成为条例化、规范化、制度化，于 2011 年 3 月 23 日各房支老人集中讨论特定相关规则，先成立了家庙管理小组，由 15 人组成，选出了三个组长，正组长芝玉忠，副组长芝永隆、芝世荣，小组成员 12 人。制定的该规则共有五项二十多条，主要内容有敬香规程、环境美化、财物管理和打醮要求等。事后，将该规则打印成册，呈交家庙保管，由成立的管理小组监督执行（管理小组六年一换届）。管理规则另外打印成册，存放在家庙里。

第五节　家族中的二房分二支脉

一、二支脉的人口状况

我属于三大房分中的二房分二支脉。太爷芝光兴是我们家族二支脉的始祖。太爷生有三男一女，女儿嫁到孔家寺（孔氏家庭可算是一个名门家庭，是个"大地主"，别号"车门"）。大爷芝发盈（大房），生有一男，名芝玉财。芝玉财又生四男三女。现有家庭 5 户，21 口人。二爷芝发源（二房），生有四男四女。长子芝玉江，生有一男一女；次子芝玉珊，生有二男四女；三子芝玉瑚，生有七男一女；四子芝二月夫，生有一女。现有家庭 33 户，163 口人。三爷芝发德（三房），生有二男一女。长子芝玉清，有五男；次子芝玉明，有三男三女。现有家庭 21 户，89 口人。二支脉总户数 59 户，总人口 273 人；外出工作 54 人，男 32 人，女 22 人（包括退休）。总计我太爷有三男一女，孙子辈有 12 人（男 7 人，女 5 人），重孙辈有 35 人（男 22 人，女 13 人）。二支脉总户数 59 户，占大家族 144 户的 42%，人口 273 人，占大家族 687 人口的 37%。这些数据充分印证了庄上称呼的"芝氏家族的大家务"。这样的人丁兴旺、发达，是我太爷芝光兴名号所显的,光辉照耀、兴旺发达的应验,也真是先人们积善累德、泽被后裔的结果啊!

二、给先祖"树碑"

2008年清明节时,家族中我的几位老弟兄,芝生海(德胜)、芝生良、生美、生郁、生菩、生统和我,加上几位老侄儿,永辉、永发、永清、永虎、永丕、永刚等,再加上孙辈的世东、世有,在永发家集中商讨了关于给我辈的太爷、三个爷的四处坟上树碑的事情。商量的结果,大家一致同意树碑。树碑具体事务由我、生美、生郁三人负责。经费来源主要靠工作人员中捐收,另外每家收50元。碑文,在修族谱时已请永靖中学德高望重的高级教师刘学忠老师撰写。经过半年时间,在2009年初,我们就在四处坟的后土和正面树起了石碑。树碑当天,我小弟生统出了大力,他带动家族的人们齐心协力完成了树碑的任务,这天,还请礼宾举行了隆重的祭奠仪式。

铭曰:先辈们之仁德,永作典型,养育之恩,山高水深,回首往事,感慨无尽,谨立此碑,聊表感恩。

敬孝者:孙辈、重孙辈们。敬立。

2009年清明节

三、参与制定二房分二支脉"清明祭祀"约规

为了发扬我国传统的孝道文化,达到敬宗收族,子孙团结的目的,我家族二支脉老人于2010年5月1日商量特定清明节统一上坟的约规,约规共四项十条,包括上坟事宜、坟头责任、管理小组和希望等内容。并且事后将约规打印成册,分发到各小组成员。(我们统一上的坟共有四处,太爷一处是总坟,有六辈先人,三个爷各一处坟,有三、四辈人)。我家族有三个房分和七个支脉,这七个支脉中每年轮流当坟头而负责清明上老坟的祭祀。以下几个人称之为小组长,负责安排坟头的轮替,他们是:大房一个支脉芝永清;二房四个支脉:一支脉芝世东、二支脉芝世有、三支脉芝世沛、四支脉芝永鹏;三房两个支脉:一支脉芝永丕、二支脉芝永红。

第六节 同舟共济之家

我的父辈二人,形同一人,在我爷的管教下,我父我叔同呼吸共命运,有苦同担,相依为命,共同维系着二十多口的家庭,我爷叫芝发德,生于 1876 年清末,卒于 1927 年(民国十八年),年仅 52 岁。据说我爷是我家族中唯一上过学考取秀才的人。当年他享受着国家规定的"学粮田地"的待遇。他在临夏地区的乩藏沟教学十多年。后因社会动荡不安返回家乡,在家开铺子经商多年。1927 年(民国十八年),局势动荡、兵荒马乱、天灾人祸,我父我叔携家眷外出逃难避祸,而我爷留在家里。因长期思念亲人和病魔的折磨,当年我爷爷就病故了。我爷所留的珍贵书籍和学业证件都在"文化大革命"中被毁了,把 100 多垧土地、5 头牲口、30 多只羊的家业留给我父我叔。

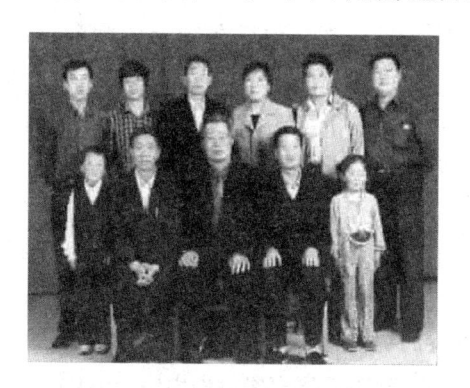

2001 年 5 月在家中与弟生郁、生统、侄永善、永增,侄孙洋洋,侄孙女润菊和兰州侄永汉一家(陶春兰、军军、斌斌)合影

我爷一生有二男一女。姑母嫁到刘家村,生有二男一女。长子:刘世连、二子:刘杨存子、女儿:刘永来。我的表哥刘世连生有三男一女,长子:刘四辈、二子:刘才云、三子:刘才福,女儿:刘英女。二表哥杨存子生有两男,长子:刘明亮、二子:刘明成。我父母生有五男。我叔生有三男三女(婶婶早年去世)。我们亲堂兄弟姊妹共 11

人,亲堂弟兄八人中我排行老五。我大哥芝生桂,1923年生,1940年大寨小学毕业后到兰州被服厂工作,1949年后回家。二哥芝生繁,1924年生,一直在家务农。三哥芝生旺,1925年生,十五岁学得木工,一年四季在外当木匠。四哥芝生良(1938年生)在家牧羊。现有两男三女,长子:芝永红、二子:芝永礼、长女:春花、二女:永秀、三女:金秀女。我(1939年生)和弟芝生郁(1941年生)上学读书,生郁弟现有两男,长子:芝永增、二子:芝永峡。(1948年到1949年上私塾),老七芝生菩(1946年生)和老八芝生统(1949年生)年龄小留在家里。三个姐姐陆续出嫁,大姐(1928年生)腊女嫁到原来的潘家,姐夫潘树祥,生有三男一女,长子:潘尚喜、二子:潘尚统、三子:潘喜才、女儿:福社花。二姐拉秀(1932年生)嫁到原来的刘家村,姐夫刘世仁,生有五男,长子:刘尚仁宝、二子:刘尚俤、三子:刘尚锦、四子:刘海发、五子:刘尚宗。三姐三丫头(1935年生)嫁到原来的红庄湾村,姐夫李如旺,生有二男二女,长子:李尕良、二子:李尕春、长女:李春兰、二女:李才玉。当时我有四个嫂子。大哥生桂前后娶有二妻,原配张氏,1951年生有一女(尕豆);后又续娶金氏,1951年生有一男(满开),后取李氏,1965年生一男(文斗)。二哥之妻罗氏,生有四男三女,长子:芝永汉、二子:芝山祥、三子:芝永善、四子:芝永才、长女:年成、二女:连欢、三女:尕女。三哥之妻杨氏,生有二男四女,长子:芝永沛、二子:芝永康、长女:芬兰、二女:菊兰、三女:兰菊、四女:奎秀。1952年我母生了我的大妹。1949年春,二哥生繁夫妻带着两个侄儿到陈井褚家岑村坐山庄,1951年秋回到了老家。

我们家的人口最多上了二十三口。家中的经济由父亲和叔父商量管理,生活方面的家务事,由我母亲主管,这一点上我母亲是严谨、公正周到的。村社困难人,无论早晚饮食来我们家如同家人一样对待,我父我叔是同胞弟兄,都上过私塾,可算是农村文化人。我父亲能写书信和契约,我叔当过货郎,也当过轮流的保长。弟兄二人同家生活了40多年,相依为命,难分难舍。在爷爷儒家思想的管教下，树起了美好的家风，赢得了前川后塬广大群众人的称赞。二老给后裔们留下的人生信条是：

尊老爱幼、儿女孝顺父母、儿媳孝敬公婆；

兄友弟恭、妯娌和气；

勤俭持家、礼仪待人；

平等信任、相互尊重；

不贪不赌，清贫做人。

回忆我们的同舟之家，不由得想起先人们的养育之恩。其德比山之高，其恩比海之深，我们要恪守先人给我们树立的家风。美好的家风是先辈们给我们留下的宝贵精神财富，我们一定会继承好、发扬好，还要世世代代传承下去。然而结合当前，我们总希望孩子学习高精尖的东西，但损失的是家教和门风。要明白，只有把好门风一代一代地传承下去，才能让我们在这个速疾变化的时代里，找到内心的温暖，找到属于自己的真正的人生价值和秩序。常言道：忘记过去，就是背叛。

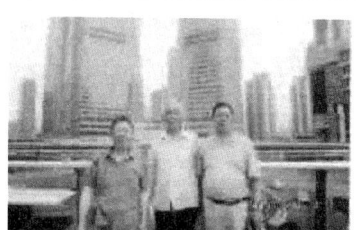

在 2015 年在上海与侄男永清和弟芝晓强合影

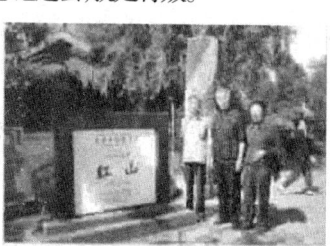

2005 年在新疆乌鲁木齐与弟生统和侄男永清

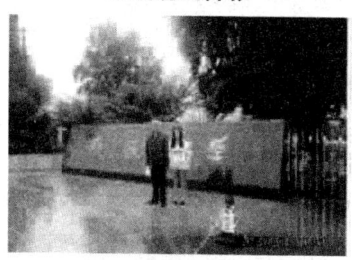

2015 年在南京农大与孙女洁若合影

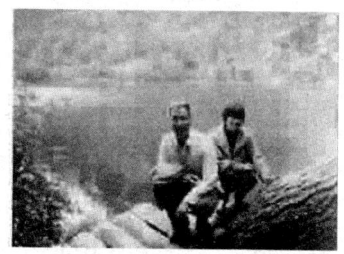

1994 年与小女永兰在九寨沟合影

第七节　小家庭

我说的小家,就是指与叔父1952年分家后,由我父母管理下的家庭。当时家里有14人,父母亲及我们弟兄五人、三个嫂子、一个妹子、一个侄儿、两个侄女。我们兄弟六人是同父异母生的,两个哥哥生桂、生旺是英年去世的大妈何氏生的,我与夭折弟、生普、生统四个是我母亲罗氏生的。大哥大我16岁,二哥大我14岁。1952年,家里也出现了许多新情况。我大嫂张氏以"一夫一妻制"的政策为由,同长兄离婚,带着小女(尕豆)回娘家了,后又改嫁了。大哥担任"农会"主任。二哥继续出门当木匠,后来转成国家长期工,在青海循化工作。这样一来,因为五十多垧土地的耕种,10多只羊的放牧,就落在我父母、两个嫂子和我的身上了。我上学就不得不停下了。往常,我跟着生繁哥耕地,和生良哥轮流放羊,农忙时,和父母、嫂子一起播种和收割。可分居后,担子压在了父母的身上。为了分担家务,我不得不辍学,不得不做家庭的辅助劳力。

一、天降厄运

1956年7月,天降厄运,我伟大的父亲去世了,年仅53岁。父亲去世,对我们家庭来说真是晴天霹雳,全家人都沉浸在悲痛之中,我两个弟:大弟10岁,小弟7岁,我两个妹妹:大妹4岁,小妹1岁,他们遭受了少年丧父的磨难;我两个侄儿,大侄儿5岁,小侄儿1岁,他俩失去了爷爷疼爱的福气;17岁的我离开父亲的关爱,而怀着悲痛的心情,在母亲和哥嫂们的支持下,开始上初中读书。在家的两个哥,大哥在成立初级社后的社管会工作,二哥在外做木活当工人。父亲的去世,最伤心的还是我母亲,她一面伤心的拉扯我们儿女的成长,一面操劳家中事,还要和两个嫂(杨氏、韩氏)

参加初级社的劳动争工分,养家糊口。失去父亲后对我母亲来说,多么的艰辛和悲痛啊!

二、两位哥的好意使我早早完婚

我父亲去世后,母亲一直心情不好,一见亲人就哭说儿女的成长往事。为了安慰母亲,尊重孝敬母亲,为了疼爱弟弟妹妹,也为了家庭的和谐发展,两位哥哥商量决定让我早婚。第一个说亲的对象我没成,第二个双方满意。在1958年8月,我与肖永梅结婚了。当年我19周岁,永梅20周岁,婚后我到莲花中学上初二,永梅到一中(中庄)上初一。我们结婚,母亲非常高兴和自豪,因为她认为两个念书人结婚,这在我们的家史上是第一次。记得母亲对我说过一句:"你的两个哥替你父亲尽了责任,让你完婚,这个情一定要永远记住!"

三、大办食堂　吃住四分五裂

1958年秋,全县农村实行食堂化政策,我们家被办成了全村的食堂。一办食堂,我们一家人吃住就四分五裂了。母亲、两个弟弟、两个妹子到肖怀宝家住,二嫂子领着侄儿(先锋)住在肖怀宝家的场房里,韩氏大嫂跟着劳动组住在陈张村,大哥与侄儿(满开)住在社管会的公房里。住了两个月,我母亲、两弟和两妹又搬到肖怀杰家里,我和永梅也住在他家的一个小屋里。

四、徒步两次看望二哥

1959年春,我上高一。这时远在青海循化当木匠的二哥(五六年转为长期工)来信了,说把嫂子侄子送上去。当时家里决定让我和大弟(生菩)去送嫂子和侄儿。于是我请了一周假,在公社开了通行证明,一行四人出发了。但因社会条件不好,道路交通方面很差,所以只能步行。四岁的侄儿先锋,我和弟轮换的背着走,因路不好,我们走了四天。第一天走到莲花、第二天住到刘家集(积石山县)的一个店里,第三天住在大李家山下的一个村庄,第四天到了二哥那里。到达时,嫂子因小脚疼得要命,我脚上也起了几个小泡,大弟和侄儿还好。在二哥那里住了两天,我和大弟就回家了。临行时二哥一再嘱咐我,好好念书,不要停学,并给了30元钱,还买给了一口大铁锅和五块茯茶。这一年秋,因二哥来信说,他身体有病,嫂子和侄儿五个月后回到家里。母亲和我担心和牵挂二哥,我又一次请假徒步到循化看望了二哥。再后来,1959年二哥也回家了。一回家就请大夫治病,不久病好了。这一年我家又遇了一个悲哀事,我8岁的大妹子得了病,因当地没有大夫和医院,以土办法治疗无效,第二天病亡了。这在我们心中留下了难忘的追悔。

五、极不公平的对待

1959年底我家的食堂解散了。为了预防食堂重办,我们先搬回我家二院里住,第二年才搬进老家。食堂散了,但我们家的损失太大了。好好的家院,破坏严重,院落七零八落,惨不忍睹,原西面的松木大门被毁被堵,又在南面墙上挖了洞门。原来的老式桌子和凳子不见了、三口大铁锅不见了(锅在大炼钢铁时收了),二院的三间铺房和三间牛羊房不见了。我家院中所埋的宝罐,也被人挖走了。整个院子面目全非。因为损失太大,逼得我母亲在一次群众会议上不得不诉说:"一个食堂把我家办散了,损失太多了,难道我家是地主富农吗?难道我家的人是来路不明的难民吗?"。一顿诉说让当时的干部显得很尴尬,最后以什么"一平二调三收款"和"大炼钢铁"等借口搪塞解释,并且一改以往的蛮横,用很好的态度安慰了我母亲,这件事就此作罢了。对于这件事,母亲反过来又劝说我们:"亏是人吃的,吃亏也是福啊!"

六、困难时期的分家

1959年底,随着食堂的解散,当时叫食堂停伙了。原前的政策私人家烟洞里不准冒烟,不准起伙,现在人们的生活靠自家安排。人们又面临着三年困难时期的头一年(1959年-1962年)生活越来越困难,这种情况下,我们家10多口人的家庭,通过商量分成了三家。大哥和侄儿满开是一家,二哥二嫂和侄儿先锋是一家,母亲、两个弟弟、一个妹妹、永梅和我是一家。分家时大哥一家2口人（原来的韩嫂59年开始因生活被逼下离婚了），二哥家3口人，我们家6口人。当时的分家很简单，光是分家中的房产，房产在我叔父的主持下分给了三家，北面三间堂屋（松木），两边角落四间（杂木），火房两间（杂木），共计九间分给了我们。东面三间阳哇（白杨木）分给了大哥，西面三间阴哇（松木）分给了二哥。回忆当年的分家，回忆当年的家庭生活真是寒酸苦辣，感慨万千。

第八节　我母亲管理下的家庭

一、困难时期的家庭状况

1958年把我们的家办成了村里的食堂，当时一家11口人，拿母亲的话说：一家人过着四分五裂的流浪生活，在别人家住了将近两年。1959年底，食堂散了，而临严重的困难生活，逼得跟两个哥把大家分成了三小家。我们分住在老家里，二哥分住在二院里，大哥（准备）1960年到三联大队成亲落户。分家后老家堂屋里空放着一个大板柜，灶房里光有两个水缸，一个铁锅。铁锅是1959年上半年我从青海买来的，原来的铁锅1958年大炼钢铁的运动中收缴任务了，家里没养任何家禽，所以家中是一贫如洗。我家六口人，母亲、两个弟：大弟13岁，小弟10岁，一个妹4岁，永梅在一中上初三，我在莲花中学上高一。一家6口人的生活怎么安排，怎么维持？按理说两个哥一分家，家中的担子就该我挑，但是遇上了困难中的上学读书的情况。到底怎么办，最后还是靠我母亲安排决定了。母亲的安排决定是永梅两个弟讨要维持家中生活，我再困难把读高中的机会不要失去。

(一)逃荒要饭

生活的逼迫，上初三的永梅停学了，母亲因经常惆怅身体不佳。为了活下去，我们家开始走上讨要生活的道路。第一次，永梅带着两个弟弟(大弟迎安 14 岁,小弟迎智 11 岁)去陈井地区讨要。第二次永梅只带小弟到关山地区讨要。第三次永梅带着她母亲(我的岳母)和她姐姐(出嫁到中庄村)去西固地区马家山讨要。她们在西固地区讨要了近两个月。可不幸的是,我的岳母因体弱多病,再加上挨饿受冻,在讨要途中病逝了,年仅 49 岁。后来永梅对我们说,当地群众很关心她们,把岳母用树梢捆着葬在荒地里。后来,我两个弟弟去临夏漫路公社(西乡)讨要。在那里,他们遇上了一位看磨坊的老人。善良的老人把他们留住在磨坊,一边要点面,一边出去要饭。一个多月,他们凑了 60 多斤面和一些干馍,带回家维持生活。

(二)母亲的叮嘱

当时人们讨要生活,多般都到山区,因为哪里有洋芋,口粮也比川区好一些。在讨要中偷盗现象不断出现,主要怕的是大人,他们一边要,一边偷,这在当时来说成了社会风气。所以我母亲怕这种情景,就再三叮嘱,万不可学人家一边要,一边做贼,更不能通过伤害别人来养活自己。老老实实地去讨要,人家会同情你,有饭就给你,天黑了会让你住。我家的讨要生活,除了永梅的母亲病故在外,其他各方面都比较顺利,没有太大的委曲。两个弟和永梅在整个讨要中也是好好的空怀出去,又好好的满怀归来。

(三)母亲的悲伤,家庭的凄惨

1960 年,我家又遇上了一件悲哀的事。我 6 岁的小妹因饥饿生病夭折了。一下子,全家人陷入痛苦之中。母亲伤心欲绝,哭得死去活来,我们弟兄们也不停地哭泣。不间断的,亲戚们来看望和安慰,我母亲向亲戚们苦诉:"我一辈子生了五男五女,十个里活下了他们三兄弟,真是黄沙里澄了金子,老天爷对我太不公道了,……"母亲确实太苦了。记得一个星期六,我回到家里,看见母亲孤独地一个人坐在堂屋坑上。我问母亲其他人去哪儿了?她说永梅去看她大(父亲)去了,你两个兄弟要饭去了。这时,我把从学校买来的两个馒头和一缸子吵面片(用粮票在饭馆买的)给母亲吃,她看了不吃反而哭起来,我也不由得哭泣。我一边哭一边走到院里,绝望得超天大喊了一声:"上天啊!这样活到哪一天哩!"原来我们火焰焰的家庭变成了这样冷落不堪的境地,尤其生了我们几个后人的母亲,过着这样凄惨的悲痛生活,两个弟和我妻都在讨要生活,我哪有心思上学读书呢,不一会儿,永梅从娘家回来。一看到她,惊了我一下,永梅面色黄绿、眼眶深陷、颧骨突起、皮包骨头,几乎失去了原来的模样,其形其状,使人难以想象。当晚,我受不了家人的悲残景象,刺激加发烧,一整夜没合眼。熬到天亮,就难过得泪水如雨回到了学校。在学校,同学们听了我家的悲残生活,深表同情,还给我捐助了些粮票。

二、家境好转

1962年高中毕业后,我参加了高考,名落孙山。当时我就一心打算做庄稼养家糊口。1963年农历七月初七,我的大女儿永华降生了,从此我成了孩子的父亲。1965年时,永梅和两个弟弟都成了家中的强壮劳力,劳动时都争头等工分。后来,大弟开始外出搞副业挣钱了,小弟先在生产队里当饲养员,当会计,最后当了大队书记。1966年农历二月初二,我的大儿子永斌降生了。当年10月,我结束了天水师专的学习。回到家后,被分配到陈井农中教学。

三、两个弟弟完婚

根据当时的社会习惯和政策,男女结婚年龄:男20岁,女18岁,我两个弟弟都在20岁结了婚。1966年我刚参加农中工作时,大弟近20岁,到了结婚年龄。我正在陈井托人说亲,家务的玉崑叔来我家,他说他妻的娘家积石山安家官村有个姓杨的姑娘(17岁),家人托人有意把姑娘嫁到芝家湾。最后玉崑叔和我家人商量决定,准备让大弟和姓杨的姑娘成亲,用我母亲的话说:"飞来的麻雀不能放飞"。随后玉崑叔做媒与姓杨的姑娘订了婚,并于 1968 年春完婚。与此同时,1967 年秋,生英哥的岳父赵氏在下塬村给我小弟介绍了一个赵家姑娘,名叫赵英儿。这姑娘和家人我也比较熟悉,她是我下塬肖赵家小学的学生。这门亲事,我母亲和小弟也很满意,并很快订了婚,于 1969 年夏完婚。这样,我的两个兄弟一年一个先后完婚,这在当时家庭非常困难,引起了村上人们的评说和关注。可是好景不长,1970 年大弟的媳妇开始折腾离婚,并且跑了(其实是遇了个骗婚骗钱人家)。媳妇跑后,我和原介绍人去杨家退彩礼,结果我看杨家非常贫穷,家人更是无赖,我决定放弃通过法院退彩礼的念头,权当玩赌博输了一场。这一决定也得到了母亲的赞成:"只要我的娃们脚勤手快就成了"。

1972 年,家族的芝生成老弟又给我大弟介绍了一个对象,是原来河堡的黄氏姑娘,名叫黄菊英,一说就成,于 1973 年完婚。此时大弟已是 26 岁,而小弟结婚时 20 岁。当年农村结婚有两个困难,一是缺钱,二是布票紧张。两个兄弟结婚的钱,我是从两个朋友哪儿借的,两个朋友是我四局当工人时的交往,易国静师傅借给了 400 元,董世荣师傅借给了 200 元,此借款均在第三年还清了。布票紧张,我没有从私人那里借,而是托关系找商店的同志直接买了布(每匹布的剩余部分可以不要布票)。从这些经历中,我更加深信俗言所说的:"积下钱财是害人的鬼,交下朋友是护身的佛"。(感谢易、董两位师傅在困难时候的帮助和支持)

四、人丁兴旺

1968 年,我大弟结婚了,同年农历八月二十一日,我的二儿子永武降生了,这一年"双喜临门"。1969 年,我小弟也结婚了。1970 年农历八月二十六日,我小弟的大女儿贵女降生了。1971 年农历十月初七,我的三儿子永豪降生了。1972 年 11 月 21 日,我小弟的长子学哲降生了。1974 年农历四月二十六日我的小女永兰降生,同年农历十一月初六,我小弟的二儿子学理也降生了。这时,我们全家人口发展到15人,母亲,我们7人,大弟们两人,小弟们5人。这种情况,最高兴的当然是我母亲了,因为是儿孙满堂,不过,她有一个忧愁,就是我大弟早日成为孩子的父亲。(1976年农历正月二十五日我大弟的大女儿换青出生了;1979年农历七月初五大弟的长子永旭出生了;1987年农历八月初五大弟的老二海平出生了)。此时,夙愿已偿,老母欢心。不过,她老人家一至未看到大弟孩子们的出生,便过世了。

五、痛失母亲

1974年8月(农历七月十四日)的一天,天降厄运,我伟大的母亲因病去世,享年61岁。母亲的离世,对我们全家来说是晴天霹雳,一下子全家人失去了主心骨,失去了靠山。母亲的离世,是我们儿女们巨大的精神损失。往后这个家只能靠我们三兄弟精诚团结、互相尊重、互相帮助了。

六、三弟兄分家

1977年8月,是我母亲去世的三周年,这一年,我们儿女们守制(守孝)三年已满,为了除服换孝,我们搞了比较隆重的传统祭

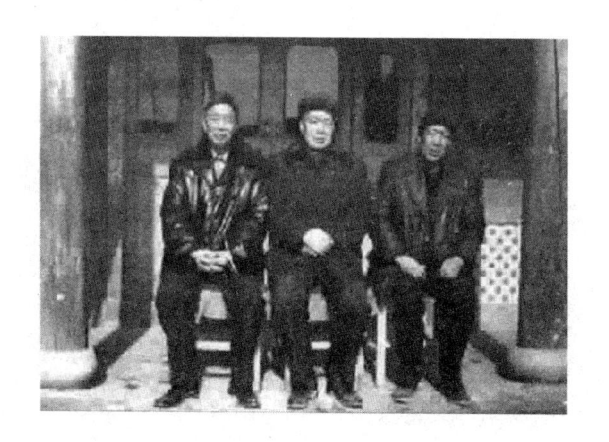

2003年三兄弟在老家合影(左生统、右生菩)

奠活动,奉请高僧念经超度。到本年十月份,我们弟兄三人和和气气地商量分了家,没请别人。我们15口人的大家庭分成了三个小家,我家7人,大弟家3人,小弟家5人,共计15人。我仍住在老家,两个弟弟在外另打庄窠。

第九节　变革中的家庭

　　我现在的家庭是经历了三次分家而演变来的。第一次是1952年父亲与叔父分家;第二次是1959年我们与两个哥哥分家;第三次是1977年我与两个弟弟分家。第三次分家之后我家的家庭成员有永梅、我、三个儿子两个女儿。我们这个家是典型的"半工半农"的家庭,我在学校工作,永梅在家务农。相比之下,永梅承担的家庭担子比我要重,一方面我的微薄工资常常入不敷出,另一方面家里劳力少而吃饭的人多,永梅不仅要操持家务、干农活,还要抚养和教育5个儿女。大女儿上初中,三个儿子上小学,小女儿在

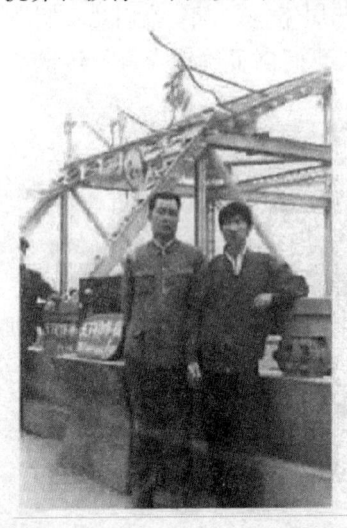

与老三儿子永豪在甘肃农大合影　　　　　1990年欢送老二参军

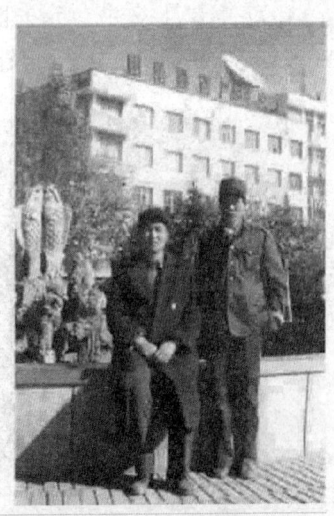

家。为此,我家当了五年的超支户(1977—1981)。所谓超支户,就是生产队年终按人口分配口粮时,我家按6口人分(我除外),但劳力少工分少,所以口粮款就远远超过了应得工分,超支的粮款多了就成了超支户。记得一次,我家分粮3000多斤,核算下来,超支款800多元。我当时的月工资才40.88元,全年400多元,只能支付超支款的一半,其余全部由我的两个弟弟帮助无偿填付。两个弟弟的这番帮扶的情义,我的儿女们要永远心存感激。

一、土地包产到户

1981年国家政策要求农村实行土地承包责任制,土地分产到户。我家6口人分到9亩多地。当时生产队又分成了生产小组,我们家务10多户是一个小组(一个家族的人)。我家的9亩多地,永梅跟小组联合耕种。每当浇水、播种时,永梅顾不上,常靠两个弟弟帮忙。只有收割庄稼时,儿女们都放暑假,一起帮助永梅收割。女儿们主要干一些家务活,地里活主要靠永梅和老大,有时老大也叫上一些同学来帮忙。后来随着年龄的增长,老二、老三也逐渐成为干农活的劳力,永梅的担子也减轻了很多。

二、老家的十次修建

我住的祖屋老家,是我爷爷那时修建的,至今居住了四辈人(爷、父、我、儿女),大概有一百多年了,家院的维修和重建在我身上经历了十次有余。下面以时间列述:第一次,1952年,跟叔父分家拆去了阳哇三间房屋,随后在父亲主持下,又盖了三面新房。第二次和第三次,1958年,我家当食堂后因破坏严重,连修了两次,先修二院一次,后修里院一次,我与两个弟弟一起建修的。第四次,1964年,我二哥拆了阴哇四间,随后又盖了四间新房,这是我们弟兄三人同建的。第五次,1975年,二院里建修了两间草房,一间羊圈,同年,在二院里挖了一口用水泥做的水井,还用砖建了一个放洋芋和水果的窖。第六次,1978年,整个老庄窠生产队毁旧墙、拆老房屋当了粪土,然后由生产队负责建修了家院,家里的人只操心看守东西。第七次,是在1979年,两个弟分家拆了两间角落房,随后又盖了两间新房。第八次,1985年,第二道大门用土块固成了洞门,随后又改成了木头做的大门。第九次,1990年拆了旧堂屋,盖了新堂屋,旧堂屋的木料盖成了东厢房。第十次,2008年,整个庄窠土墙换成了砖墙(东墙一面未换),第二年把整个土房换成了瓦房,从盖新堂屋和换土墙为砖墙、换土房为瓦房,总造价9万多元(包括工资钱),前面几次建修未记钱数。

记述这方面的实事,就是显示建修家院的艰辛和困难,在家院的修建上老伴付出的辛劳比较多,她常埋怨地说:"修老家者苦死了一场,吃了苦,能肯建一个新家,不修老家"。望后辈们要珍惜这样的艰辛,还要继承好、维修好、保护好先辈们传留下来的美好家院。

三、全家成了城市户口

1983年,县上给了我"农转非"的指标,从而我家人口全成了城市户口,这就改变了我家半工半农的状况。

当时国家给城市户口的优惠政策:口粮按户口本供应,每月每人供应28斤面粉,搭配20%的杂粮(玉米面),还给居民每人每月10多元的口粮补助。另外城市户口的孩子成年后,优先参加县上组织的招工招干的考试而选拔安排工作。我的老大永斌就是这样:86年高中毕业后,参加了县上组织的招工考试,被录取后安排参加了工作。以上的优惠随着国家改革开放的政策,既社会主义也要搞市场经济的情况下逐渐被取消了。以后城市居民的生活口粮一切费用全靠市场经济调节安排了。自从1996年后,国家所发的布票粮票早成了收藏的纪念品,所吃的供应粮逐渐变成了商品粮,所住的福利房也变成了商品房。有了改革开放的一系列惠民政策,使农村和城市的生活水平的差别逐年缩小,并达到基本平衡。

四、儿女们都找到了适合自己的职业

1986年子女五人在家中合影　　　　1986年永斌、永武、永豪弟兄三人在家合影

从1987年开始,我的儿女们通过读书求学、进修、参军而陆续找到了适合自己的职业。

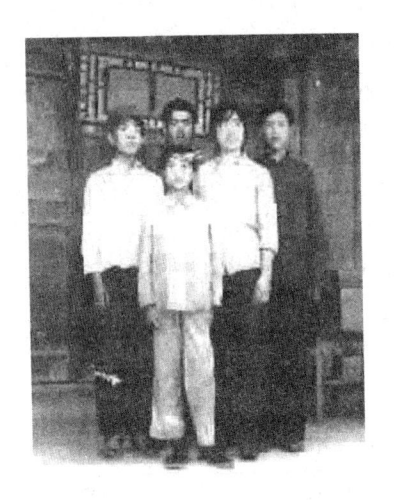

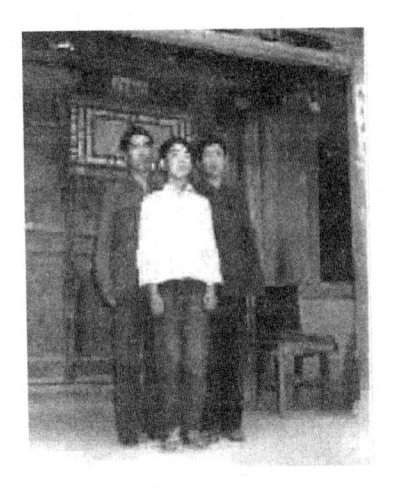

1983年大女儿永华从县一中转到青海化隆一中上高三。

1984年从化隆一中毕业考入了成都气象学院。1988年从成都气象学院毕业,先分配到临夏州气象局工作,后调到兰州市气象局工作。

1983年老大永斌从五中初中毕业,考入了县二中上高中。(当时的社会环境打、砸、抢成风,社会治安极不安定,一切不良风气波及学校的三风——校风、学风、教风。相比之下当时农村学校比城市学校的风气好一些,故我老大的上高中就到农村的二中去了)。1986年永斌从二中毕业,1987年以城市户口的条件,参加了县组织的招工考试,结果被录取而分配到县水泥厂工作,后调到电力公司工作。1987年老二永武从五中初中毕业考入县一中上高中,1989年从高二转入九中,1990年九中毕业,当年参了军,1993年复员后,分配到西河乡工作,后调到县土管局工作。

1988年老三永豪从五中初中毕业考入临夏中学上高中（临中是州上的重点中学，时年我大女儿在州气象局工作，永豪吃住就在哪里）。1991年永豪从临中毕业，考入了甘肃农大。1994年农大毕业，分配到兰州市外贸局工作，后调到我县畜牧局工作。2012年又调到县小岭乡工作，任武装部长职务。

1990年小女儿永兰，从五中的初二转到县四中上初三，1991年从四中毕业考入了临夏师范学校。1994年从临夏师范毕业后，分配到陈井乡的刘家湾小学任教，后带职到甘肃师大进修，1997年毕业后分配到县一中任教，2001年调入刘家峡中学任教。

儿女们，通过读书求学，十年寒床，九载熬磨终于找到了适合自己的职业，多么的不容易啊！要珍惜它、热爱它，还要尽职、尽责、出色的去完成自己所从事的工作和任务。

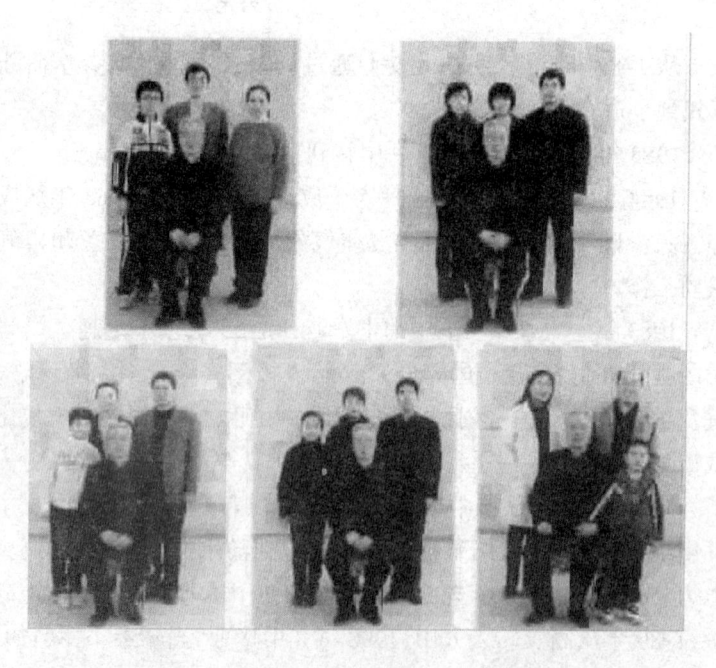

2010年分别与五位子女及家人的合影

五、子女们小家庭的变化与发展

1990年,我大女儿出嫁,女婿祖永安,在省气象局工作。1996年农历8月25日,生下外孙祖睿。2015年高考后祖睿考入甘肃财经大学。

1992年,永斌与孔令梅结婚,孔令梅在电力公司上班。1993年农历腊月十四,生下孙女洁若,又叫芝昕,2012年考入南京农业大学。2011年农历六月初九生下孙子鑫鹏,现上幼儿园。

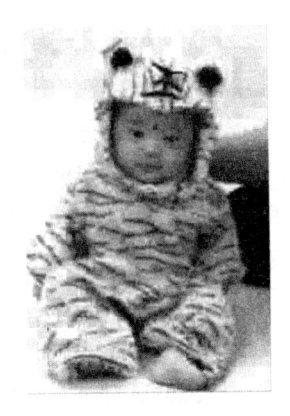

可爱的孙子鑫鹏

1998年,永豪与瞿小兰结婚,瞿小兰在县工商局上班。1999年农历十月二十九,生下孙女延颖,现在上高二。

1999年,永武与罗桃花结婚,罗桃花在兰州高速公路上班。2000年农历正月二十六生下孙女彦林,现在上高一。

2003年小女永兰出嫁,女婿张自虎在县市政局上班。2004年6月7日(农历四月二十日)生下外孙张志翔,现在上小学六年级。

六、新立的家教家训

家庭是社会的细胞,也是国家的组成部分。家庭是孩子们成长的摇篮,父母是孩子的启蒙老师,也是第一责任人。孩子是祖国的未来,家庭的希望,要使孩子们成才,做一个有用的人,必靠后天的精心培养和教育。

我们中国人常讲"忠孝传家"。我们的德行表现在哪里?在家庭里,首先要把孝敬长辈作为做人的行为准则:将爱心、孝心、善心、细心、恒

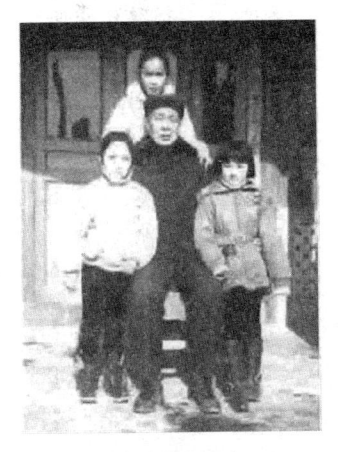

与孙辈在一起
(后洁若、左延颖、右彦林)

心、耐心融入对家庭老人的照料中。一个家庭里父兄是我们的尊长,要尊重。

子女对父母赡养义务的履行:不仅仅体现在物质供养,还体现在精神赡养。而精神赡养的基本前提就是要尊重父母的独立人格,尤其不能因为父母老了丧失独立生活的能力,而任意亵渎,这是情和法都不容的。

父母身边的幸福是一种人性真实的回归,也是对幸福本质的重新认识。幸福是一种感受,它不是来自金钱的多寡,也不是来自做官职位的高低,而是来自情感的满足和情亲的可贵。尊重道德,道是人生应当走的堂堂正正的一条大道。什么是大道? 我们今天讲的"秩序"。社会的秩序、家庭的秩序,宇宙之间,行星绕着太阳的秩序,它不能乱来。自然的秩序,叫天道。人道跟天道要能合一。什么是人道? 儒家讲的"伦常"。伦常是人道跟天道的合一。所谓"伦常"也说成五伦,即:父子、兄弟、夫妇、君臣、朋友。这五伦都有秩序,一点都不乱。圣人的教诲,教我们这些道理。处理好人与一切的关系。

古人云:道德传承十代以上;富贵传承,不过三代。此话何等深刻,感触之深,故撰"芝氏家教家训"传子孙。无论世之变迁,家之贫富,能守者,万世可兴。

今天我家为了永久传承"忠孝"传家的门风,为了构建和谐文明的家庭,达到家和万事兴,即想事得到,谋事得成的目的,现提出新的家教家训:

(一)家教格言:

传家两字,曰:忠与孝;兴家两字,曰:俭与勤;

防家两字,曰:赌与酒;亡家两字,曰:恶与凶;

败家两字,曰:奢与懒;治家两字,曰:德与教;

休存猜忌之心,休听离间之言,

休作生忿之事,休专公共之利。

崇尚先进人物,珍惜美好荣誉。

(二)家训箴言十九条

1. 忠孝传家宝,兴家文和德,安家让和忍;
2. 守家遵法度,克制自由行,不作妄为人;
3. 谋事跟高人,处事远小人,修身戒恼怒;
4. 父母恩,深似海,终身大孝;
5. 手足亲,莫相煎,团结共勉;
6. 慎婚姻,重品德,咸宜配择;
7. 家中丑,不外扬,免遭是非;
8. 虚心学,读好书,净化心灵,智慧人生;
9. 早读书,晚习作,恒可医愚,知改命运;
10. 倾聆听,传友爱,以情做人,不忘根本;
11. 爱岗位,敬职业,奉献为荣,怠慢可卑;
12. 不义财,不贪图,正义之财,用之有度;
13. 言必行,行必果,表里如一,诚信做人;
14. 不妄言,不自诩,谦虚谨慎,礼貌待人;
15. 不偏听,不轻信,访查实情,后下结论;
16. 不虚荣,不伪饰,不尚荣华,堂堂正正;
17. 讲道义,论是非,不讲私情,以理服人;

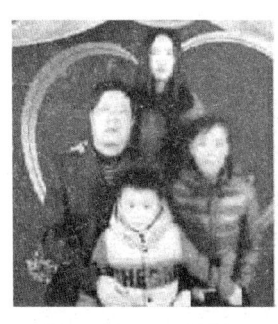

长子永斌一家　　　　二子永武一家　　　　三子永豪一家

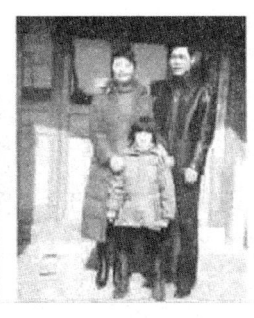

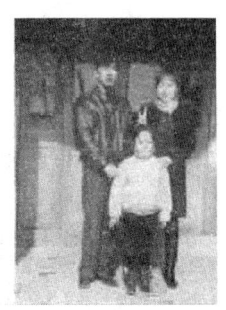

18. 懂感恩,人人爱,积善累德,泽被后裔;

19. 严教子,莫宠溺,注重品德,礼教成风。

一个好的家教家风即是一种感情的凝聚,又是一条家庭兴旺的通道。诚愿子孙后代,在面对道德思想滑坡的历史现实,面临经济、科技腾飞的形势下,万万不可忽视家教门风的可贵,树立以家和万事兴,万事和为贵的道德理念,恪守好家教门风。遵守法律与人为善,继承好、传承好家风家声,并将它世世代代传下去。

七、家庭梦想的实现

我和老伴有了孩子后,就有了梦想:一是希望儿女们长大成人,二是构建一个美好的家园,三是过上幸福快乐的生活,四是"农转非"当城市人。以上四点以前是梦想,现在可说是实现了。我说儿女们长大成人,就是有了工作有了家庭有了孩子。我说构建美好的家园:就是我现在的家产,农村老家房屋18间,城市有楼房五套,还有小汽车两辆(老大、老三买的)。我说的快乐生活,一是丰衣足食者,享受了人间的知足常乐;二是儿孙满堂享受了人间的天伦之乐;三是关爱别人,享受人间的助人为乐。我说的进城,就是常言说的"跳出农门"过上比农村更好的生活。今天,国家三农政策的优惠,使农村和城市基本上消除了差别,农民与居民的生活水平基本上一样。

八、痛失老伴

我家庭境况比较好转要过幸福生活时,我老伴患病了。我老伴因一生养儿育女,治理家院,操劳过度,身体极度衰弱,加之以前的生活营养较差,最后患上了胃上的不治之病。在2004年7月去世了(农历八月初六),享年66岁。

老伴去世前,让我感到欣慰的三点:一是老伴这一生受到了儿女们的孝顺。老伴信仰佛教,平常由老二陪伴敬香,跑遍了县上的寺院庙宇。病重时儿女、儿媳们都给了无微不至的照顾;二是由我老大选择机会敬了孝,2004年5月, 由县老干局组织退休老干部到北京、天津去旅游,我报了名,当时还没想到带上老伴去旅游,这时我老大提意让我带他母亲去,我也同意,一块去旅游;三是旅游回来后,我和老伴由我老三跟随一同到了青海,看望了我们长年挂念的亲戚们,顺便到西宁市、塔尔寺、拉卜楞寺观光和敬香叩头,回来后一个月她就去世了。

九、对家庭的责任担当

人活在世上不是孤立的,是社会的人。是社会的人,就要充当一定的社会角色,而不同的角色就有不同的社会责任。作为老师和校长的角色,我承担了应有的责任,做了最大努力;作为亲朋好友,凡有求于我,我都做了尽力而为的帮助;作为晚辈,我也做到了一个孝子应有的付出;作为兄长和长辈,我更是倾其所有,创建美好和谐的家庭。

(一)帮助两个兄弟按期完婚

在母亲的主持下,完成了两个弟弟的婚姻大事。

(二)1974年母亲去世,由我们弟兄三人共同安排了母亲的后事。

(三)抚育儿女

我有两个女儿和三个儿子,大女儿和三个儿子从小都受到奶奶的疼爱与抱养,他们四人都在奶奶的疼爱和期盼中度过了比较快乐的童年。我的小女儿没有这个福气,她生的那年,奶奶便去世了。另外,我儿女们的少年时代,都在跟我的两个弟弟同家居住时度过的,所以他们的少年的成长,除了母亲的抚育教养外,还受了两个叔叔、两个婶母的关爱。我从1963年外出求学,1966年参加教学工作,多数时间在外,很少在家,对儿女们的家庭教育上有了一些欠缺。儿女们的初中读书,除大女儿外,都在我五中工作时,从五中毕业的。我的五个儿女,从1972年大女儿上小学开始,到1994年,在这将近20年的时间里,儿女们通过上高中、上大学、参军等形式过程,陆续的参加了工作。

我和儿女们的关系,因为我的职业形成了两种关系:一是父子关系,二是师生关系。我既是父亲,又是老师。儿女们也很懂事和争气,凭着努力找到了自己的工作,当然也少不了我亲朋好友们的帮助。另外我的几个侄儿侄女还有侄孙,也和我儿女们同样,跟我到五中或九中读书,在上学找工作上,我也同样凭借我的能力给了最大的帮助。我对儿女们的婚姻问题,是很民主的,完全由儿女们自己做主,自由恋爱,我只是大力支持。现在儿女们家庭都和睦幸福。

(四)家院的修建

前面有叙,我的家院已修建十余次。除了父母和兄弟们的出力之外,我也尽了最大努力。我把原来的旧堂屋改建成新堂屋,我和儿女们住的五套楼房,我也倾其所有,力争创建更加宽敞舒适的大家院,为儿女们的幸福尽我的最大努力。我大弟修建家院,我和儿女们也给了一定的帮助,来引证兄友弟恭的家教家训。

(五)2004年老伴去世时,在我主导下和儿女们一起安排了老伴的葬礼。

(六)传承和修定家风

我们的先祖早就有忠孝传家的门风。在此基础上我作为家族的本辈中第一个教书的人,有义务、有责任在身体力行的情况下,对原来的家训作以补充修订,以便使我家优良家风世代流传。希望新修的家规家风能助你们家庭幸福,万事可兴。

总之,作为社会的人,作为家庭成员,作为亲朋好友,我问心无愧,承担了我应有责任,没能做到的望亲人、族人、朋友们原谅。

至于我一生的感恩回报,付出关爱,真如理解我的人们说,是隐形的,不加显露,是深沉的,承载着所有晚辈的学习成长和愿景。唯其如此,我也不在乎,但愿家庭永远和谐文明,兴旺发达,但愿子孙后代成才、成长、成功。

十、深深的思念

永梅,你勤快、善良、朴实。1958年当我与你结婚时,我在莲花中学上初二,你在一中上初一,当时人们开玩笑地说,两个中学生结婚了,以后还上大学呢,说的我俩不好意思,但也感到欣慰。当我俩成为夫妻时,我都没有言语的承诺给你幸福。可你无怨无悔与我相携共行,爱伴人生。不幸的是遭遇了三年的生活困难时期,你因挨饿失了学,在家操劳家事,并带两个弟弟几次外出讨要生活。我算坚持高中毕业了。

1962年,我和你在肖赵家岳父家住了三年,当年开荒种地时你的干劲比我的大。第二年,播种的洋芋丰收了。

1965年,我俩又回老家跟母亲和两个弟弟同住。当时你以大嫂的身份担当家务事情的责任,家务事你干的比较多,缸里的水、冬天的添炕、饭后的洗锅多半是你做的;你还带头传承了我们的家风,敬奉公婆,团结妯娌、任劳任怨、吃苦在前,享受在后。还能礼貌待人,家里来的人,你总是以客相待,和颜悦色,没见过你冷漠的神态。当你在生产队劳动时,女人中,你每次争的头等工分,队长们夸你劳动的踏实,不偷懒不磨"洋工"。

每当生儿育女坐月子时,喝的只是小米汤,吃的是粗细面混合的馍,谈不上什么调养,一个月的月子里,没吃过一个鸡蛋,更谈不上什么肉类了。坐月本应40多天,但你半个月就下炕,忙家里的一切,做饭、扫地。当时家里的其他人出外,在生产队里不搞大干,平整土地,就是在地里劳动生产。由于你过度的劳累,再加你坐月中,营养不足,使你的身体落下了一身的病症。人身体虚弱,就肯患疾病。当时还以为神摸鬼害呢,这方面,我对你有亏欠,这亏欠成为我对你久怀不忘的思念,也成了我心中深深的遗憾!

你的高尚还显在当你在生产队的场上劳动时,不让自己的孩子们在集体的场上乱拿东西。你还说一句顺口的俗语:"便宜是害,萝卜是菜,尕娃们不管不教要变坏"。当生活困难时,你先让孩子们吃稠的,你吃稀的甚至喝汤。你疼爱儿女,在儿女身上费尽了心血,是儿女的良母,也是我的贤惠的内助。

当你为人母我为人父的时候,家庭格局已形成"半工半农",我在学校搞工作,顾大家;你在乡下务农顾小家,还要承担繁重的家务和孩子们的教养,但你总是带着灿烂的微笑,对我说"你我风雨同舟,可能是命里注定的,就让你我同握一把船桨漂泊今生吧"。

1977年,跟两个弟弟分家后,你还忧愁地说了三点看法:一是多会把孩子们拉大成人,二是多会把这个旧家修好些,三是多会过上心闲的快乐生活。我说这三点就是我们今后家庭的理想追求啊!

你还有一个特点,就是有一颗信仰佛祖的虔诚之心。每年的初一、十五你就进庙焚香叩头,祈愿在未来的生活中佛祖们给予保佑。

你的佛心也感化了我,这点上我也愿同跟你在一起,在求真求善求美的征途中追求了我俩人生价值的升华。这个升华我俩就理解成家庭理想的一种信念吧!

我俩的人生也有不足的方面:就是在怎样做人的人生智慧上,在处理事情的安排上,在教子成长的方法上,缺乏以心交流,以情沟通。你在操劳家务忙里忙外,不得休闲的岁月里,有喜你只是一个微笑,有愁只是一声叹息,我有一个守旧的思想,一进家门就是板起一个严肃的面孔,很少跟你谈话,但我理解我俩同呼吸共命运的情怀。可是你温婉的爱心和耐心淡化了生活的艰辛,也安慰了我对家庭的忧愁。

几度风雨,几度春秋,终于盼到了"农转非"的城市家庭,终于实现了我俩的人生追求,我俩的五个孩子一天天长大成人,现在都有

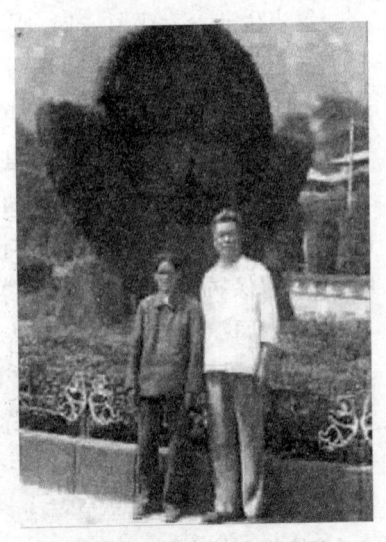

1997年与老伴在兰州合影

了工作都有了孩子,我俩的家院除农村的外还有了几座楼房,我俩的生活,丰衣足食,享受着知足常乐,儿孙满堂,享受着人间的天伦之乐,儿女们关爱,享受着人间的孝敬之乐,你说有爱就生活在幸福里。是的,有爱就生活在幸福里。你用一生的深情实践着、憧憬着属于你我的那份情缘。只要有爱,就会感觉生活在共同的幸福里。但愿我今生拥有你,你今世陪伴我喜怒哀乐共有一把爱的连心锁。岁月悠悠,情义悠悠,但愿爱长久。然而生老病死的天定规律,早把我和你分离,你已离世10年了,农历八月初六是你的忌日,我牢记这个忌日,是对你的怀念缅怀啊!

这个忌日,并在这个忌日,我对你撰写三条悼词敬献,以作永久的缅怀。

一是,贤妻啊,你我经历了坎坷的人生道路,饱受了人间的酸、甜、苦、辣,你生育了三男二女,给了儿女们做人的权利,你养育儿女,既付出了苦心,又献出了爱心,把儿女拉大成人,又把单拉成双,真是天大地大不如你这位母亲的恩情大!

二是,深刻的回忆,俄国诗人普希金说过,令人悲哀的事一旦过去就会成为一种亲切回忆。诚然真是如此,回忆你的音容笑貌,回忆你的举止言谈,回忆你的宽厚待人,回忆你的明礼诚信,回忆你的虔诚友善,回忆你的遗言遗行,回忆你对儿女们谆谆教诲,你就像一座丰碑,永远耸立在儿女们的心中。

三是多么的遗憾,你以佛心播撒的种子已扎根发芽,开花结果,你养育的三男二女已成家立业,家庭幸福,你为拉家带口,养儿育女,付出的太多太多,儿女们感恩回报的太少太少,子欲养而亲不在,这是多么悲怆,多么遗憾事啊!愿你含笑于九泉。

伏维

尚飨

十一、感激我的两个弟弟

我有两个弟弟,大弟叫芝生菩,小弟叫芝生统。在我们三兄弟少年时代，我们失去了父亲的教养，身受了人生的磨难。就说我的两个弟年仅十多岁，为了母亲，为了我们这个家，也为了我当时的上学读书，在三年自然灾害的困难时期，他俩放弃自己的上学机会，一心扑在母亲的怀抱，维持了我们家庭的生存。

我感激两个弟弟，主要有以下几个原因：一是为了我们这个家，两个弟协助母亲，多年来勤勤恳恳，吃苦受累，承担了家庭的责任；二是两个弟一面孝顺母亲，一面维系着我们家庭的团结，还促进了忠孝传家的门风，我们弟兄三人相处多年的家庭生活中没发生过什么为了利益的口舌争论；三是我的两个弟弟虽然识字不多，但在道德的修养，行动的实践上能做到大事讲原则，小事讲风格的道理，这真是人格完美的具体表现。这个完美就是两个弟弟以不同的特长和责任（大弟会瓦工，小弟当大队书记）既顾了自己的小家，又为庄村的大家做出了一定的奉献和帮助，这也博得庄村上群众的好评；四是为我们家庭儿女的成长关爱上，不分彼此，一视同仁，这也博得家庭儿女们的认可；五是助我上学，替我敬孝，还关照我的老伴和儿女。六是70年底，我家当超支户，两个弟不分彼此，无偿填付我家的超支款。七是还有我两次住院，也是两

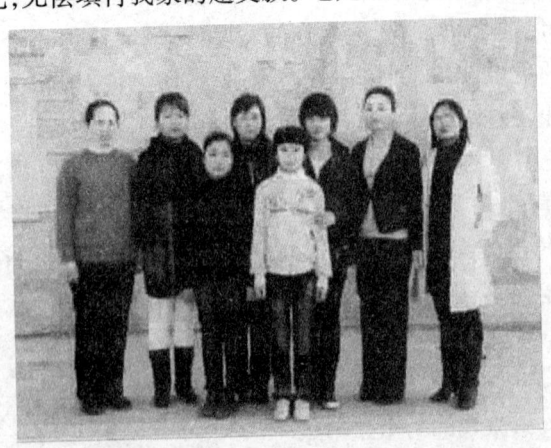

2010年3月在家中（两个女儿、三个儿媳、三个孙女合影

个弟弟的照管。

我读书成了国家的干部,忠孝不能双全的情况下,对母亲的孝敬和赡养全靠了我的两个弟弟,我的职业是教师,又是学校的负责人,除教育教学外,还要担当管理学校的责任,客观上若要出色地完成学校的责任担当,就只能是顾大家,舍小家。我的小家当时处于人多劳力少,劳力者只有身体虚弱的老伴一人,再靠谁呢?就是靠了我的两个弟弟的关照。同时这里我对我的两个弟媳黄菊英、赵英儿也表示由衷的敬意,感谢她俩对自己丈夫的服从和理解,以及奉献后无怨无悔的高尚品德。

我也知道,读书工作能改变一个家庭的命运,但也有它一定的特殊性,如我的家庭情况。如果没有兄弟们的相助和配合那么这一思想理念是难以实现的。

有了这样的思考,那么我的感激之情是来自我人生实践的过程,也是来自我们一母所生,手足之亲的可贵。感激是一种情商,一种品格,内化于心,外化于行,今天我是老哥并享受着国家的优厚待遇,还有什么理由不付出一定的代价来关爱我的两个弟弟呢?遗憾的是我小弟走的过早。但愿我们兄弟间的亲情永远长存,也祈愿我们的儿孙们来继承、来传承这样的亲情。

第十节　对亲人的缅怀

一、缅怀我的父母亲

在我们跟叔父一家同居的大家庭里,父亲和叔父共同主持着家庭,家中生活方面的事由我母亲主管。当时我们家有四个嫂子,在母亲管理下都能维持家庭传统的门风,都能孝敬公婆,妯娌和气,使家庭过的和谐团结。1952年,我们的同舟之家分成了两个小家。我父母就管理着我们小家庭,两个哥哥多在外少在家。

我父母都是勤劳善良的农民,分家后的土地耕种主要有父亲承担。我父亲叫芝玉清,1904年出生,一生平易近人,广结善缘。1953年的荒年,父亲领我两次出外,拼凑生活,度过了荒年。我父亲可算是农村的一个文化能人,能写契约和书信,能调解家庭的是非矛盾。我父亲也是好客、善结人缘,能帮助有困难的人。外来的货郎,买卖人,多数都住在我们家里。我父外面有结拜弟兄五人:兰州西固一个,闫氏;西乡(积石山县)安集乡一个,王氏;本地胥塬村一个,胥氏;还有两个,一个在罗家堡(水库淹没)一个在三条岘乡的红岘子,这两个人的姓氏不详。我父亲对儿孙们非常的疼爱,弟兄五人中,我感觉受父亲的疼爱多一些,可能我年龄小的原因,我记得十三岁时我父还背着我走路。满开是我父的长孙子,父亲疼爱至极,我和父亲共同把他抱大的。

我父亲在庄上是一个德高望重的人,父亲为养育我们儿女,为拉家带口付出的太多太多。

1956年,我父因病去世(1904年—1956年)年仅52周岁。

我母亲名叫罗玉莲,罗川人。我父亲大我母亲9岁,父亲去世时母亲43岁。父亲去世后家中的事主要是由我母亲主管,两个哥常出门在外,搞点副业。

我母亲先管理我们未分家时的大家,后又治理我们的小家。不管大家、小家都治理的井井有条。特别是在三年的困难时期,母亲受尽了煎熬,她在拉扯儿女,拉扯侄儿侄女,治理家院等方面付出了全部的心血。这一切都应该铭记在儿女、侄儿侄女们的心上。

我母亲是一个有主见、有口才(会唱财宝神的人)的人。她在治家中非常公正,主持公道,是个贤惠刚毅的人,很受家人和庄上邻居们的称赞和尊重。

我母亲也是一个勤劳、节俭会过日子的人,她反对生活中的浪费,提倡勤俭节约,经常告诫我们要把富日子当穷日子过。

我母亲又是一个热情好客的人,她凡是家里的来人都客气相待,绝不小看任何人,她还说:"看客者不穷,做贼者不富"。

我母亲又是一个通情达理、明礼诚信的人。

我在母亲身边从没听过私下谈论别人的功过是非。听到的都是怎样做人的道理。记得有这样三条：一是我和生郁弟在白塔上完校时，母亲嘱咐："你们俩好好学习，你们的先人（指父亲和叔父）前后川活下的人好（有威望），学不好给先人脸上抹黑。"二是在"文化大革命"中，她谆谆告诫我们："会参加可以，人不要斗"。三是母亲经常教育儿孙们要"团结互助，要传承家族的门风"。

前川、后川的亲戚人家，我跟随母亲去的最多。这当中，在一路上和亲戚家，我聆听了母亲和亲戚们的好多教诲，也感受了亲情关爱的高贵。我每到一处听到的夸奖是我天性好，对人有礼貌。一次母亲领我到大舅家，母亲一面哭说父亲去世后的苦衷，一面聆听大舅对她的安慰，同时大舅给我嘱咐了好多话，还肯定我长大后一定是个大孝子。这一说对母亲又是一个安慰。回想这些生活中的小事，感受小时候所受的夸奖表扬，深感这对我以后人生，以及做人处事上起到了鼓励和鞭策作用。

我母亲在生儿育女上深受了一定的痛苦，她生了五男五女，十个中活下成人的只有我们三个弟兄。真如母亲经常痛苦不堪的苦诉说"我一生中生了十个中活了三个，这是黄沙里澄金，老天爷对我是太不公平。"

还有一个特殊的恩情，不是我母亲关心支持我，作坚强后盾，我的读书上学，那只是一句空话。

今天我怀着诚心来缅怀我父母的养育之恩，真是情深似海，恩重如山，难以用语言表达完的。

我父母一生勤勤恳恳、任劳任怨，含辛茹苦，尽一切力量把我们儿女一个个抚养成人。为了家庭，为了儿孙，我父母付出了一生，付出了一切。但作为儿女们感恩父母，回报孝敬父母的很少很少，子欲养而亲不待，这是多么的悲怆和遗憾啊！今天每想父母的嘉言懿行、音容笑貌，谆谆教诲，不由得酸泪滚滚，悲痛万分。我父我母,就像一座丰碑永远耸立在儿女们的心中。

我母亲于1974年去世(1913年—1974年)享年61岁。

另外,我母亲的贤淑,还体现在以下两个方面:

(一)总结我母亲所传的家风有:

(1)要尊敬长上,关爱儿女;

(2)儿女孝顺父母,儿女孝敬公婆;

(3)兄友弟恭,妯娌和睦;

(4)平等信任,相互尊重;

(5)勤俭持家,热情好客。

(二)做人方面的有:

(1)不能忘本,忆苦思甜;不知苦中苦,难得甜上甜。

(2)要勤俭节约,一粥一粒当思来之不易。

(3)国有国法,家有家规。

(4)孝顺父母不怕天,交上粮草不怕官。

(5)看客者不穷,做贼者不富。

(6)个人主意一帖药,别人的乱说是风交雪。

(7)家丑不可外扬,家事随不外传。

(8)不贪不义之财,君子爱财取之有道。

(9)便宜是害,吃亏是福。

(10)吃不穷,穿不穷,计划不周年年穷。

(11)养儿不教父之过,养女不教娘的错。

(12)学会思考,多反省自己,少责怪别人。

(13)儿不嫌娘丑,狗不嫌家穷。

(14)做人要有感情,做事要有真心。

(15)人不学要落后,刀不磨要生锈。

(16)三人一条心,黄土变成金。

愿我父母含笑于九泉!

二、缅怀我的叔父

我叔叫芝玉明,1906年出生的。去世于1974年(农历三月十八日),享年68岁,我的少年生活是跟叔父一家共同度过的。1952年分家时我年龄14岁(我们大家人口上了21人)。我记得叔父对家庭的生活是严谨的。他多不说话,但我们家里人都对叔父有着敬畏之心,既尊重又害怕。怕的是严厉的批评,但实际上叔父对家里人,尤其对小孩们从来没有过严励的批评和粗暴的打骂,他总是和颜悦色的对待每个家人。家人之所以敬畏,是他道德的高尚和严谨的生活作风以及他以身作则所产生的家庭威望。当时我们的同舟之家的和气除了父亲和叔父的相互团结之外,也靠了叔父的家庭威严,当时来说他是我们家庭的精神支柱之一。

我叔从小读过私塾,在农村也算是一个有文化的人。叔父年轻时当过货郎,也当过当时社会的轮流保长,"保长"者也说是一种责任担当,所以对当时的社会和人民来说也是一种服务和奉献。

我叔是一位勤劳善良的农民,记得每年的庄稼播种和收割时他走在前面,带领大家按时播种,按时收割。叔父又是一个勤奋持家的带头人。当时我们家每年的红沙柳收获堆成山,这是家庭经济来源之一。这样多的红沙柳,主要靠叔父的双手,编制成红柳筐和背笼,然后出售。1959年我和生郁弟在莲花上中学遇上了三年的生活紧张时期,我俩拿上叔父所编的红柳筐和背笼换取糖萝卜或洋芋来填补和维持了当时的生活。还有我因生活紧张休学在家,跟两个小弟出门讨要生活时背着叔父所编制的两副红柳筐,一面讨要一面用红柳筐换取粮食或洋芋,这样就算维持了家庭的生活。在哪样的年代,哪样生活困难中,叔父给我们的恩惠,永远忘不了的。

我叔父也是一位关心公益事业的人,庄上村庙的事宜,家族家庙的兴建,他都参与,跟大家一起把事情办好。

我叔又是一位关爱别人的人,助人为乐,在力所能及的情况下有求必应，一帮到底。

叔父又是一位道德高尚、行为端正的人。在他的人生中没听到过跟别人吵嘴打架，他在背后不说不利于团结的话，也不做损人利己的事。所以我叔是一个做事认认真真，做人堂堂正正的农民楷模。

叔父还是一个主持公道，坚持正义的人。一次我家族的公有巷道，被私人占用，这时我叔带头出面说明了事情的缘由，以理服人，最后事情得以妥善的处理。

我们的大家分成小家后，仍得到叔父的关照，尤其我父亲去世后，我们家的大事要事上也得到了叔父的关心过问和帮助支持，此情此意永记在侄儿们的心中。

今天我缅怀我叔，就是缅怀我叔我父以兄友弟恭，诚心为人，忠孝传家的门风传承给了我们每个家庭，更是缅怀我叔我父高尚的道德、完美的人格。他俩的高贵形象就像一座丰碑，永远耸立在我们儿孙们的心中。

愿我叔父含笑于九泉！

三、我们三代人的外家亲戚

外家，俗称"骨头的主"，是很重要的亲戚，是特别受尊重的亲戚，是红白喜事上的座上宾。

我父亲的外家在刘家村，姓刘，我表叔父是真主，他也是我的姑父。据说父亲有三个舅舅，九个表兄弟。

我的外家是罗川村罗氏家，我有两个舅舅、三个姨娘，我娘排行老五。大舅罗满多，1957年去世，年仅50多岁。生有一男两女，表兄罗世平，家名过关，1986年去世，享年69岁。罗世平表兄有四男两女，老大春英、老二尕龙、老三春生、老四录录和两个女儿。现在四男两女都已成家立业，他们个个都是发家致富的能手，各个家庭都幸福。我的二舅名叫罗钻追，是喇嘛，1970年去世，享年62岁。我大姨娘在魏川村，1960年去世，享年60多岁。我还有个尕姨娘生有三男两女,都成家立业,三个表弟,老大魏积年(在家务农)、老二魏左年(水电四局退休工人)、老三魏久年(县医院退休大夫)。二姨娘在姬川村,1954年去世,年仅40多岁,她生有一男两女,表弟叫姬德才(在家务农),他有三男二女都成家立业了。

我儿女们的外家在下塬村的肖家。我的岳父肖怀珠,1988年去世,享年74岁,岳母刘氏,1960年去世,年仅49岁。岳父无儿,1987年我隔山侄儿刘双儿与他妻办好了迁移落户的手续,从三联大队迁到下塬大队,并住在岳父家,还达成了协议,岳父和继岳母要养老送终,岳父的家产由他来继承。我岳父的亲房家务,以芝家湾的肖怀玉岳叔父和肖永宁姻弟为主。还有青海同仁的岳叔父肖怀珊,家名喇嘛,1990年去世,享年73岁,生有六男两女,老大肖永天、老二肖生英、老三肖永虎、老四肖永宝、老五、老六和两个女儿。现在六男二女都已成家立业,各个家庭幸福。

四、对两位舅舅的缅怀

记忆当中,我的两位舅舅非常疼爱我的母亲,也非常疼爱我们外甥。两位舅舅都是襟怀坦荡,勤劳善良的人,是村上德高望重的人。

大舅叫罗满多,他很有头脑。他是罗川村秧歌队唱"财宝神"的带头人。我母亲会唱"财宝神",就是从大舅那儿学来的。大舅在村上是一个有名望的人。罗川村有个大地主名叫罗跟东,论下来,也是我的一个远房外祖父。当时他们村上人们常说:"满多是柱子,跟东是梁"。罗川的大事要事基本上由他俩来出面解决。可见我大舅为人非同一般。大舅生有一男二女,长子:罗世平、长女:尕关、二女:关喜(注:我的两个表姐都嫁到孔氏家庭,大姐尕关,生有三男两女,二姐关喜,生有三男三女)。

1956年,父亲去世后的一天,母亲抱着小妹,领着我去大舅家。母亲向大舅哭说今后日子怎么过?怎么拉儿女?我大舅很直爽地宽慰母亲:"尕妹子,你把心放宽了,之于外甥们的拉扯,遇到有什么困难,还有我们弟兄,更何况大外甥安福天性好,懂事孝顺,一定会好好孝顺你的"。大舅的这番话,给了母亲很大的安慰,也给了我很大的鼓励和鞭策,我也暗自下了决心,这一辈子一定要好好孝顺我母亲。大舅说到做到,自此以后,凡我家遇上困难,他都竭尽全力帮助我们渡过难关。1957年,大舅病故了,年仅50多岁。

我二舅名叫钻追,是个喇嘛。他是一个多才多艺的人。他的经法在喇嘛中功底很深。他当过"太爷"的管家,每年罗家洞善事上,喇嘛"跳禅",他是主角。村上有红白喜事,他是厨师,丧事上做花圈的纸货,他是行家。我二舅非常疼爱我们外甥。"三年困难"时期,他想尽办法尽量补助我们家的生活。他有时买馍给我们,有时向别人要些菜给我们,有时给点钱财。1958年我结婚时,二舅给我买了一套结婚服,这在当时来说价值不小。1970年,我二舅去世了,享年62岁。

两位舅舅去世过早,未来得及报答深恩,至今想来,颇多遗憾。愿我两位舅舅含笑九泉。

五、对岳父母的缅怀

我的岳父叫肖怀珠,岳母刘氏。他们的家在下塬村肖赵家。他们两人都是勤快能干、朴实善良的农民。他俩生有二女,没有男儿。因为没生男儿,他俩忧愁了一辈子。岳父母原来的家境很好,因为继承了祖上的老业。家院内三面房屋都是松木盖的。有30多塌旱土地,生活过得很不错。1947年岳父的兄弟(肖怀珊)当了国民党的逃兵,为了顾兵消灾,几乎卖光了家产。三间松木老堂屋卖给赵家人修了家庙,30多塌土地卖的剩下几亩。这时,岳父开始当货郎挣钱,才维持家庭生活,岳母带着两个女儿在家务农。过了几年,家境又渐渐地好转起来。

岳父母勤俭节约,精打细算,会过生活。1953年开始,岳父又在生产大队当了几年的商店代销员。两个女儿逐渐长大,大女儿嫁到中庄村孔家,二女儿上学,快升初中,也到了出嫁的年龄。岳父母是比较有远见的人,为了老了有人照顾,他们打算把二女儿永梅嫁在邻近村庄。他们早就托媒人(现在我们村的肖怀玉的父亲)在芝家湾了解我家,正好岳父当货郎时也熟悉我家的人,最后我家也同意这门亲事,于是我就成了岳父母的择门女婿。1958年春,介绍人引我到他们家跟永梅见面订婚时,岳父母和永梅都很喜欢我,我也很满意。岳父当时说,他们没有儿子,把一切希望都寄托在永梅身上,一心要把她供书成才。希望我们结婚后,永梅一定要继续上学,学费由他来出。订婚后,彩礼要的不多,五套衣服和80多元钱。

1958年秋,我和永梅结婚后,我上莲花中学的初二,永梅上中庄新一中的初一。"三年困难"时期,永梅失学开始了讨要生活。后来,永梅领岳母出外讨要,岳母连病带饿病故在外地。从此岳父开始孤身一人生活。我和永梅看到岳父的生活处境,就决心好好努力,一定要为岳父长个精神,一定要把岳父养老送终。1962年,听说土地要分产到户,岳父就建议我和永梅和他一起生活,一起分土地。经我家人同意后,我们就搬到岳父家生活。

和岳父生活的三年,可以说很充实很和谐。1963年,我的大女儿永华出生后,一直由岳父抱到两岁。我到州上报考天水师专的费用和入学的生活费由岳父资助。1965年,我和永梅带着永华回到芝家湾和母亲两个弟弟共同生活。因为岳父跟本村一位妇女结婚了。再婚时岳父54岁。后来继岳母又生了一个女儿,可惜在月子里夭折了。以后岳父一直盼着在老头再生一个儿子,可最终未能生下一个儿子。

1976年,由岳父出钱,我想办法从陈井木料厂买了松木棺材板。另外,每年冬季取暖的煤,由我负责购买。1981年,由永梅牵头,有内侄英才和亲戚芝吉庆二人跟随,把埋在他乡20年的岳母遗骨搬到岳父家,并请阴阳高公念经超度后葬入了肖家老坟。

1987年,岳父岳继母都老了,岳父忧愁后继无人,家产无人继承。这时,我出面协调,有意把刚结婚不到一年的家在三联村的隔山侄儿刘双儿安排在岳父家,由他给岳父养老送终并继承家产。写好协议,办好手续后,刘双儿就从三联村搬到岳父家生活。1988年,岳父病故了,享年74岁。1989年刘双儿夫妇生了个男孩,名叫刘金山,后又生了一个女儿,名叫秀秀。金山现在26岁,快结婚成家了,女儿在外打工,也快出嫁了。现在的岳父家由双儿继承,并把家院改建成一砖到顶的华堂门庭。1991年,岳继母去世了,享年71岁。这样双儿两口对两位老人做到了养老送终的承诺,也博得了庄村和家务们的好评,对我和永梅而言是养儿养女都得济,为四生父母(父母和岳父母)也算敬了孝。我的儿女们,为了报娘恩,都对姥爷、姥姥惦念不忘,每年清明给外祖父母上坟烧纸、烧香叩头。

愿我的岳父母含笑九泉。

六、缅怀我的五位老师

缅怀我的第一位老师,是我上陈张初小的李永贵老师,他既是我们的语文老师,又是我们的校长。对我来说,还有一层亲戚关系:他是我亲堂姑母的长子,是我的表叔,他是一位学识渊博的旧念书人(读了四书五经)。我在小学休学后,二次返校时,在学习上受到了他的特别关心和帮助,给我上晚自习的补课。在他的教诲下,我明白了读书的目的,读书首先是明礼做人,其次是学文化知识。这为我今后的人生奠定了基础。李老师,他有一男一女,其长子李世元,中专毕业的大夫,曾任三原乡医院的院长,现已退休;女儿李淑珍大学毕业后分配在本县工商局工作,担任会计,现在也已退休。李老师教子有方,治家有成,晚年过上了幸福美满的家庭生活,他是新中国成立后的第一代人民教师,对国家教育事业的发展做出了一定的贡献。他于2000年去世了,享年82岁,我是多么的缅怀、惦念不忘啊!

第四章 我的家乡、家族和家庭

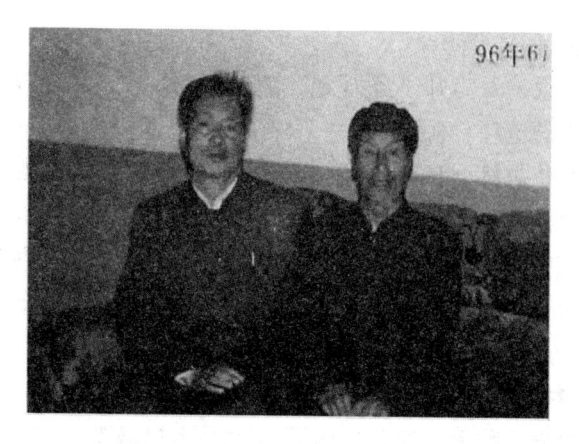

与蒙师李永贵先生在一起(1996年6月)

第二位是我白塔完校的张文源老师,他既是我完校二年的语文老师,又是完校的校长。在他教育下,我懂得了基础知识的重要和个人自学的可贵。他说:"万丈高楼从地起,打好基础很重要。"自学上常说:"学习全凭自用功,先生不过引路人。"

第三位是我的初中三年的娄正统老师,他既是数学老师,又是班主任。在他的教育鼓励下,我越来越自信,相信自己肯定能成为有用之人。他常说:"天生我才必有用,你们是祖国未来的接班人,要好好学习,努力成才。"

第四位是我高中的张世清老师。他教我们数学,又当班主任。三年的困难时期,他总是鼓励我们要克服困难,坚持好好学习。他曾说:"困难是暂时的,前途是光明的。前途就是克服和牺牲眼前的利益,服从长远的利益。"

第五位是我天水师专的黄牧老师。他给我们上的是政治课。他说一个人的政治说到底是两句话:一是跟党走,二是听党的话。从事党安排的工作,一要对党充满忠诚;二要对人民充满感情;三要对事业充满责任。他经常说的两句名言是:"能思想的人,才真正是一个力量无边的人";"一个人活在世上三种东西不能丢,那就是亲情、愿望和道义。

常言说一日为师终身为父。老师既教给我们知识，又给我们传了做人的道理。真是普天之下除了父母便是师恩难忘。我今天缅怀这几位老师，也就是因为了崇敬所有教育过我的老师们。他们那严肃认真的工作态度，雷厉风行的工作作风以及教书育人的热情诚恳，都是我在教学生涯中仿照、学习和开展工作的榜样。在我教学教育的实践中一遇到什么困难，只要想想他们的谆谆教导和学学老师们的楷模行动，一切困难都会迎刃而解。

七、对生海（德胜）老哥的缅怀

生海哥是我大爷的老二孙子，小时他上过私塾，读过"四书五经"，他能看书、读报，能写书信，可说是一个有文化、有才能的人。他从12岁就出门到兰州一个老字号铺子当小跑，还到某军区守过仓库。直到1949年后回家。1950年他结婚后在孔家寺住了一年。同年，他以木匠为职业带着家眷到青海省化隆县雄先乡安家落户，在那里住了40多年，到1997年返回了家乡。哥有三个女儿，老大女儿芝永芳，入赘在家，生有二男二女。长孙世林，二孙世云、长女孙世艳、二女孙沙沙，他们都成家立业了。二女芝永秀，1979年西宁卫校毕业后分配到尖扎县医院工作，是外科主治高级医师，现已退休，退休后又返聘到医院工作。女婿赵明芳是尖扎县县联社的干部。外孙男赵国栋，外孙女赵璐璐，都大学毕业后分配了工作。老三女儿20多岁病故了。老哥的长孙女芝世艳，家名尕外，在尖扎县城建局工作，女婿司吉昇是黄南州人事局局长，有外重孙司国梁大学毕业后参加了工作。老哥的家庭以及女儿、孙

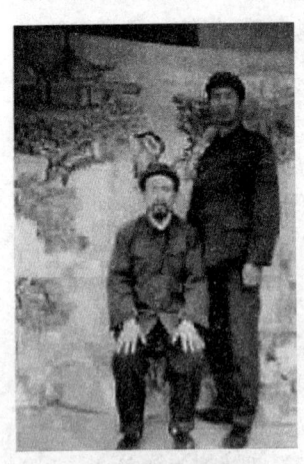

1984年与生海老哥在兰州五泉山合影

女们组成的小家庭都和谐幸福。老哥也享受了家庭及女儿、孙女们的孝敬赡养。

老哥是一个知书达理的人,对我影响最深的是他以至理名言说教人。他读古书,根底较深。他曾说过这样几段话:天清日月明,地清百草生,官清王法重,家清出孝子。二段是:什么是善人,人贵有自知之明,要知道自己的毛病在哪里,把自己的毛病改过来就好了,那才真正是一个善人。还有一段富有哲理的话:怎样过有意思的生活?人的生活分糊涂生活和有意思的生活,凡是自己说不出"为什么"的生活,都是没有意思的生活。生活的为什么,就是生活的意思。一个人做的事应该件件事答得出一个"为什么?",答得出,才算是一个人的生活有意义,否则,就同动物生活没有区别。老哥的这些说教一般人根本说不出来,所以我很敬佩老哥的才怀。有这样才怀的老哥在我们家族22个堂弟兄中,可算他是第一个。

他是一个很注重人与人之间、家庭之间,团结友爱的人,他不说过去了的短处,也不说别人的坏话,他一般多用正面的多说现在的好处,多说别人的长处。他多次赞扬我、生美、生郁,是我们家族中第一代读过初中的人,是在文化学习上带了好头。他又是一个正直坦荡的人,他看到、听到某人、某家的口舌是非的矛盾,能以开诚布公的、不徇私情,以理服人来化解矛盾。他又是一个关心公益事业的人,他年长了多不出面,但在下面给予积极的支持,如办公益事业(如:庙宇的修建,对家庙的修建,还对我家族、家谱的修订和祖坟上的树碑,都给了热情积极的支持和帮助)。他对儿女们的读书特别关心,他的二女永秀是我们家族中第一个女子读书成才参加工作的人,这又在家族儿女中当了好学上进努力成才的带头人。老哥又是一个助人为乐的人,我的大女儿永华是有老哥帮助有侄女永秀直接奔波办理手续,从甘肃转到青海省化隆中学读书,最后考入"成气院"的大学生。成气院毕业后,永秀又办理了工作被分配到甘肃的手续。关于我大女儿的升学还受到青海所有亲戚们的帮忙关照,比如高家亲戚高延龙家也给予了大力的支持,此情此意我们都记在心里,但未报深恩者我们也深感内疚。老哥又是一个善解人意的人,他对我的关心非同一般,他在青海居住时,我们往来十多次。他返回家乡后,我们经常在一起,当我失去老伴后老哥陪我同床就宿了五年,这当中他那高超的人生智慧和丰富的生活经验给了我一定的熏陶,也安慰了我的老年生活,今天,兄友弟恭的情理把我们联系在一起,我时时不断的怀念他、缅怀他,并写此文以表我的感激之情。

孔子说:仁者寿,大德必得其寿。我老哥度过了90个寿辰而辞世了(1922年–2011年),这在我们家族里可算是第一个高寿者,愿老哥含笑九泉。

八、缅怀我的两位哥哥

我的两位哥为了一大家人的生活,一生一般少在家多在外。

我大哥叫芝生桂,在我们家族来说亲堂弟兄二十二个中他排行第五。他是弟兄中读书小学毕业的第一人。1940年他大寨小学毕业后,到兰州军人被服厂参加工作。工作到1949年解放时回到了家。1950年和1952年参加了农村的土改工作,本应脱产成为国家干部,但因我哥曾属国民党时的伪"三青团",有这一历史问题影响了他工作的前途。我哥命运中一生配偶四人,这使他精神受了莫大的挫折。大哥在我们农村算是一个文化人,在庄上他能唱"财宝神",红白喜事上他经常出面写对联写其他的安排等。

我大哥是一个关心公益事业和关爱别人的人。庄上庙宇修建和佛事上他都跟到。别人家有困难,他力所能及的就帮助,我记得庄上十多家的儿女婚事上,他出面做媒人。大哥从小疼爱我,1949年他在兰州工作时领我到兰州,还在兰州小学报了名,准备上学读书,但当时因时局变更,我读书目的未能实现。父亲去世后,我的两个哥给我完了婚,并支持我上学读书。1959年至1961年三年困难时期,因生活的逼迫,我们弟兄们分了家,两个哥先分出,我和两个小弟成为一家。

1960年我大哥因丧妻失伴,便到三塬三联大队成亲落户,直到1970年又返回了家乡。我大哥生有二男一女,现在儿女都成家立业,家庭幸福,我哥也享受了儿女们的孝顺,于1997年病故(1923年-1997年)享年74岁。

我二哥叫芝生旺,从15岁开始外出当木工,走遍了甘、青二省的许多地方。1956年-1962年他成了国家正式工,在青海省循化上班,后因三年困难时期,结束了他的正式工作回家了。我二哥性格直爽、忠厚老实,待人诚恳,每到那里,博得人们的喜爱好评。我二哥的木工手艺比较精湛,能修房屋,能修寺院庙堂,能做各种农具家具。我哥脚勤手快,善帮别人,谁家需用做木活,一叫他就去。据说庄上或亲戚家好多人家,他都做过不要报酬的帮忙活。

我二哥也是一个诚信公益事业,信仰佛祖的人。我村上的庙三次修建,他都主持建修,最后不要一份钱的报酬。每当初一、十五,庙里的敬香,他就走到前头。今天我们村庙里长的那棵大榆树是我二哥亲手栽的,现在我们一进庙,一看高大的榆树,就想起我的二哥,以及他对佛祖的虔诚。

父亲去世后,我的两个哥都对家庭出了力,对母亲也敬了孝,对兄弟们也给了关照,给我完了早婚。这件事上,母亲还有个嘱咐"你两个哥替你父尽了责任,给你完婚,这个情一定要记住。"

三年困难时期,我二哥支持我的上学,给我汇过几次款。我二哥分家后,对我们弟兄的家院修建上也给了一定的帮助。我二哥生有二男四女,个个成家立业,都有了儿孙,家庭生活过的也很幸福。

总之两个哥的情意,我都记在心里,真是兄友弟恭的情理把我们弟兄的心都连在一起。

1991年我二哥去世了(1925年-1991年)享年66岁。

愿我两位哥哥含笑九泉。

九、缅怀我的几位嫂嫂

我曾有过五个亲嫂嫂,我大哥一生娶有四个妻。第一个大嫂张氏,1943年嫁到我家,1951年生下侄女尕豆,就离婚改嫁了。第二个大嫂金氏,51年嫁到我家,生下侄儿满开,53年英年病故了。第三个大嫂韩氏,55年嫁到我家,59年离婚改嫁了。第四个大嫂李氏,60年跟大哥结婚,生了侄儿文斗,70年由三联山区搬到了故乡。这位大嫂一生道路坎坷,人生度的比较艰辛,前后养育了五男三女,既当了前妈,又当了后娘,跟大哥一起把儿女们拉大成人,又把单拉成了双,真是为家庭为儿女付出的太多太多,多么的不容易啊!1984年大嫂病故,享年65岁。

我二哥的妻子杨氏,名叫腊月花,是我的二嫂,1949年嫁到我家,那时我们跟叔是同家。1952年,我们跟叔父分了家,当时我们家的情况是家有12人(父母亲、两个哥、两个嫂、我、两个弟、一个妹、一个侄儿、一个侄女),两个哥多在外少在家,家中的一切劳动就靠我父母和二嫂做。我从51年开始上学,成了家中的辅助劳力。缅怀我二嫂真是回忆无穷:(1)跟叔分家后,她是我家的主要劳动者。家里家外的劳动,来人客去的招应,在我母亲的指导下,就靠二嫂的奔忙。(2)53年的荒年,我二嫂带我和大弟到山上拾地达菜,来填补家中的生活。那时家里还缺烧柴,我二嫂为了寻找烧柴,可以说是跑遍了山山沟沟。二嫂又是一个小脚女人,上山下沟的寻柴特别的艰辛。(3)50年代我们家可以说是多事之秋,53年大嫂金氏病故了;56年我父亲去世了,接着我的一个小侄女、一个小妹也病故了,面对这样的家境,还是靠了二嫂的操心拉扯。还有一次1959年,我、二嫂、大弟、引侄儿先锋徒步到青海看望了二哥,也很是辛苦。(4)当我父我母害病卧床时就靠二嫂的带头照料。在抚养子女,孝敬老人,照顾病人上,在几个妯娌中我二嫂付出的最多。(5)58年,我们家办成食堂,我们住在别人家,过四分五裂的生活时,二嫂始终跟母亲在一起维持度过了家庭的患难生活。总之我二嫂对我们家庭来说除过父母、两个哥哥就算她是劳苦功高,这方面我们弟兄们都永远记在心里。

我二嫂是一个心直口快的人,有啥说啥,说过不记什么怨仇。二嫂又是一个助人为乐的人。1959年由于生活的逼迫,我们五弟兄分成了三家。分家后二嫂还带领妯娌们也照管了各个家庭。二嫂对家庭付出的多,回报的少。遗憾的是由于沟通交流的少,蒙受了不明情况的闲气,过后都得到了谅解。二嫂生育了二男四女,都成家立业了。2007年二嫂病故了,享年75岁,愿我几位嫂含笑于九泉之下。

十、对生繁老哥的缅怀

生繁老哥是我们亲堂弟兄八人中的老二,他出生于1924年,卒于2000年,享年76岁。

我哥一生务农,没上过学,是一个不识字的农民。

曾记得我们还未分家时,生桂、生旺两个哥多在外少在家,生繁哥一直在家务农。我们大家庭的一百多垧土地的耕种任务主要靠他承担。我们家的父辈,几个嫂子和我们几个小弟的劳动对他来说,只起着辅助作用,所以我哥是我们大家庭的劳动顶梁柱,也是我们家劳动致富的功臣。他是一个急心格,劳动轻快踏实,早晨鸡叫,他就动身劳动,一直是早出晚归。这种早出晚归的劳动特征,在村上留下了不偷懒而勤劳的好名声。

我哥也是一个关爱公益事业,善于帮助别人的人。公里的活、私人的活好多都离不开他的出面、出力。我哥心地善良,心胸宽广,一生中跟家人、跟别人从没见过或听过吵嘴、打架的事情。

我哥也算是一个传承家庭文明的好后代、好长兄,他对我们家庭的长辈是尊重的,对我们弟弟们是关爱的,对待儿孙们也是疼爱的。他的一生没出现过任何打骂人的粗暴行为。他虽然不识字,但在人伦道德的修养上具备着善良、朴实、团结、友爱的好品格。

1952年,我们的同舟之家分成了两个小家。分家后,我们家在生产劳动上也没离开老哥的帮忙。这里我特别感激的是我老哥引我年幼的小弟。他一面教我耕种土地的技术,一面带我完成了我们家犁地的任务(当时父亲身体不佳,两个哥多在外少在家)。他的早起晚归的劳动本色也确实感动了我,教育了我。

我哥还关心过我和生郁弟的读书学习。记得 1949 年在陈井褚家岺坐山庄时,带我去引两个侄儿(祥善和善祥)。听说庄上办私塾,他就赶快把我送回家上私塾,不让我错过读书的机会。1956 年 9 月我和生郁弟上中学,也受到了老哥的关爱帮助。

我哥的家庭又是一个典型的勤劳致富的农民之家。他一生抚育了四男三女,现在都成家立业了。其长子芝永汉(祥善)当过兵,退休干部,是我们家族 19 个晚辈中排行第一。现年 70 岁,是家族尊老爱幼、传承家族、文明和谐、忠孝传家的带头人、好后代。我哥一生既饱受了人间的酸甜苦辣,也享受了人间的幸福快乐。由于他的勤劳,晚年享受了人间丰衣足食。由于他关爱别人,享受了人间的助人为乐;由于他儿孙满堂,享受了人间的天伦之乐;由于他传承了家庭的和谐文明,享受了人间的儿孙孝顺,兄友弟恭的快乐。

愿我老哥含笑九泉!

十一、贤淑的嫂嫂

2015 年 7 月 16 日早上 9 点钟,我接到老二永武的电话,说病重的伯母去世了,去世的具体时间是 16 号夜里的 12 点 04 分,刚交过夜。我听了后不由得老泪纵横,心里非常的难过。过往的一切一幕,便展现在眼前。

(一)回忆我们的同舟之家

我二嫂名叫罗慈主女,她是 1943 年上半年,第一个嫁到我们家的嫂嫂,同年下半年我大嫂张氏也嫁到了我们家。当年,大哥在兰州工作,二哥在家务农,三哥出外当木匠,1949 年嫁来了三嫂杨氏,1950 年大哥又娶了第二个妻子金氏。这样我们家小弟们便有了四个嫂嫂。

1. 不幸的厄运

我二嫂、大嫂嫁来的第二年,即1944年我婶母英年病故了,年仅39岁。那时三个姐:大姐15岁,二姐12岁,三姐9岁,四哥生良6岁,生郁弟3岁,我5岁。我婶母的英年去世,大家便觉得天好像塌了下来。慢说对家庭的影响,就对三个姐姐、生良哥、生郁弟来说,遭遇了人生中少年丧母的磨难。面对于这样一个家庭,我二嫂自然承担起了长嫂为母的责任。

2. 当时的家庭状况

我们的同舟之家,有土地100多垧,耕畜五头(两头牛、两个驴、一匹马),羊30多只。家庭人口:我父母亲、叔父、我们弟兄八人,三个姐、四个嫂,三个侄儿,两个侄女,共23人。在这样的一个大家庭,里外的劳动主要靠在家的二哥,四个嫂嫂。家庭事务的管理主要靠我母亲。在母亲的统筹安排下,田间的劳动,在家的做饭,来人客去的招待,在煤油灯下的缝缝补补,做鞋补袜等总是我二嫂出头露面,走在前面忙碌,相比之下,三个嫂嫂中,我二嫂干的活,吃的苦比较多一些。在完成家庭的一切劳作任务中,二嫂可算是家庭妇女中的骨干带头人。

二嫂出生在罗川村一个清门家庭,从小身受了严格文明的家庭教养,17岁嫁到我们家时,不说什么"三从四德",但在尊老爱幼、孝敬公婆、团结妯娌、关爱弟妹等方面做到了贤淑善良的好榜样。

(二)分成的小家

1952年,我们的同舟之家,分成了两个小家。分家时三个姐姐已经出嫁,叔父家有七口人,生良哥15岁,生郁弟12岁,祥善侄7岁,善祥侄4岁,这样家庭的重担有二哥、二嫂挑着,二嫂成了家庭的主角,家里家外的劳动活计就靠她一人,她肩上的担子自然不轻,到生良哥、生郁弟完婚后她肩上的担子轻些。那时快到70年代了。

二嫂抚育了四男三女，现在都成家立业了。

1. 社会的经历

二嫂是一个典型的小脚女人，即是在家劳动时吃苦的带头人，就在生产队的劳动中也不甘落后，每年还争着劳动的头等工分。在历次的社会活动和运动，她也参加到底，再加上拉家带口辛酸，养儿育女的艰难，二嫂都饱受了。由于她的勤劳吃苦，贤惠善良也博得了社会众人的好评赞扬。

2. 深刻的回味

我二嫂的去世，真是回忆多多，感慨万千，一是深感到她有一种难得的心理素质和处事之道——忍耐、宽宏、沉默。平生她是一个不说多话的人，二嫂的贤良仁慈，通情达理对我们家庭的每个人来说，树立了良好的榜样。她是一个尊敬长上的好孝媳，疼爱儿女的好慈母，关爱弟妹的好嫂子，团结妯娌的风范。二嫂对我们的家庭付出的太多太多，可说是劳苦功高，功不可没。二嫂的离世，使我们家庭的每个成员都深深地陷入悲痛之中。她也给儿孙后辈留下了好多难以忘怀的宝贵的精神财富，首先传承了忠孝传家的门风，构建了一个和谐的家庭，留下了宽宏忍耐的高贵品质，其次长嫂为母，留下了难能可贵的责任担当。另外在人格修养上，留下了堂堂正正做人，勤勤恳恳做事好榜样。二嫂的品德精神，像一座丰碑，永远耸立在弟兄和儿女们的心中。

大德必得其寿。二嫂生于1927年，卒于2015年，享年89岁。她在享受儿孙满堂的天伦之乐中，还见到了几个重孙的活泼成长。这在我们家族中可算是一个高寿者，唉，慈者斯寿！

十二、对小弟生统的缅怀

我小弟芝生统生于1949年农历正月初八，卒于2010年，享年61岁。我小弟童年经历了几次艰辛生活的磨难。1950年，刚一岁时，他头上出了个毒疮，险些要命。病重时弟昏迷不醒，记得当天上午，母亲骑上驴，抱着小弟，领着我去看病。我们先到海家崖头找一个姓刘的大夫,结果大夫不在家。我们又到白塔寺仁大夫家看病,仁大夫诊断是"脑疽"病,就开了药,药一吃效果明显,昏迷的弟弟慢慢地醒了。又抓了几付草药后就回家了。下午到家时,守在村口的父亲一见小弟病情好转,便欣喜若狂,并说了句:"总算捡回了一条命"。

我弟不到两岁,1952年我母亲又生了个妹妹。这时一岁多的小弟由我和父亲操心,当时人们称我既是小弟的哥,又是小弟的姐。

1956年,我弟七岁时,我父亲去世了。对小弟而言"少年丧父"是人生的巨大不幸。1959年10岁时,小弟又遇上了三年的困难时期。小弟失去了上学读书的机会,又要挨饿受罪。当时为了家人的生存,我的两个弟结伴外出,东奔西跑地开始了讨要生活。常言说:"有志不在年高,无志空长百岁",我弟从小就是一个有志气的人,自己能做的事自己做,做事还能照顾家人和帮助别人,他憨厚诚实,善解人意。因为这个秉性,肯博得人们的喜爱。在临夏西乡讨要生活时遇了个善良的老人,他把大弟和小弟留在自己看的磨坊里,一边吃住,一边讨要。一个多月积攒了些馍和面粉,就背回了家,维持了家中母亲和小妹的生活。

我弟从小就养成了比较好的行为习惯,具有不爱占小便宜、为人大方、宽以待人、做人光明磊落、助人为乐、热情好客等宝贵的思想品德。从15岁给生产队放羊,后当饲养员,生产队的记工员、会计、保管,到当大队书记。对工作认真负责,他又是一个办事无私公正,做人堂堂正正的人。

二十多岁时,我弟当上了大队的书记。在任大队书记的十多年里,他尽力做到立党为公,执政为民。一方面坚决贯彻落实国家政策,一方面结合本地实际经济状况大胆创新。在改革开放的热潮中,他带领大队领导成员和群众抢抓机遇,在村尕晒山下建起了砖瓦厂,砖厂使黄土变成了经济发展的资源,为农村的经济发展树起了新的亮点。这是大队领导为民富民做出的奉献。我弟还有一个特点,就是无论谁家有困难,他就跟前跑后,千方百计地帮助解决。如:谁家得了重病,他出面积极联系大夫,筹措医药费,怕造成患者被耽误,怕家属受可怜。这一点,县医院的大夫们常在我面前称赞他。他这种关爱民生的表现也深受群众的好评,我也很自豪。

　　因为我弟的为人品质,更因为他在生产队的表现和当大队书记时突出的贡献,1993年全县脱产干部选拔中被选中,当时选拔了四位,他是其中之一。脱产后,我弟分配到杨塔乡当副乡长,又当了县水保站主任,再任太极镇副书记,最后提成正科调到杨塔乡任人大主席,工作到退休。

　　我弟是一个重情义、厚待客、关爱人的人。他家不管谁去,他都客客气气,好烟好酒的招待。他在我们堂弟兄二十二个中排行最小。每年过春节,他以小弟的身份到各家拜年。常住外地的哪个哥回家,他也以小弟的身份去拜访,并邀请到家里做客。这样的好客大方,这样的尊人礼貌,在家族中也是少有的。

　　我弟也为我们三弟兄的家庭付出了一定的辛劳。自从母亲过世,弟兄分家居住以来,谁家有事,遇上困难和大事,我们三兄弟总能心往一处想,劲往一处使,无私无偿地出力出财,帮助弟兄渡过难关。比如70年代,我家当超支户,两个弟就不分彼此无偿填付我家的超支款。希望儿女们永远记住这份情义。我两次住院治病时我弟跟前跑后,形影不离的看守护理,不分彼此。现金支付上,我当时的那些工资是远远不能支付的,当时弟弟借债想办法垫付了全部药费和其他费用,给我们没有造成精神负担,使我得以安心养病,康复较快。2004年,我老伴得病住院时,我弟也替我尽了责、费了心。此情此义,我的儿女们看在眼里,记在心上。

　　我弟性格外向,是知恩图报又善于流露情感的人。1970年我二舅去世,他才21岁。为了感激二舅挨饿时的救助疼爱之情,他在舅父灵前哭得死去活来,感动得周围很多人也落泪。有人称赞,外甥疼舅舅动哭声的很少见。我弟就是这样一个感恩图报,流露真情的人。

缅怀我弟的一生,饱受了人间的酸甜苦辣。遭遇了"少年丧父"的人生不幸,幸遇了改革开放的几十年。他为家庭、为家族、为村里、为乡里、为国家做出了应有的贡献。他的为人品德、他的工作、他追求的人生价值就像一座丰碑永远耸立在儿女们的心中。

可是很遗憾,我弟花甲之年就离开人世,这个年龄,在现在的时代显得太早了。小弟一生付出的多,享受的少。每次回想共同的经历,不禁酸泪盈眶。人非木石,孰能无情!孰不悲痛,忆写至此,泪墨齐下!啊!我亲爱的小弟,你在天有灵,你放心吧,你的儿孙们都过着无比幸福的生活,你也定会含笑九泉……

第十一节 感 念

一、恩师难忘

刘学忠老师,是我永靖一中上初中时候的老师,他当时给我们担任历史和音乐课。那时刘老师才20多岁,是一位有气质、有风度,风华正茂,年轻有为的老师。根据当时的表现来看,他是一位多才多艺的老师。除他担任的语文外,其他的学课也都能担任。在学校的课外活动或其他活动场所中,都能见到他潇洒的身影。如球场上,他是篮球队员的主力;舞台上,他是文艺表演的导演,既能拉风琴,又会唱歌曲,真是一个文武双全的多面手老师。

刘老师学识渊博,博古通今。尤其对语言文学造诣很深,故此他的讲课娓娓动听,条分缕析,逻辑性很强。他还风趣幽默,很受广大师生们的欢迎。刘老师在做人风格上堂堂正正,光明正大,不图官,不图名。为人处事从不斤斤计较,即便是极左思想泛滥的年代,他都心若止水,豁达自信。刘老师一心扑在终身挚爱的教书育人上。历年的高三毕业班,他是把关的语文老师,又是学课的带头人。学校的多次评选中,他不是先进工作者,就是优秀教师。九十年代初,他被评为全国的优秀班主任,曾在一次全县的教育工作会议上,他作了"传经送经"的报告,深受全县教师的赞成。

再多的评选和表扬,也超不过刘老师的功德。他是永靖教育界很有名望的老园丁,好老师。凡是受过他教育的学子们无不发出由衷的崇敬和赞扬。刘老师在永靖的教育事业上确是不愧为一个劳苦功高,功不可没者。

后来,我也成了一位教师,在我的教学生涯中,经常跟刘老师联系打交道,所以从他跟前受过多方面的教育帮助和支持。他经常给我们讲:"好老师不一定有口才,有口才更加是好老师。"所以,刘老师既是教育培养了我的老师,又是我处事作人和教学的导师。他那言谈举止的高贵风范确实熏陶了我,教育了我。

现在,我已退休了,经常跟刘老师联系,往来不断,同时也得到刘老师的热情帮助。当我们修芝氏族谱时,就受到了刘老师的帮助指导。2003年第一次修谱时,他为我们家族续取了三十多个的辈谱"字",还为我太爷、太奶、爷爷、奶奶书写了碑文,又在新农村的文化建设中,用砖砌成的三个同门上书写了永久性的对联,还把家族的三幅陈旧了的先祖帧给了了拼版合并的抄写,达到了改旧换新的目的,同时为芝家湾小学书写了永久性的宣传标语等。所有这些,都深深铭刻在岘塬村及我家族人们的心中。作为学生的我,更是感恩不忘啊!遗憾的是我也老了,自己常常疾病缠身,对刘老师探访的次数自然少了,然而这不是我忘恩负义和疏远忘记,确实是力不从心啊!

现在,刘老师在家安度着晚年,虽已年届耄耋,但他仍精神矍铄,愿他老人家寿比南山。

二、简记几位德艺双馨的医生

我个人的身体状况,自从父母养育了我,在成长的漫长人生过程中,素质是比较好的。小时候和年轻时代很少患病吃药。到了40多岁才患了胃病,住院治疗。以后又患末梢神经炎,扎针治疗。过了50多岁,才知道头痛感冒,吃药打针。60岁退休后,患上了高血压,一直吃降压药。到了70岁,又患上了颈椎病,吃药、打针、按摩、贴膏药等方法治疗。随着年龄的不断增长,脑血管病、脑动脉硬化病症也出现了,现在预防吃药,保守治疗。

我的体重从年轻时到50岁,一直保持在150多斤,到了50多岁至75岁,体重增到180多斤,75岁到现在体重降到165斤左右。

人老了,病症也多了,深感到身体健康的重要,一有病情来临,我就往医院去跑而求医治疗。

大家知道,救死扶伤是白衣大夫的天职,不厌其烦的诊断,和颜悦色的询问病情,热情周到的安慰等,又是大夫们的高尚医德。求医吃药病情就好。多年来我常去看病,就在这样的大夫们跟前治疗,可说是尝到了病好转、精神快乐的甜头。真是医恩难忘啊!下面就是我经常联系看病的几位大夫,他们是:杨发春、赵明义、未久年、肖怀统、冉兴文、何通超、王永平等。

我也跟他们有一定的关系:杨大夫是我白塔小学读书时就认识,他已是医院的大夫,又是我的尊长,现在是老同志、老朋友,我们经常互相往来;赵大夫年轻时工作在我的家乡医院,我们早就认识,后来,他是我老同学何仲伟的妹夫,又成为我的尊亲;未大夫是我表弟,从小就来往;肖大夫是我的尊亲,又是我的乡亲,我们往来不断;冉大夫是我二中的学生,他一直关心我的身体健康,经常开给保健治疗的药方;何大夫是我五中的学生,又是我老大儿子的同学,来往不断;永平大夫是我侄儿,是岘塬村的保健医生,在老家看病就到他那里治疗。现在我老了,我写"岁月回眸"时,不得不写我经常看病,受到热情关爱的大夫们,以此略表我的感恩之情,我也希望我的后辈们也要知情达理的感谢他们。要明白尊师重教、尊医重德的重要性。

三、两次住院

1985年我在永靖五中工作,时年47岁,这年我患了胃病,吃西药和中草药皆无疗效,时时疼痛难忍,饭吃不下,身体也消瘦多了。这样就住到了兰州陆军医院,住院治疗两个星期,最后下胃镜诊断为浅表性胃炎。大夫嘱咐以后要少喝酒,吃药就好了。出院后在家疗养半个月就返校工作了。

我回想住医院的整个过程,一是深感到人生中害病治疗的艰难痛苦;二是住院当中感激亲属朋友同志们的关爱帮助。就说兰州的住院,当时交通、吃住方面都不方便,刘家峡到兰州一天只放一趟班车,其他车很少。住旅社也不方便,住医院床位少,不易接受。面临这样的困难,我小弟(生统)跟前跑后,想尽办法,终于使我顺利地度过了住院治疗的难关。住院后看守护理的也是我的小弟,还有学校的沈明永老师一直陪我小弟看守到出院。中间两个侄儿满开和先锋轮换的看守了两天。看守人员的吃住,有盐电厂工作的侄儿芝永繁的关心帮忙下,吃住在盐锅峡电厂设在兰州的招待所里,花费比较少一些,同时也很方便。出院后的一切花费,完全由我小弟想办法支付,给我没有造成精神负担,使我得以安心养病。

1998年我在县九中工作,当年59岁,患了椎间盘突出的病症。吃药、扎针、按摩几个月不见效果,最后痛的走不成路,甚至爬着行动,这样就进驻了本县的医院治疗。中间大夫们会诊决定非动手术不可。为了手术的成功,就请兰州的专家来永靖动了手术,手术动的很成功。手术后一个星期就出院了。出院后,在家疗养一个月左右,返校工作了。

回想县医院的住院,条件比以前大有改观,两个星期多的住院,看守护理上,除了两个弟弟(生菩、生统)的奔忙外,还有我的三个儿子,两个侄儿(满开、先锋)轮流看守。学校(九中)专派职工董志强同志一直看守护理到出院。住院时的吃饭多半是由我小女儿(永兰)和大儿媳(令梅)做饭送饭的。

　　回想两次的住院后,回到学校工作,由于身体的虚弱,在生活上由学校安排,后勤大灶食堂做饭上也给了特殊的照顾,这里特别感谢两校的炊事班的同志们：五中的刘意寿、胥元宁、何世平、刘亨友、魏发成、刘佛香等。九中的陈元才、甘文海、宋雪儿、董志强、王正江、张永胜等。现在我老了,回想起中年时期患病住院的治疗困苦,深感到亲情的可贵,深感到学校同志们的关爱。这里我对住院时看望我的领导同志、各位老师、同学、亲戚、朋友、学生、家务、党家们表示衷心的感谢,并祝大家身体健康,家庭幸福。(说起住院看病：这里我还特的感谢以下三位同志：一位是当年工作在五中的沈明永老师,我在兰州住院时,他跟我小弟一起,热情周到的护理我出院；另一位也是当年工作在五中的祁国良老师,当时交通不便的情况下,他以自己的摩托车带我到县医院几次检查病情,还护理我下了一次胃镜的检查。他那热情周到的关爱,使我精神上免受了一定的疼苦。还有一位是当年工作在九中的董志强同志,他在我动了手术后,替我家人以兄弟般的热情一直把我护理到出院。以上三位的深情关爱,我终身难以忘怀,再次表示谢意)。这样的深情厚谊,希望我的儿女们也要感恩不忘。

四、回忆送女儿和陪孙女上大学

　　1984年7月我大女儿永华从青海化隆中学毕业,以一本的高考成绩考入了成都气象学院。当年全国招收大学生30多万,我们县考上本科的只有两人,专科生10多人。我的永华也是全村第一个本科生。那时交通乘车很不方便,从家到兰州乘汽车,从兰州到成都,乘火车需要一夜两天30多个小时。我和永华从家出发,第一天住到兰州"党家"的家里,第二天乘火车出发。当时买火车票很紧张,只能买硬座票。从兰州到宝鸡八个小时买的是站票。到宝鸡火车转站才买到了硬座票,这时补票后坐上了硬辅。第二天下午到达了成都气象学院。当天住在本校的招待所。第二天上午报名办好了一切入校手续并住上了安排的宿舍。下午我和永华观看了成都的市容市貌,第三天游览了成都的一些名胜古迹。第四天我又乘火车返回了家,一切比较顺利。

时隔28年后的2012年6月,我长孙女芝昕(洁若)高中毕业,以480多分的高考成绩考入南京农大的民族班。南京农大是国家重点大学,当年甘肃只有三位被录取。它的民族班学制五年,第一年上预科班,第二年转入正规四年学习。

南京农大的预科班设在银川市的宁夏大学里。2012年的9月份,我的老大永斌开车,我、令梅,还有小孙子鑫鹏共同陪我孙女去南京农大的分校宁夏大学上学。

永斌开自己车,早上7点钟出发,行程6个多小时到达了宁夏银川市,当天晚上住在宾馆,第二天上午到分校,报上名交了学费,办好了一切手续,并安排了住宿等。当天下午,永斌开车带我们一行五人游览了沙湖,观看了银川的市容和一些名胜古迹,第三天返回了家中。这次陪我孙女上大学很顺利,达到了预想的一切目的。

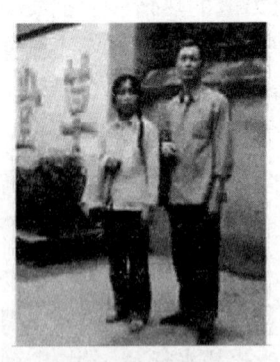

1984年在成都送女儿永华上大学时留影

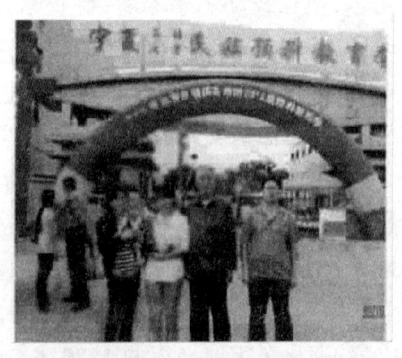

2012年陪孙女上大学在宁夏合影(左起令梅、鑫鹏、洁若、我、永斌)

回忆两次的送女儿和孙女上大学,对我来说真是感慨万端,它既包含着酸甜苦辣的回忆对比,也包含着我心中的无比幸福和快乐。

愿我的儿女们生活幸福,孙女、孙子们上学快乐,早日成才!

五、母亲的一再嘱咐

我母亲1974年去世,享年61年,母亲去世是我们家人口已达到了13人,我有四个孩子,小弟有两个孩子,大弟结婚还没有孩子。母亲在世时,最高兴的事有两件,一件事我们弟兄们都结婚成家了,第二件事,我参加工作了。曾记得:她召集过三次家庭会议。开会时,她坐在炕上对我们弟兄三人,还有三个儿媳,几个孩子。说了些怎样治家方面的道理,还联系了我们家庭经过的苦难史。我们家自父亲离开后,确实经受了许多酸甜苦辣的坎坷生活。母亲说:我们家的经历在芝家湾少有的。母亲还说:我的经历也是很特殊,一是念书,一靠了国家助学金的支持,二靠了你两个弟和永梅讨要生活。二是你结婚了,为了岳父的生活,到他家住了三年。三是又回到了家,三兄弟一起给两个弟完了婚。现在我们这个家可说是像个样子了,真是比上不足,比下有余。最后母亲嘱咐我们:一是,要爱家庭、爱劳动,要知道不吃苦中苦,难得甜上甜。二是,家庭要治理好、管理好,家和万事兴的道理要牢记、要应用。你们亲弟兄五人要团结好,互相照顾好,俗言说:亲的自亲的,亲的割不断,远的连不上。三是,先人们传留的家风要继承好、传承好。四是,孩子们要教育好、管理好,对苦难的家史要牢记,还要传给儿女,让他们懂得昔日苦,今日甜。这个甜来之不易,要珍惜它、热爱它。五是,千万不能玩赌博。六是,要我把教学工作要搞好,干什么的像什么,干什么的务什么,不要误人子弟。七是,明理做人,常言说:"人不学不知义,人要学才明理"。要以理服人,不能感情用事。八是,注重修养,不利于团结的话不说、不听、不论。有事摆到桌面上,有事当面沟通商量,背后不论人,更不能议论计较。母亲的嘱咐对于我们大家来说既是传承文明的家庭教育,又是怎样做人,怎样治家的训导,我们作为晚辈者就要把它当作圣旨,要一一奉行,终生不违啊!

第五章　退休生活

第一节　回忆实践

——感悟人情世故

一、退休初的打工念头

2000年9月退休后,我回到家后,一切很不习惯,总有一定的失落感。在学校习惯了有规律有节奏的生活,待在家里确实无聊。因为这个原因,当年秋季,我到兰州大女儿家,我又到在兰州当工头的学生瞿成学家,要求他给我安排适当的工作,结果他安排我守工地仓库。就在我准备好行李上班时,遇上了一次重感冒,头痛脑热,吃药打针。这样我的大女儿、女婿,还有几位同学都再三劝我不要去守仓库,在家好好休养。最后我听了他们的劝说,打消了工作的念头。

二、与亲族和乡亲们联系沟通——记录公益方面的几件事

人老了,退休了,回到家乡农村,总想跟情深意长,相互尊重的人们欢聚一起,畅谈过了的往事,议论当前的社会形势,还谈些人情世故等方面的琐事。根据我个人的特点,退休了回到家乡,先跟家乡的族人和乡亲们联系沟通,我平常联系较多的族人:上辈:芝玉伟、芝玉鑫、芝玉忠;平辈:芝生英、芝生瑞(永泽之父)、芝生良、芝生郁、芝生毅、芝生堂、芝生斌、芝生宝、芝生蒂、芝宝才、芝喜平;下辈:芝永先、芝永发、芝永通、芝永清、芝永隆、永永繁、芝永和、芝永芳、芝永鹏、芝永彪、芝永明、芝永生、芝尕占、芝永泽、芝永恩;孙辈:这世繁、芝世贤、芝世华、芝吉庆、芝世东、芝世荣、芝世平、芝迎寿福、芝世国、吴四喜、芝世沛、芝世珍等,联系较多的乡亲们:肖怀俭、肖怀儒、肖怀智、肖怀仁、肖怀祖、肖怀玉、肖怀瑞、肖怀璧、何如选、肖怀杰、肖怀珠、肖发旺、肖怀信、肖怀统、肖怀锦、肖永和、肖永登、肖永旭、肖永吉、肖永宁、肖永阳、尤更英、苏明玉等。所联系的乡亲们,他们多数是我的长亲,有的是姻弟,我与这些族人和长亲、姻弟及乡亲们的联系交往中,在对家乡形成了一个共同的心愿,如何把自己的家乡建设好、发展好,在大队领导下根据个人的实际所能,如何在两个文明建设中(物质文明、精神文明)发挥一些力所能及的作用,应尽一些作为担当的责任。在我个人的努力作为时,也深感到大家共同努力,相互帮助的精神支持下,我们共同为庄村、为家族、为集体作了以下几个方面的工作:(一)参与新农村建设;(二)参与村庙的第三次建修;(三)修正村庙签书;(四)为村庙"立碑撰书";(五)修"芝氏族谱";(六)参与芝氏家庙建修;(七)给先祖"树碑";(八)参与制定芝氏家庙管理规则;(九)参与二房二支脉制定"清明节祭祀"约规。这些虽属其实,但微不足道的记载,愿在家乡文明和谐的发展中起到一些抛砖引玉的作用吧。

三、走访亲友

(一)我和老伴拜访的几位亲家

2003年,我和老伴拜访了几位亲家。在大川村看望老大的岳母鲁氏,在西河陈家湾村看望了老二的岳母鲁氏,在陈井瞿家庄看望了老三的岳父母瞿氏和尤氏,在兰州看望了大女儿的公婆祖氏和袁氏,在东乡河滩张家嘴看望了小女儿的公婆张氏和冯氏,在拜访时,受到了各位亲家及其家人的热情招待,留下了美好的记忆。

同年,还在中庄村看望了老伴的姐夫孔氏家。她姐夫有二男四女(都出嫁了),二男分居,她姐夫跟老二居住,长子英才已当了爷爷。

(二)赴青海探访

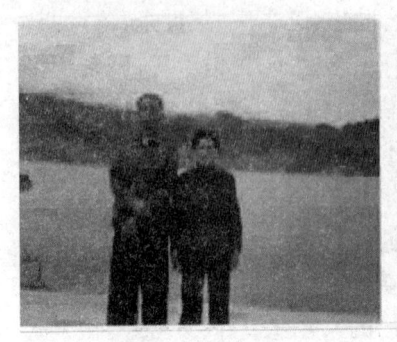

2004年6月在青海李家峡水库与老伴合影

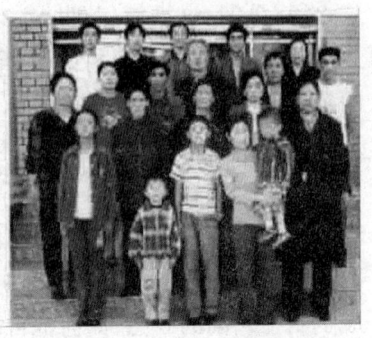

我、老伴、儿永豪2004年8月17日在青海黄南州看望岳叔母时与岳叔母一家人合影留念

2004年6月，我、老伴和永豪三人到青海尖扎县侄女永秀，孙女尕外家走访，受到侄女婿赵明芳和孙女婿司吉昇两家人的热情招待。侄女永秀还用专车送我们去塔尔寺敬香和叩头。几天后，我们又到青海黄南州同仁县老伴的外家拜访，看望了她的婶母和几个亲堂弟妹，他们是肖永天、肖生英、肖永虎、肖永宝等六弟两妹。还到青海河南县拜访了肖生英家。从青海返家途中，我们到甘南拉卜楞寺敬了香、叩了头。这次探访共有9天时间。

(三)赴天水探访

2005年3月，生郁、生统、永斌、永增、洁若、润菊和我一行七人，永增开车，到天水市永汉家拜访。那里住了几天后，又到徽县拜访了我的老同学吴思敏(他在医院里看病，没到他家就返回了)，其子在宾馆热情招待了我

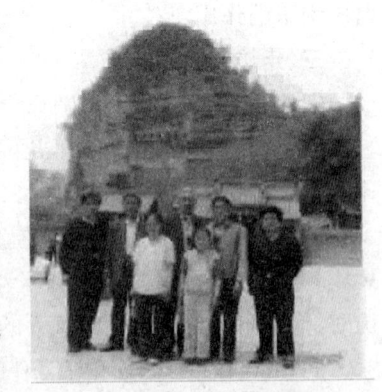

2005年摄于天水麦积山

们。后到麦积山旅游,并合影留念。

(四)赴新疆探访

2005年6月,生统弟,侄儿永清,侄女永秀(青海住)和我一行四人到新疆乌鲁木齐探亲,就是到离别50多年的生瑞哥家。生瑞哥家名叫德存,他是我大爷的孙子,他有同胞弟兄四人,他排行第四。1948年当了雇佣军,随即转入解放军,1951年参加抗美援朝,后被转业分配成为国家的干部职工,一直在铁路火车站工作,后到乌鲁木齐火车站工作,并担任车站站长职务。家庭现居住在乌鲁木齐市。

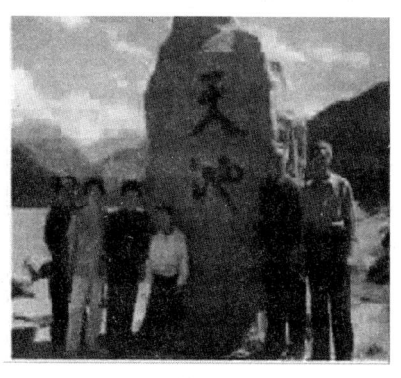

在2005年在新疆天山合影
左起:侄男永清、侄女永秀、嫂朱淑珍、外孙生岳、弟生统)

哥有三女一男,都成家立业了。现有家庭人口四人,嫂嫂、侄儿两口和一个孙女。哥从1981年病故(1931-1981年),年仅50岁。嫂子朱淑珍也是铁路火车站上的工作人员,担任会计工作,现已退休,年龄79岁。侄儿芝勇在南京铁通公司工作,任政工部领导,是正县级。侄儿媳糜小霞铁通公司旅游局任翻译工作,小孙女芝屹然出美国留学。三个侄女,大侄女芝燕、侄女婿王言文二人都在火车站上班。二侄女芝华、侄女婿李强、三侄女芝敏、侄女婿鲁玉忠是国家干部,三侄女芝敏大学毕业在市医院工作,现已考取博士学位,三个侄女都各有一个孩子。

到新疆探亲住了五天。第二天到公墓区在哥的墓前烧纸,进行了祭奠。当时回忆加悲哀而酸泪滚滚,遗憾的是哥叶落归根的心愿未能实现,遗骨埋在外地。(当时社会条件:路途遥远,交通不便,信息不通,情况不明而造成的)

第三天到侄女各家做客,受到了热情的招待。第四天嫂子雇专车带我们去天山天池游览,回来后又观赏了乌鲁木齐市容和名胜古迹。第五天,嫂子和侄女们送我们到火车站告别返回了。火车到兰州的河口站,永秀又跟我们分别,回了青海。回想这次到新疆的探亲很顺利,真是实现了多年的夙愿,达到了预想的目的,并留下了深刻美好的记忆。

(五)赴兰州探访

2006年秋天,我到兰州芝玉鑫叔家(党家)拜访,他家有婶母、有他们的长子晓强(两口)、有孙子芝哲。又到大叔芝玉伟家,他家有婶母、有他们的大儿子芝晓春和二儿子芝晓沪,两个儿子都已结婚有了孩子。

1. 2007年,我和侄孙小龙拜访了兰州交大上班的范多旺,范多旺是我二中时的学生,他对我很尊重,我们私交也很好。

2. 2008年,我和侄孙世龙拜访我兰州的老同学张芹芳,老同学的老伴潘泽民是原庆阳师专的教授,他的长子潘峰是农大副校长。次子潘强工作在山东青岛市炼油厂,三子潘勇工作在兰州市。同年,我还拜访了原在二中的老同事刘秀琴、杨永锦、李钟灵三位老师。

四、外出旅游

(一)赴北京、天津旅游

2004年5月,我和老伴跟县上老干局组织的旅游团到北京、天津去旅游,乘火车往返八天时间。这次旅游一块去的有县上退休的老领导金永歆、谢延忠、谢莫惠、白树德、周仲才、祁国润、刘景德等,还有我高中的老同学罗发秀、鲁逢莲、张永华,有我的表姐罗世秀。一块旅游共 20 多人，都是退休干部，其中带家属的 6 人，旅游很顺利。

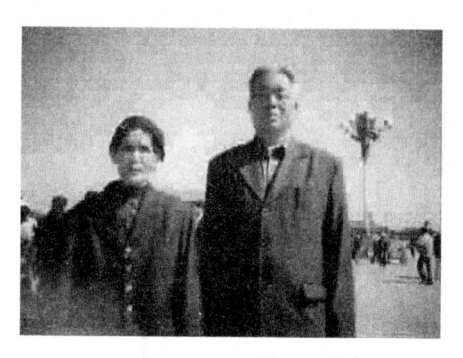

2004 年在北京天安门与老伴合影

（二）赴香港、澳门旅游

2010 年 10 月 12 日，我和他成林校长跟旅行社组织的旅游团去香港、澳门，行程安排是韶山、广州、深圳、珠海、香港、澳门。往返乘火车 11 天。这次旅游一同去的我高中的老同学王兴国和他夫人未氏。还有我家乡的肖怀祖、肖怀珠和他夫人姬氏，肖永和和他夫人胥氏。胥四辈女（芝林平之母亲），是我堂弟媳，表妹李淑珍和她丈夫，还有其他村的人（罗川村、刘家村、大庄村），一行共 30 多人。旅游很顺利。

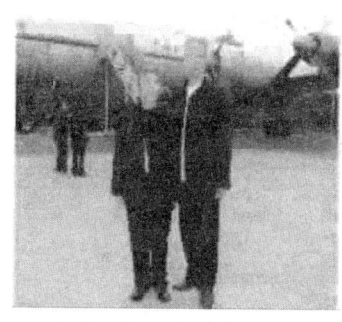

2010 年 10 月 22 日与内弟　　　2010 年和王兴国同学在香港
肖永和在香港合影

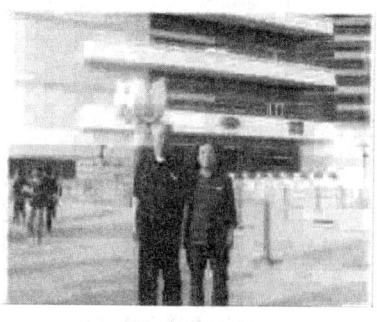

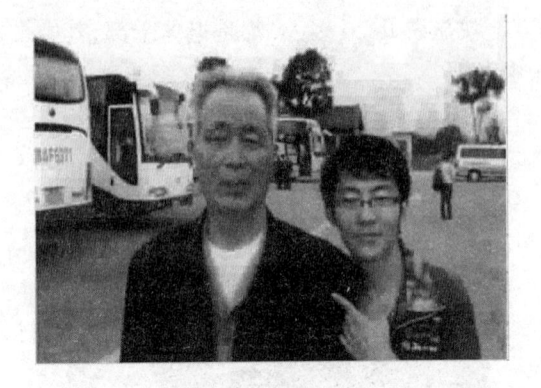

2010年10月22号与湖南师大上学的外曾孙司国梁在长沙（家在青海）

(三)赴台湾旅游

2012年4月20日，他校长和我跟随旅游团到厦门、金门、台湾旅游，先乘火车到厦门、金门，再从金门到台湾往返乘飞机。到台湾旅游的主要景点：台北特色、故宫博物院、日月潭、阿里山等。旅游往返12天。我们一块去旅游，我县共7人（他校长、张治高和他夫人、孔师老两口、车照辉、我）。

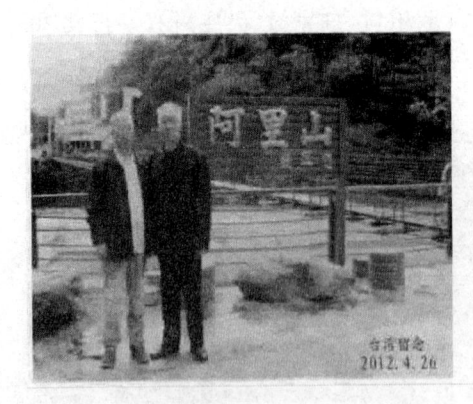

2012年与他成林先生在台湾合影

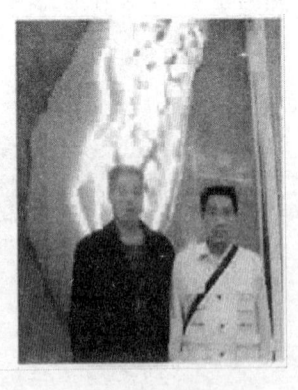

2012年与张治高同学在台北市合影

(四)赴海南省旅游

2013年3月18日,他校长和我又跟随旅行社出发乘飞机到武汉,又乘飞机到海南省三亚。主要景点:三亚兴隆、北海、桂林等,这次往返11天。

赴香港、澳门、台湾、海南三次旅游中他成林校长一直跟我做伴的。他校长是从十中退休的老同事,他比我小八岁,是个勤快、谨慎、好动、热情的人。我的旅行,事事处处受到他的关照,使三次的旅行游的顺利,玩得开心,儿女们也很放心。旅行结束后,我和儿女们对他校长的关心表示了谢意。

(五)江南行

2015年5月29日至6月16日,我与侄儿永清赴江南探访与旅游。

探访者:系永清四叔之子芝勇,其父因工作家住在新疆,现芝勇工作在南京铁通公司。他的妻子糜小霞,工作在南通旅游局,从事翻译工作。女儿芝屹然,在美国留学,现在正在上高中。南京农大有我孙女芝昕上大二。在苏州有我们的家务党家芝玉伟叔坐家定居。他一生在新疆工作,离休后先住在兰州。他是我们家族二房分四支脉人,他弟兄二人,弟仍住在兰州,他有一女二男,都工作在苏州,都在苏州成家立业了,所以后来跟随子女们搬到了苏州。

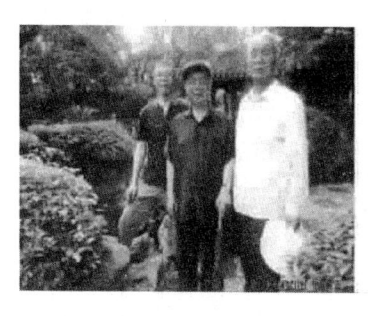

2015年和族叔芝伟及小弟晓春在苏州合影

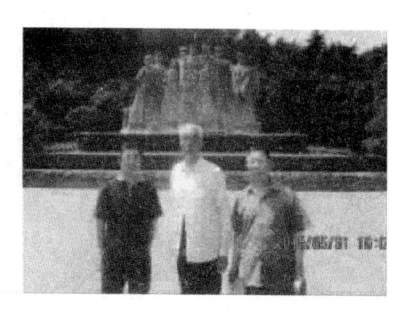

2015年与侄儿芝勇(左)、侄儿永清在南京雨花台合影

这次旅游,到过南京、苏州、上海、杭州四大城市。时间的经过安排:南京四天,苏州九天,上海一天半,杭州一天半,乘火车往返三天,共计19天。

1. 在南京的四天

5月30日十二点半到了南京火车站。车站上由侄儿芝勇和孙女芝昕等候接我们。我们见面后,又乘小汽车到了芝勇家。下午四点芝勇带领我们,游览观看了南京大屠杀展览馆。31日正好是星期日,芝勇、芝昕带领我们游览了雨花台、中山陵。第三天,6月1日我和永清自己行动,游览了总统府、大桥公园、玄武湖等。第四天上午我们到南京农大,

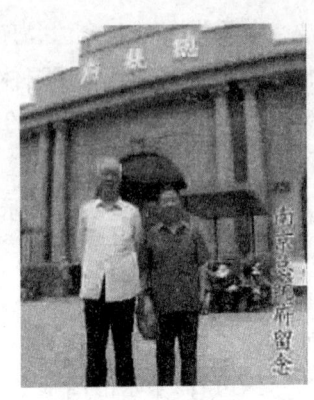

2015年与侄男永清在一起

有孙女带领观看了农大的校容校貌,并合影留念。吃过中午饭,孙女送我们乘公交车开往南京火车站,乘坐下午二点的火车到苏州。回想南京的四天,吃住在芝勇家很方便,白天旅游,晚上芝勇上班回来,跟我们坐在一起,畅谈各方面的情况,尤其畅谈我们家族家乡的发展变化情况。侄儿从小生长在外面,对家乡情况很少了解,交谈后他也逐渐知道了些家乡的发展变化情况。畅谈中还带着感情联系回忆了自己家庭由苦变甜的过程。从交谈中不难看出,侄儿是一个心怀大志,立志成才的好后代,他对家族的传统文化是尊重的,他对家乡是热爱的,他对长辈和父母是孝敬的。他还联系我们的芝氏"族谱"谈了些富有远见的超前看法,这对我和永清是一个很大的启示和鼓励。还有一个方面,由于他工作各方面的突出表现,已提拔为正县级的年轻领导干部,这在我们家族中,可算是唯有的一个。值此我们深感到无比的高兴和骄傲。愿我侄儿继续努力,步步晋官加爵。

2. 在苏州的九天

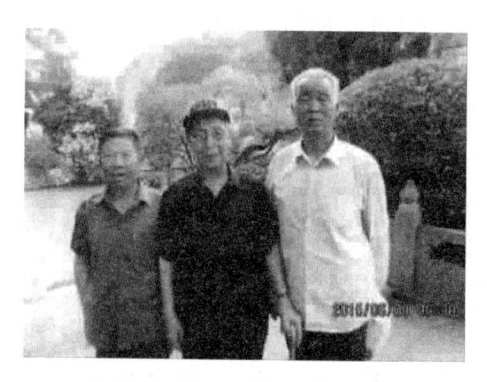

2015年和族叔芝伟、侄子永清在苏州合影

6月3日我和永清从南京坐火车到苏州。下午四点多火车到苏州站,这时芝伟叔和婶母二位老人在车站等候接我们。我们高兴的见面后,又乘地铁20分钟后到达了叔的家。他家住在苏州吴中区。到了叔的家后,受到了他家儿女们的热情招待,设宴的餐厅里我们第一次见到了晓庆妹、晓春、晓沪两个弟,见到了晓沪妻尹明秀,还有侄儿龙龙(震泽),侄女瑞瑞。在苏州吃住在叔的家里很方便,但是80岁的婶母给我们做饭伺候我们,使我们很受感动,觉得很是过意不去。

在旅游方面,芝伟叔安排得很周到:上午旅游,下午休息,晚上畅谈聊天。几次旅游,叔和婶母陪我们,由晓春开晓沪的小车带我们游览了苏州最好的景点:虎丘、石湖、太湖、拙政园、狮子林、重元寺、寒山寺等,还有两次有晓庆妹和晓沪弟开着自己的车带我们游览了苏州晚上的一些景观。这时家住兰州,工作在苏州,三年未见的晓强弟先打电话到叔家,后到家和我们相见,真是缘分。他也参加了我们的两次夜游。还有一天,82岁的叔开着自己的小电动车让我坐在车上,永清侄儿,快步跟在后面使我们观看了京杭大运河,观看了苏州街道和超市等,这些特殊的游览都对我们留下了美好的回忆。

3. 上海、杭州的三天

苏州的晓强弟带我们旅游了上海和杭州。上海一天半时间,主要观看了外滩、浦东新区,上海经贸大厦(88层高),还游览了南京路、城隍庙等。在杭州一天半,观看了西湖、岳飞庙、灵隐寺,雷峰塔等,下午5点我们从杭州乘火车返回到了苏州。

这十九天的探访旅游,很顺利,也很开心,一路上我受到永清侄儿的热情关照。这次探访旅游算是实现了我多年的美好愿望。这次探访旅游一面领略了江南风光,一面观看了祖国日新月异的大发展,大变化,这给我和永清增长了不少的见识,开阔了眼界,精神上增添了不少的愉快和幸福。还有一个方面,在探访中我们身受了芝伟叔、芝勇侄儿的热情宽待和交谈,这样的交谈既交流了志同道合的思想感情,又加深了我们一脉之根的深情厚谊。把这种深情厚谊还要传承给我们的后代,让他们世世代代的传下去。

五、探访、旅游的感言

说起我多次的外出归纳为:一是探访,二是旅游。

回想我的探访曾到过青海、新疆、江苏南京等地,跟亲人们畅说了离别相见的话语,抒发了一定的感情,又观看了城市一路的风光。

二是回想我的观光旅游,几次的外出旅游,曾到过东北的三个省市,又到过江南的十三个省市,好多次到过北京还到过香港、台湾等。看来我的外出,拿全国来说就是祖国的西藏未去,这是对我的老年理想,既是成了一个愿望,又是一个遗憾,不管怎样形式的外出,总有不同心情的感受,也有共同理想的感慨:

1. 步行或乘汽车、火车,坐飞机,首先看到的听到的都是祖国山川、平原、江河、湖泊、城市、农村的日新月异的大发展,突飞猛进的大变化,还有遍布全国的高速、低速的公路、铁路四通八达。激起了我由衷的感慨:啊!祖国的美,建设发展的变化等方面取得的成就多么辉煌。

2. 参观了各地的博物馆、名胜古迹、文物展览,领略了祖国传统的优秀文化和先祖们高超的人生智慧,及千百年来中华民族用勤劳的双手绘造的一切辉煌成就,今天都成了国宝。还有进庙宇拜佛像的自由,净化了心灵,亦满足了祈求平安的心愿。

3.踏进历史的纪念馆,更是令人动情,缅怀过去的岁月,悼念离去的先烈,感慨胜利的不易,回忆战争中的岁月,从而激起了更加爱国的热情。

所到之处,受到无微不至的关爱,热情洋溢的服务,真叫人产生炎黄子孙一家人的情怀,心底里时时感到温暖。此情此意,尤其到台湾,人情味道更是浓浓。

回味概括外游的心情就是一句话:对党更加忠诚;对祖国更加热爱,两个一百年奋斗目标肯定会实现。

六、当"礼宾"

在退休的日子里,我成了由刘世玉、刘世胜、王维国三人组织带领下的礼宾成员,多次的参与丧事的祭奠活动。礼宾一般由八人组成。礼宾的祭奠:我以年长安排的是大宾,比较闲,其他的礼宾写讣告、写对联、写祭文、读祭文,还要布置祭奠仪式的场面等,忙的不亦乐乎。

大宾:按过去的常规祭礼完毕后,给孝子们致家训词,训词者顾名思义,是比较严肃的家庭教育,但我的大宾词,跟自己的能力水平有关,说不出深刻的家教道理,只谈些结合当前形式的个人看法:(1)谈孝子们感恩图报的心愿;(2)谈亡人的生平事迹即歌功颂德;(3)谈孝子们节哀和今后怎样行动的希望要求;(4)谈孝子们家庭兴旺,子女们成长成才的美好祝愿;(5)谈亲戚朋友、家务党家前来参加追悼和帮忙的谢意。

通过隆重的礼宾祭奠,目的是弘扬中华民族的传统文化、孝道文化达到忠孝传家,构建和谐文明的美好家园的目的。

七、兰州党家们来访

兰州家族是我们芝氏门中二房分的四支脉,78年与故乡取得联系的是芝发灵(仲灵),他生有两个儿子。老大叫芝玉伟,属狗,现年82岁,他工作从新疆离休到兰州,他有二男一女,都工作和成了家。1996年由兰州迁到苏州居住，儿女们都跟着去。老二叫芝玉鑫，属猪，现年81岁，他工作退休一直住在兰州小西湖，他有三女一男，也都工作和成了家。

1. 2012年7月份，他们弟兄二人都带着家眷，一行10多人来老庄探访。他们先到自己的祖坟进行了祭奠烧纸，然后到我二弟生菩家落脚。两位老弟兄，我们叫大叔、二叔，他俩又带两个婶母分别到生良哥、生郁弟和我三家进行了拜访。还到家庙对先祖们也进行了烧香叩头。当天中午，在生菩家进行了招待，我们几家的儿子妇女们也全到了。下午由侄儿学理联系到刘家峡大坝上参观，还坐气船在水库里玩游，下午五点左右返回了兰州。

2. 2013年7月18日，苏州的大叔带着婶母和他的大儿媳来芝家湾老家，最后在自己的祖坟上烧了纸，当天返回了兰州。

3. 2014年7月4日，苏州的大叔和婶母，还有他的老大晓春和晓春的女儿一行四人来刘家峡在我住的楼房住了十五天，期间到我三个儿子家作客，还受侄儿学哲、学理饭馆的招待，于18号永斌送到汽车站乘车返回了兰州到二叔家，准备7月20日坐火车回苏州。

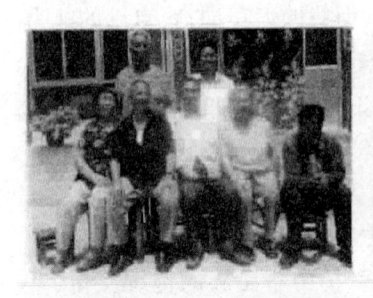

2012年兰州党家来家乡祭祖时我和生郁弟生菩弟与兰州党家合影

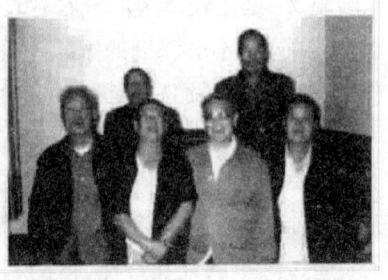

2013年7月在家乡与（后排左起）芝生菩、芝生良、（前排左起）芝生岳、芝玉鑫、芝玉伟、芝生郁合影

人老了，都有怀旧思念故乡的心愿，几次来访，老的都说些遗憾的话，老了可能再来不了，以后的来往靠儿孙们了。

八、拜年

因每年过春节,家里来人多,应酬多,离不开身,故对走亲访友做的较少。2015年的春节,我专门抽出时间给部分亲戚和党家们拜了个年。正月初六,我、生郁弟和永斌到兰州亲戚与党家家去拜年。永斌开车,车早上七点出发到八点多先到了侄儿永汉家(兰州西关什字),一个小时左右,兰州工作的永强侄儿也来到了永汉家。10点左右,我们一行五人(我、生郁、永汉、永强、永斌)先到亲家家拜年(大女儿的婆婆家),11点半我们到玉鑫叔家拜年,他家有婶母和晓梅妹子,其他的都不在家,下午四点我们回了家。

正月初九,我、生郁弟、永发侄儿从老家出发到刘家峡生瑞哥家拜年,永斌开车。生瑞哥是我们家务里男性中年龄最大的老哥,今年85岁。他家有嫂子,他有子女三男一女。老大永华、老二永龙和女儿永芹在甘南绿曲工作,老三永泽在本县工作。当天,生郁、永发、永斌、永华、永泽都把酒喝高兴了。下午五点由侄儿学理开车把我、生郁、永发三人送到了岷源老家。

九、一次学生招待会上的即兴发言

2009年五中87届毕业生一个班40多人在红瑞宾馆的餐厅招待了我们曾在五中工作的几位老师,他们是:高延新、孟有安、刘世鹏、刘意尧、李延海、沈明永、王新春、王玉年、我等。参加招待的这些同学有的是国家工作人员,有的在家务农,有的搞企业。招待会气氛热烈,开始有一同学讲了招待会的意义,目的是图报感谢老师的深恩。还有个别同学做了工作经历的自我介绍,最后让我发言,我就代表几位老师谈了些感受:忆往昔峥嵘岁月,在那20世纪八十年代五中的三苦精神大发扬;看今朝改革开放八十年代五中毕业的同学们个个成才;分布于各行各业、各条战线,发挥着自己的才能,这是我们老师的骄傲,学校的光荣。

我们老师的天职是教书育人,我们老师的心愿是希望自己的学生们成才,还有一个特殊的心理,希望自己的学生超过自己。

今天我以一位过古稀并以退休在家的老师身份,能参加这样团圆会聚,感到特别的高兴。回忆20多年前五中的教育教学生活实践,真是回忆多多,感慨万千,今天我深感到教学育人是一件非常高兴和享受的事情,学校不但是我们汲取快乐生活的源泉,也是我们共同的精神家园。同学们,自从步入社会,就和我们老师在一起,在人生道路上即痛饮生活的满杯,又感受着一生的酸甜苦辣。当我们以后回首往事,我们就会认为我们为社会、为国家,奋斗过、贡献过、一生无憾。这是快乐的一生,幸福的一生。今天我们跟同学们在这里欢聚一堂,首先感谢你们尊师重教的深情厚谊,另外,我在这里代表五中的各位老师衷心地祝愿大家,在以后人生的道路上谦虚谨慎,诚实为人,不论你是身居高位,还是一个普通百姓,都始终恪守一个信条:做事要认认真真,做人要堂堂正正。这就是我们老师们给予你们的一点希望,并望你们将此传给自己的子孙后代。

最后祝大家身体健康,工作顺利,家庭幸福。

十、过生日

2010年3月,农历二月十二日,正好是我的71周岁的生日,我出生于1939年农历二月十二日。生日的一天,儿女们、孙子、孙女们,还有两个女婿、两个外孙,都欢聚一堂,给我过了个生日,举行了一定的仪式。并合影留念,此时此刻使我感到无比的快乐和幸福。

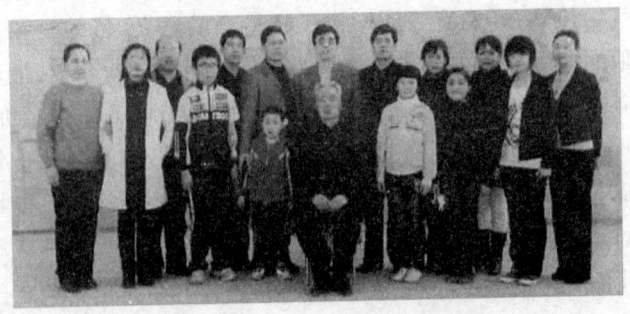

2010年七十一岁生辰全家合影

十一、写回忆录

2014年末2015年初,我在家经常回忆往事,也很想找个人倾吐我的经历,这时,朋友沈明永建议把往事写出来,这样既打发了时间,又能好好倾吐心事,于是我就有了写《回忆录》的初衷。后来白天我打草稿,晚上学生张旭文修稿和誊抄,还有生郁弟和沈明永、聂明礼同学的看阅修改建议,历经一年多的酝酿、写稿、修稿,终于完成了写《回忆录》此事。

十二、我对人生的反省和体悟

(一)我对人生的一点反省

回想我的一生,问心无愧的是,我始终注重自身的道德修养,对工作尽职尽责,对家庭敢于负担,同时乐于帮助别人。凡是村上、家族、老师、学生和朋友,只要我有能力,都尽力做到有求必应,一帮到底。

俗话说:人无完人,金无足赤。又说:人非圣贤,孰能无过。作为一个普通的人,我也有很多的缺点和过错。总结起来,有以下几个方面:

一是性格内向,不善言辞。我生来说话不多,一说就腼腆,一腼腆就容易说错话,或者说不完整。有时和别人说话,我也想说,可是我先一笑,笑得很不自然,别人误认为我在取笑和蔑视,结果谈话不欢而散,局面往往很尴尬。有时,我心里想说,可说出来是半句话,别人总猜我的意思,我也很为难。有时说话,不考虑别人的感受,常打断别人发言,自己说个没完,别人也反感。

二是个性直,容易伤人。可能性格内向的人个性比较直。说话、遇事,不管别人能不能接受得住,只要我认为对,就直说,甚至是说粗话,还不允许顶撞。比如说:一次,在考场上发现学生作弊,气上来当场撕了学生的试卷,使学生难看。又比如:有一次,我发现一位老师没带教案上课,就不加思考,当场给予严厉的批评和教育,让老师无地自容。

三是缺乏与家人的沟通交流。家庭是社会的细胞,每个家庭和谐了,那么整个社会就自然而然的和谐了。

现在的治家,靠以前的"严父慈母"、"三从四德"等旧观念、旧思想就不一定能行得通。只有靠现代的"以感情来沟通,以诚信去交流",才是治理家庭的有效途径和方法。此话还有更深的含意,沟通是牵心的桥梁,交流是传爱的纽带。以这样明白深刻的道理联系我的小家庭,说实话,有说者没行动,有说者没人听,还有说得好听,做的难看,这些都是我造成的,是我由于缺乏联系沟通和不善言辞造成的现状。现在我的小家现处于严肃不足,活泼有余的状况。面对这样的现实,我就要从我做起,深刻反省自己,并改进这方面的不足,以新的思路、新的办法来治理家庭,从而达到家和万事兴的目的。

四是酒性不好。年轻时酒量大的出了名,一次能喝一斤白酒。别人开玩笑说,我一年喝过的酒瓶一大拖拉机装不下。有时在外面喝酒喝到很晚,三更半夜回家,一进门就把我的三个儿子从被窝里拽起来。然后就开始训话上政治课,讲我苦难的童年,讲我青年时所受的排挤和打压,讲我母亲带我们一家人经过苦难的历史,有时儿女们不理解、不爱听时我就严厉的训斥。有一次酒后回校,发现学生宿舍吵闹严重,就进去把所有男生哄起来,包括一个有重感冒的学生,这样的行为是非常不理智的。

细说我的缺点,可能还有很多,但主要就是这些。我之所以这样反省,就是希望我的儿孙后代们能从中吸取一些经验教训,也要有常反省自身的不足,而达到明理做人的目的。

(二)我对人生的一点体悟(13条)

在我人生的实践中,我始终把一些名句格言当作法宝,以此在人生中达到提示自己、警醒自己、修正自己的目的。以下例举我铭记的几条名言,作为我感悟人生,完善自己的"灵丹妙药"。

1. 先人不善,不识道德,无有语者,殊无怪也。教子无方枉为人表。此话讲得很柔和,听了很难过、很痛心。(名言:父慈子孝。养儿不教父之过,养女不教娘的错。)

2. 用好"两把尺子的真谛"。

一个人一辈子有两把尺子,一把尺子量自己的不足,一把尺子量别人的长处。

有人用两把尺子背道而行,其原因便是自我私欲的膨胀,妒忌心理作祟。因为心胸狭隘,心里容不下别人,容不得别人超过自己,故而才会把尺子用反(量己长量别人短),殊不知,这般畸形心态,既是自我进步的大敌,也是推动事业发展的大敌。

3. 伟人说:活到老,学到老,改造到老。刀不磨要生锈,人不学要落后。钟不敲不鸣,人不学不灵。在读书中感悟人生:读古圣贤书,品味传统文化的奥妙与神韵,这不仅是知识,而且是做人的智慧。(号召:学习,学习,再学习!)

4. 明理做人。明理:理不是自己个人的,理要有公论,要能被人普遍、公平地认同。若只讲自己的私理、歪理,就是无知、愚痴。(格言:话顺着理走,水顺着沟流。)

5. 天下什么最大?道理最大!确实如此,人世间,权力可以被剥夺,财富可以被侵占,但道理亘古长存。(俗言:顺情顺不过理,道理就是如此)

6. 要有信仰。信仰:人生有信仰才有力量。信仰有多种,如:对国家的信仰,对人道的信仰,对因果的信仰,有了信仰,人生才有规则。

7. 立志成才。立志:立志的人才肯奋发向上,才肯担当责任;反之,一个人如果没有立志,便不知从何处下手,也不知目标何在。(格言:有志不在年高,无志空长百岁。)

8. 注重道德。道德:有权有势的人不一定受社会尊重,而道德崇高的人却能千百年来仍为人称颂。

财富有的看得到,有的看不到。有道德而平常帮助别人,播下了善缘的种子,便会结出善的果实,这就是看得到的财富。

9. 构建一个温馨的家庭,在家安享快乐的晚年。

(1)建立一个有自己特色的家庭;这个特色——学习知识,文明礼貌,尊重知识,幸福舒心的生活。

(2)国人最看重家庭的和谐。

哪些因素影响国人的幸福感呢?调查中发现影响个体幸福感的19个因素中最重要的是家庭。家庭和谐被评为第一位,健康位列第二,子女教育被评为第三,生活安全列第四。

(3)组建一个家庭不容易,就要珍惜一切感情。宽容是一种美德,其实幸福无处不在,懂得了珍惜,生命才有意义,学会了珍惜,生活才会幸福,幸福在哪里?在你心中。(拾零:虽然幸福是个相对的概念,只要常求己过,答案自在我心。)

(4)搞好家庭教育。

家庭教育的理念主要包括:A、必须是爱的教育,快乐的教育;B、要与孩子保持密切沟通,万万不能促成亲子之间对抗;C、要想孩子成才,就要先教孩子做人。家庭教育要以孩子道德素质,心理素质为重点。(常言:家和万事兴,万事和为贵。)

(5)世间万事,亲眼看的也不见得是正确;亲耳听的也不见得是真实。若因不了解而议论,这就是愚痴、短见,就如盲聋之徒一样(冷静、思考,没有调查就没有发言权,背后不论人者为高尚者)。

10. 学会交流和聆听

交流是牵心的桥梁,聆听是传爱的纽带。不善交流的人,是将自己禁锢在人生的荒岛上;不善聆听的人,则是将别人向自己打开的心灵之门粗暴地关上。学会交流,聆听是多么的可贵,多么的思想好境界啊!(格言:不听老人之言,人生难以周全,吃亏就在眼前。)

11. 偏见、计较:一个人过分执着于自我,便看不见他人,更不能听到除自己以外的东西。你以为凡事都真的是你以为的吗?外面环境的影响真的大吗?人一旦陷入自我,他人做什么都无济于事,你总是能朝你希望看到的计较。我们真能除去一切偏见,真实地去看待世界吗?(俗言:一个人的高贵,最容易被小人文化所侵吞。丧言败坏君子。)

12. 先辈是我人生路上的明灯:先辈身上验证了一个事实——恪尽职守,敬业奉献的作风。(修养:人有上下老小之分,没有高低贵贱之别。仁者爱人。可怜天下父母心。)

13. 铭记三条古训:(1)少时但得父母乐;老来自有儿孙贤。(意解:年轻时若能善待父母,就能潜移默化地影响儿孙,等到自己年老时,儿孙也会孝敬你。)(2)堂上两老是活佛,何须灵山朝师尊。(意思是说:连老人都不孝敬的人却去拜佛,如果真有神灵,不怪罪他才怪呢。)(3)鸦有反哺之义;羊知跪乳之恩。(意解:乌鸦与羊尚且会有孝敬报恩之心,人若不孝敬父母,就连禽兽都不如了。)

以上这样的名言,对我平生少言寡语、思想固执的人来说,学了、听了特别感动,也觉得很有滋味,所以我喜欢牢记这样的名句格言,并应用于自己的生活实践,作为医治心理病态的妙方良药,从而在我人生中达到心灵慰藉的满足。

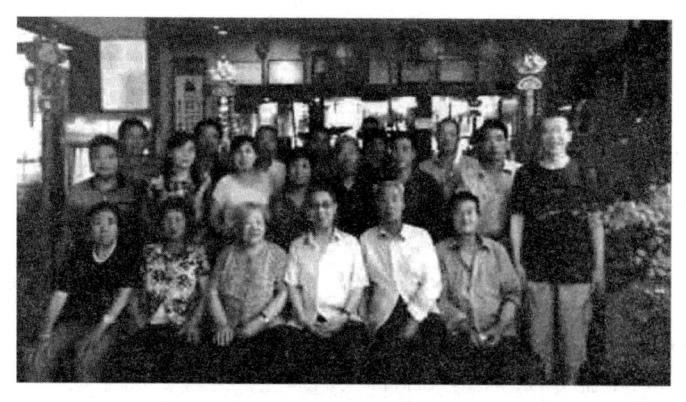

2016年7月族叔母从苏州来永靖省亲时与部分侄孙、辈合影
参加者:前排左起:赵英儿、魏香英、杨新月、芝伟、芝生岳、芝生郁
　　　　二排左起:芝永增、孔令梅、魏春儿、陶春兰、芝永清、芝永善、芝永豪、芝晓春
　　　　后排左起:芝永武、芝永斌、芝永汉、芝永沛、芝永虎、芝永红

第二节　读书养身，联络感情
——领略人生快乐

一、读书看报

我退休后，第四年老伴去世了，一般来说，年轻是夫妻老来是伴，人老了离开老伴一个人生活就感到孤单，但我经过反复的思考，我总觉得：我的退休生活是充实和快乐的，要么跟孙子们含饴弄孙，要么读书看报看电视，要么走亲访友和旅游，要么和熟悉的老年人聊聊天、走走转转，从不爱，也不会玩麻将、扑克牌一类娱乐活动。这与我平时爱读书有关，以前工作时业余时间除工作休息之外，就是看书、读报，其他活动都不参加。

读书、看报是我最大的兴趣、爱好，年轻时候就喜欢看书，退休后每天下午都会看报，抽时间还会看看一些爱好的书籍。在我看来，看书也是养生的方式之一，养生贵在养心，心境的安宁，使养生中"养神"的重要内涵。"读一本书，就像是在和书中的人物交谈，心情格外愉悦，忧愁烦恼都抛到了九霄云外。"今天我真有这样体会的敢说，有书卷气的人，自然会有健康的人生态度和高雅的生活情趣。

二、唱好"然"字歌

现在的我，只想唱好"然"字歌。人到老年要淡然、释然、安然、自然。对一些人和事不要强求，要顺其自然，这样才能不生气，少上火，延年益寿，此话听了后，深受启迪。

淡然、释然就是对名利看的淡泊，不计较别人对自己的态度。

安然、自然就是老年人养身保健要因人制宜，不能强求，人都希望健康长寿，活大岁数，这是人知长情，但要顺其自然，老年朋友们愿我们淡然、释然、安然、自然，让晚年生活更幸福。

三、我的所想所干所乐

俗话说得好,老有所想、老有所干、老有所乐。我的想,就是想想过去,看看现在,回想一生的种种经历。真是回忆对比,忆苦思甜,感恩党和人民的培养。我的干,就为孩子和村上、家族里做一些力所能及的事。我的乐,就是知足常乐、天伦之乐、助人为乐和儿女们的孝敬之乐。乐来自亲情的关爱,有爱就有乐,有乐就是幸福。俗话说得好,青春留不住,年龄不饶人。这是无法抗拒的自然规律。面对年老,不能逃避,因为人生买的只是单程票,没有返程。从年龄上看,我的确是老了,但年老不一定是衰老,有道是"老骥伏枥,志在千里",人老心不老的道理就在于此啊!

四、陶醉于"隔辈亲"

年轻时候,我对"隔辈亲"的说法不太认同,对一些老同事过分宠爱孙辈更是觉得不可思议。自从我当爷开始,这"隔辈亲"竟让我的观念大转弯,不由自主的疼爱孙辈,而且很强烈,生活也大变样,当然是越变越充实,越变越开心。

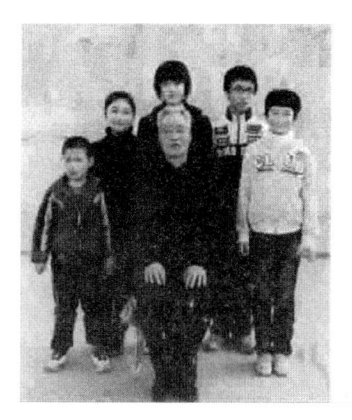

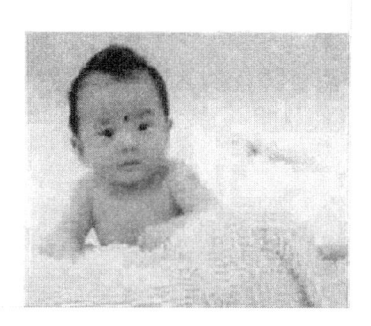

2010年与孙辈在一起　　　　　孙子鑫鹏

自打有了孙辈,我更恋家了,也爱管、爱做家务事了,每当星期日第一件事就是赶紧回家看孙子,退休了更是如此,一天不见就想得慌。

现在我当老年爷爷是孙辈们的魅力让我远离无聊，少了些应酬，多了些亲情，感觉很值得。

由于我性格内向、孤僻，不善流露疼爱孙辈的心情，孙辈们也不愿接近我，人们不理解，好像我是一个不疼爱儿孙的人，其实我也是普通人，疼下不疼上的情理也显示在我的身上，我也不知不觉坠入"隔辈亲"甜蜜漩涡，天天想他们的健康成长，快乐生活；想他们的好好学习，天天向上，努力成才。

常言道，只有亲身经历，才有真切感受。我想"隔辈亲"是我们生命里程中又一个加油站，是激励，是追求，更是一种幸福。

五、七月初七吧咪山敬香

我从退休，到至今天，曾到过吧咪山五次敬香：第一次是2002年，我陪老伴去敬香；第二次我与肖怀智岳叔、生英哥一同去敬香；第三次我与老大永斌，还有令梅、洁若、鑫鹏一行五人去敬香；第四次我与沈明永老师一同去敬香；第五次2015年8月20日，农历七月初七，是吧咪山的佛事善会，我又一次去了吧咪山。

早晨9点钟，我和从苏州来的晓春弟，他的女儿般若，还有我的老二永武，儿媳桃花，外孙祖睿一行六人前往吧咪山去敬香，以表对佛祖菩萨的虔诚，并祈祷菩萨的保佑。我们先乘车到大坝渡口，到渡口又乘船经洮河到达吧咪山的渡口，下船后，他们一行五人徒步前行，我一人乘车到吧咪山。上午12点左右到了吧咪宝山。我们首先敬香叩头，并打了香钱。然后有的抽签，我到吧咪山第一次抽签，给了个五十二签是上吉签。

吧咪山的佛规：凡是到吧咪山敬香的人，都给以饭菜的招待，我们也如此。下午五点多我们又乘船乘车返回了家。祈愿各家平安，万事亨通。

六、在线仲珊老师女儿谢师宴上的即兴发言

按：綫仲珊老师曾经在九中跟我是同事，今年她的女儿綫孟瑶以高分从县一中考入了大学。九中、一中的有些老师,还有他的亲戚朋友都来祝贺,在这样喜庆的聚会上,他让我代表来宾发个言,我就欣然地接受了。

各位来宾、同志们:

今天是2015年8月29日,农历七月十六,是一个黄道吉日,也是綫仲珊老师、杨昌梅女士的女儿綫孟瑶荣登金榜考入大学,举行庆贺的日子,我首先代表各位来宾,为綫孟瑶同学以优异的成绩考入北京林业大学表示热烈的祝贺!

大家知道,一个家庭,一个学校,共同的心愿就是希望自己的孩子,自己的学生努力学习,考上理想的大学。

大家又知道,一个人的成才,离不开本人、学校、家庭三方面的配合,所以綫孟瑶同学,以540多的高分成绩考入国家重点大学,这真是学生、学校、家庭三方面配合努力的结果,这里我们再次表示热烈的祝贺。

说起綫孟瑶同学的家庭教育,她出生于一个具有中国传统的孝道文化的清门家庭,从小身受着严格的、文明的家庭教养,还受着她父亲是大学教授(兰州城市学院),母亲是国家干部的理智熏陶。有了这样难能可贵的家庭条件,家庭教育,所以她从小长大一进学校的门,就是一个讲理想、讲礼貌、尊老师、守纪律的好孩子、好学生。她的学业成绩从小学、初中、高中,通过考试一直是名列前茅,不是第一就是第二。

现在我们国家学校的模式,中学分重点和一般,班级分重点班和普通班,还有什么实验班、奥班等。

大家知道,没有重点就没有质量,但重点和质量是辩证统一的,相辅相成的,没有好的学业成绩,也就进不了重点班级。有了这样的逻辑,那么綫孟瑶同学,从小学一直到高中的优秀的学业成绩,也就取得了她从小学到高中一直享受重点学校、重点班级培养教育的资格。真有如此的条件,今年她就考出了500多分的高考成绩。这样好的成绩，也充分展现了她是一个不愧为一直好学上进的尖子学生，也不亏为一个在重点班级优秀老师们培养教育的结果。这样的结果，是她个人的荣耀与自豪，是家庭的高兴与骄傲，是学校的无上光荣。面对这样的现实，我们参加庆贺的全体来宾，怀着高兴的心情，不得不对線孟瑶同学所受的良好的家庭教育，既她父母的教子有方表示崇高的敬佩；并对培养她的一中的老师们表示崇高的敬意。当今社会弘扬尊师重教的可贵精神，教书育人光荣的社会风尚，这对爱岗敬业教书育人的老师们来说，是一种激励，是一种鞭策。

希望線孟瑶同学一进大学门，理想树的更远，起点定得更高，这个更远、更高就是大学毕业后，继续深造学习，还要考读硕士生、博士生，还要出国留学为国家争光，为家庭光宗耀祖。

最后，祝愿線孟瑶同学，線仲珊老师、杨昌梅女士全家幸福，万事如意！祝愿全体来宾万事亨通，吉祥如意！谢谢大家！

七、对"教师节"的感想

自从 1985 年 9 月 10 日起，国家决定每年的 9 月 10 日定为"教师节"。到今年的 9 月 10 日是第 31 个"教师节"了。在这深感欣慰的 31 个教师节里，我作为一名退休了的老教师，一直身受了"教师节"的慰问和祝贺的快乐。曾记得在职从教的时候，五中85年开始到九中每年都受到县上领导、社会上部分群众、有些大队领导，还有企业家、工人、干部、学生等的慰问祝贺，既就是退休了也同样不断地享受着领导、群众、学生家长们的问候和尊敬。就说今年的"教师节"，县上四大家领导一起出面慰问了我们年近八旬的几位老教师。9 月 9 日，县人大主任赵贤章、县长张自贤、政协主席孔祥友，县教育局长张小林、孔德明等，一行前来我家慰问，使我深受感激和高兴。感激领导们的关心，高兴尊师重教的可贵风尚。面对"教师节"的喜庆日子，想起历年"教师节"的快乐和荣耀，总觉得当老师的一辈子工作，比其他的职业更加的光荣和快乐。

深深感到,人最重要的是活在当下,好的方面多想,心情自然会开朗,精神也就愉快些。

今天身受"教师节"节日的快乐,感谢县上领导和全县人民对人民教师的尊重。

八、当前见面、通信、联系的中学同学们

人老了,喜欢怀旧畅谈,今天到这个年龄,人际关系中,同学之间的感情,弥足珍贵。今天我说的中学同学就是指1957–1962年在永靖中学上初中、高中的同学,有的是同级的,有的是同班的,有的是高我一级二级的,有的是低我年级的。总是一个学校上学,一个灶上吃饭,相互认识的,下面我所记得或最近相见会面比较多的以及通信联系的,还有的是相互来往的。相会的多半是工作退休的,通信的有工作在外退休的,还在家务农的,下面就登记这些同学的名单:何廷英、何仲伟、豆明敦、包书杰、罗发秀、鲁逢莲、魏菊芬、唐万良、张文杰、张文斌、高俊芳、宫华、谢延春、蒋志国、王兴国、魏学义、何启福、王正忠、豆鸿义、沈海润、董学忠、祁桂芳、史清玉、冯文辉、杨发源、罗宏荣、徐金凤、潘尚真、刘玉珍、王辉、罗进谔、祁发辉、杨志良、郭得权、魁玉良、杨学斌、甘荣康、甘荣耀、李忠玉、金永谔、高明钊、高延泽、冉兴邦、杨如通、杨文光、孙玉莲、唐占奎、崔国天、魏斌旭、王诚达、蒲焕彩等,祝愿同学们家庭幸福,万事亨通。

九、我的养生心得总结养生之经验

年龄只是个数字,感觉老,才会真的老。我从看报中学到,有些顶级医生,总结出了简单实用的"防衰老"技巧,并用在我退休生活中。主要体会有以下三个方面:

(一)"觉察自我"积极看待年龄

因为对生活消极悲观的态度,往往会加速衰老进程。无论你是50多岁、60多岁,还是70多岁,都应该想象自己才43岁。因为,人们普遍对43岁该啥样和不该啥样没有明确的预期。

不妨经常对自己说以下几句话:1. 我和其他 60/70/80 岁的人在很多方面都大不相同。2. 现在的我和 43 岁时的我没什么不一样。3. 我不在乎别人怎么看待衰老,他们的很多想法都是错误的。4. 生活教会了我很多东西,年老是一种财富。5. 我能帮别人做很多事。6. 我知道我的强项和短板在哪儿。

(二)防范跌倒,每日做平衡练习

1. 经常用脑对延缓大脑衰老至关重要,具体措施包括(1)戒烟;(2)减少饮酒量。70 岁后,每周至少保证 3 天滴酒不沾;(3)防止头部创伤;(4)经常散步,每天至少步行 30 分钟,既能改善全身健康,也有益于大脑。70 岁以上每周可步行 3 次。

2. 每日做一次平衡练习

包括:(1)双脚并拢,站直身体,双肩自然下垂,挺胸收腹,双脚平均分担体重,注意力集中于正前方某一点。(2)单腿站立,保持正常呼吸 10 秒钟,然后换另一条腿重复,每天 3 次。如果能每周适度增加单站立的时间,效果更明显。

(三)注重饮食细节

注意以下几点:(1)多吃蔬菜和水果、纤维素(如富含可溶性纤维的燕麦、大豆、富含不溶性纤维的全麦等),用鱼肉和鸡肉代替红肉,喝半脱脂或脱脂牛奶。(2)不要边看电视边吃饭。(3)细嚼慢咽,每口饭咀嚼 32 次。

十、安慰心灵之妙方(13 条)

我平生把一些至理名言当作人生的座右铭,来对待、来应用,从而达到心灵平衡之目的,下面择选几条作为我修身养性的参考:

1. 幸福三诀和十大要素

A、幸福三决

拥有一个幸福的人生其实很简单,只要做到以下三个"不要拿":(1)不要拿自己的错误惩罚自己;(2)不要拿自己的错误惩罚别人;(3)不要拿别人的错误惩罚自己。具有这么三条,人生就不会太累了,这是多么朴素的心语啊!

B、幸福十大要素

(1)必须拥有健全的身体和健康的体魄,这是幸福的基石。

(2)切合实际的目标和期望,这是幸福的内在驱动力。一个人如果没有目标追求,幸福的河水就会在懒散中干涸。

(3)自尊,这是幸福的支架,也是幸福的赐予。

(4)控制感情,这是幸福的规则。过分的压抑或放纵自己的感情,会和幸福相悖。

(5)乐观,是幸福的源泉,保持乐观,就能繁衍幸福。

(6)豁达,是幸福的开阔地。

(7)益友,是幸福的开心果。

(8)合群,人缘好幸福自会来。

(9)挑战性的工作和活动性的消遣,这样的一张一弛,才会有幸福交替出现。

(10)团队意识,这是幸福的蓄水池。(择于心理学家的分析和看法)

2. 学会感恩(做人,要处于情;做事,要处于心)

感恩是社会文明的需要,社会和谐的需要,也是继承传统的需要。感恩教育,不仅仅是感恩父母,还要感恩国家和社会。感恩是一个情商,一种品格,内化于心,外化于行,才能达到教育目的的。

3. 健康是金子

对健康的可贵,有这样四句话来形容:健康是节约,健康是和谐,健康是责任,健康就是金子。播种健康,收获幸福,适者有寿,仁者无敌。

4. 健康大敌:

人生在世,情绪是健康快乐的最大障碍。情绪遮蔽了道理,就成了快乐的障碍。(一笑一少,一怒一老。每发一次脾气,就使自己愚蠢一些,也使自己老一些。怒有心上起,恶向胆边生)

世上多少孽事不是起于一念怒火？而怒气,大约都是"贪"字所致,人生在世,追逐名利,患得患失,在颠簸不平中讨生活。细细想来,值得吗?

5. 学会思考

人往往是这样,睁大眼睛看世界,糊里糊涂,闭上眼睛细思量,清清楚楚。一个能思考的人,才真正是一个力量无边的人。还有学会对镜自嘲法:人在自嘲中失去的是虚荣,获得的却是清醒。

6. 宽容是一种美德(严于律己、宽以待人的高尚品质。)

不要与俗人争利,不要与文士争名,不要与无谓争闲气。这三个不要,是多么难能可贵的人生观,价值观啊!

7. 正确看待年龄

就年龄而论,年轻有年轻的好处,但老也有老的特点,阅历丰富,更加成熟理性。老年人虽然失去了春般的艳丽,却拥有着金秋的丰盈。年老不是畏惧,可怕的是心灵的衰老。另外,生命不在年龄,贵在心理年轻;生活不在金钱,贵在怡乐心情;养生不在冬夏,贵在理肌防病;生活不在计较,贵在知足常乐;情趣不在雅俗,贵在心灵提升。这该成为人们养生、长寿的秘诀。

8. 要有完整的人生

怎样使人生完整呢?

人活着,一辈子不能光为自己活,还要应该为社会为他人做点什么,这样人生才是完整的人生。

9. 德才兼备

所谓才,是指聪明、坚强、果毅;德,则是指正直、公道、平和待人。才是德的辅助,德是才的统帅。

做人就要作德、才兼备的人,做有益于社会,有益于人民的人。

10. 发现快乐才能长寿

古人强调:"读万卷书行万里路",在路上既开眼界,又会增加快乐,所以自然就会促进养生。从此言论中,我们可以发现,快乐是养生的基础,失去快乐就不可能长寿。

11. 哲人说:"世上有两个难题无法彻底解决,一是垃圾,二是嫉妒。一个人水平的高超,在于把垃圾和嫉妒对自己的危害降到最低。"(常言:近朱者赤,近墨者黑。)

12. 修养与修行:修养的内涵:一是在理论、知识、艺术、思想等方面具有一定的水平;二是养成好的、正确的、待人处事的态度。修行:简言之,知错改错,又说,学佛或学道。(名言:修身、齐家、治国、平天下。)

13. 人活着是为了什么? 有很多种答案,但其中最重要的一个就是让爱我们的人和我们爱的人幸福。

人生就是不断寻求让自己对自己满意的过程,然而怎样才能会对自己满意,这种要求是由内而发的(内因是变化的根据,外因是变化的条件),因此,如果你的标准是由别人订的话,很难达到满意的程度。

伟人说:"学习的目的全在于应用"。学习理论要联系实际,首先是联系自己的思想实际,在理论指导下,有错就改,无错在理论指导下前进。以上所写的那些名句格言(也是理论),是我晚年学习应用的择选,也是我化解心理矛盾,达到心态平衡的妙方。

俗话说:家家有老人,人人都会老,孝敬今天的老人,就是尊重明天的自己,家有一老,定如有宝。此话是对老人的尊重,对年轻人的教育和启迪,应发扬光大。

十一、师生座谈

2016年6月朱光明老师来刘家峡,与我一起受永靖二中第二届部分同学的邀请与之座谈,计有:

范玉辉、康吉福、冯永昌、乔文德、董学贵、孔祥孝、张本龙、李育先、杨俊华、董玉柱、李荆统、李树强、孔梅环、冯廷芳、张明菊、吴德秀、陈自英、祁永德、何建荣、赵元良、张心孚、张正礼、陈功林

感谢同学们尊师重教的美好心愿,祝愿同学们身体健康,家

庭幸福。最后借用习近平总书记的一段讲话来作我整个回忆录的结束语:"青年朋友们,人的一生只有一次青春。现在,青春是用来奋斗的,将来、青春是用来回忆的……无数人生成功的事实表明,青年时代,选择吃苦也就是选择了收获,选择奉献也就选择了高尚。青年时期,多经历一点摔打、挫折、考验,有利于走好一生的路……总之,只有进行了激情奋斗的青春,只有进行了顽强拼搏的青春,只有为人民作出了奉献的青春,才会留下充实、温暖、持久、无悔的青春回忆。"

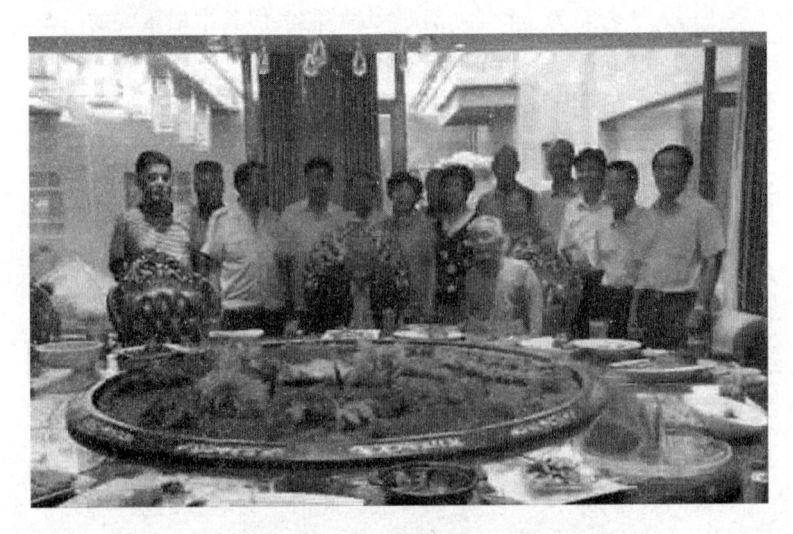

2016年8月在刘家峡鑫海源酒店与朱光明老师和我与
杨俊华、范玉辉、冯永昌等学生合影留念
在座的两位老师:左:朱光明　右:芝生岳

附 录

附录一

提高教师素质,搞好学校管理
——三十年学校管理工作浅谈

芝生岳

(1994年7月16日,民族报第三版刊载)

学校管理的成败系于教学管理者能否培养出一批德才兼备的教师人才。基于这一点,我将教师的培养视为一个大系统,将其政治素质、业务能力、教研教改看作其中的三个子系统来对待。

一个教师的道德水准直接关系到他对工作所持的态度,直接影响着他所培养的对象。在学校管理工作中,必须抓好政治理论学习,这样,有助于教师分清是非,明确自己的重任,加强教师教学的责任感。而做好政治工作的前提还在于校领导自身。领导必须以身作则,深入到教师中去,经常性的对教师问寒问暖,把热情关怀和严格要求结合起来,激励教师为人民的教育事业献身的精神。

提高教师业务水平是教学管理中不可忽视的环节。我的具体做法是:一、组织教师钻研教学大纲、考纲、教材,有计划地组织教师召开教学研讨会,课堂观摩,研究在教学中出现的问题和解决的方法以及相互探讨授课的技法。二、让教学经验丰富、教学效果显著的教师做青年教师的带头人,进行传帮带,实行定向培养。这样做的效果,能使青年教师迅速成长起来,形成教师梯队。三、鼓励教师大胆进行科研活动和教学改革。这有利于提高教学的积极性,同时使业务能力得到长足的发展。

在教学中做到高屋建瓴,还要提高教师的教育理论水平。全国特级教师魏书生说:"观念是至关重要的,教法则是雕虫小技"。要提高教师的教育理论水平,学校必须想方设法为教师创设理论的环境,这就要求学校在这方面舍得花资金,在学校图书馆中购置教学理论书籍和有关的报刊,并定时定量的交给每个教师以教学研究的课题。

附录二

呕心沥血育人才
——记全国优秀教师芝生岳

(1994年9月3日,民族报第961期刊第一版出版)

芝生岳是永靖县教育战线上的老园丁,现任九中党支部书记兼校长。他从事教育工作29年如一日,勤勤恳恳,兢兢业业,在教学、治校方面获得了优异成绩,桃李芬芳,受到人们的称赞,被评为全国优秀教师。

1965年,芝生岳从天水师专毕业后,分配到永靖县教育战线工作,他先后担任过永靖二中、五中的校长,现任九中校长,在29年教学生涯中,他的工作调动不是新校初建,就是后进学校的转变,那里有了困难,组织把他调到那里,可他毫无怨言,服从组织决定,每到一所学校从头做起,调到五中,面对一盘散沙的教育状况,他迎难而上,总结出致使学校教育工作处于瘫痪的原因,没有一个坚强的领导班子,无章可循。他主持制定了校长(副)、教导主任、班主任、任课教师、后勤人员等职责,各司其职、责任到人、奖罚分明。大大调动了广大教师的积极性。八年中,共输出初中毕业生751名,其中121名升入省内外中专,321名升入高中,合格率上升到百分之二十五。学校党支部1983年至1988年连续六年被上级党委评为先进党支部,学校被县委、县政府命名为文明单位,临夏州政府命名为教育战线先进集体,学校党支部被州、县委评为端正党风先进集体、1988年他荣获全省"园丁奖",全县先进教育工作者、优秀党员的称号。

1988年调他到新建的九中任校长后面临的困难是不言而喻

的。他呕心沥血，一心扑在学校里，带领师生填沙坑、美化校园，加强管理，完善制度，强化德育。从年轻教师中培养常全光、杨茂国、杨显正等进入领导班子成为能管能干的助手，还吸收10名教师入党，壮大了教学骨干队伍。他利用学校附近市场的有利条件，在校门口办起了"永靖九中综合服务门市部"，内设"理发"、"餐馆"、"百货"，年创收入1.3万多元，给教师发奖金和超课时补助。用所创收入先后建起了30间宿舍，安排15户教师的住房。他把"老大难"的食堂承包给辞退的临时工，由过去的十人减省到四人，食堂面貌焕然一新，食堂卫生清洁，饭菜多样，价格实惠，师生满意。

芝生岳在繁忙的教学中，关心爱护青年教师，九中青年教师多，他们为找对象发愁，一定程度上影响着教学，他四处奔走牵线，已有六对青年教师在他的撮合下喜结良缘。张淑芳教师的婆婆带孩子，没有住房，他就腾出两间办公室中的一间，而自己和两个孩子挤在一间内。

芝生岳无论走到哪里，他始终坚持自定的一条原则，要师生做到的自己首先做到，以自己的模范言行带动全校师生的自觉行动。深得师生们的尊敬和爱戴，处理和安排教学等日常工作就够忙的了，但他从未脱离过教学第一线，随着年龄的增长，病魔对他的折磨也愈加加剧，胃炎使他不能正常食饮；末梢神经炎使他坐立不安，行动不便，疼痛难忍，但他不顾病痛，边服药，边工作，五中担任初三政治课教学，九中担任高一政治课。由于校长的言传身教，全校教职员工齐心协力，教学质量逐年提高，五年来，一共向高一级学校输送新生187人，大专113人，升学率由1989年的11.7%，提高到现在的25.9%。学校1992年获州委、州政府"教育系统先进集体"奖。芝生岳先后当选县九届、十届党代表，十一届人代表。他的朴实无华，实实在在，默默奉献，从严治校，善于用人，团结奋进的高贵品质和领导能力赢得了上级教育部门的很高评价,1993年被国家教委评为"全国优秀教师"。

县宣传部报到组:褚克智
1994年9月

附录三

业精于勤　拥抱成功

芝生岳　中学高级教师,男,汉族,出生年月：1939年2月,籍贯：甘肃永靖,政治面貌：中共党员,毕业于甘肃省天水师范专科学校,现任县九中党支部书记、校长。

主要业绩：在36年的教育教学生涯中,以身作则,言传身教,忠于职守,艰难开拓,教学中,以勤奋善思见长,注重实际,追求高效,"问答式"、"单元小结式"、"临场断案式"等教学试验效果良好。作为校领导,注重人的因素,鼓励教师爱岗敬业,多渠道自修,形成一支高质量的教师队伍,并大胆培养提拔德才兼备的年轻教师担任领导职务,使领导班子充满活力；学校管理上,"严"字为首,以"法"治校,完善机制,改革创新,逐渐形成良好的学风、教风、校风,为提高教学质量注入了活力,县九中仅建校12年,就有432名学生考入大中专院校。他工作突出,1987年,被评为县优秀共产党员；1988年获省教师"园丁奖",1990年,被评为县优秀德育工作者。1993年9月,被评为全国优秀教师,获全国优秀教师奖章；1993年12月,被选拔为县优秀知识分子；1994年,被选为临夏州第二批专业技术拔尖人才(芝生岳传略见本书35页)。

(五编室)责任编辑：沈俊萍,录入员：石继才
人民日报出版社于
1999年3月3日北京

附录四

州教育志人物栏目对我工作事迹的刊登

芝生岳(1939-),男,汉族,永靖县人,中共党员,中学高级教师。1963年参加教育工作,其后修业于天水师专数学系,先后任永靖县二中、五中、九中校长。从教30余年,吃苦耐劳,勇于奉献,治教有方。永靖二中的新建与发展中,带领教工艰苦创业。作风朴实,待人诚恳,秉性端正。每到一校,从我做起,调查研究,建立健全规章制度,稳定教学秩序。1988年荣获省"园丁奖",1993年获"全国优秀教师奖"并获奖章,1994年评为全州"专业技术拔尖人才"。

附录五

县志人物栏目对我人生的刊登

芝生岳(1939-)永靖县岘塬人,中共党员,中学高级教师。1963年参加教育工作,后进修于天水师专数学系。在30多年教学生涯中,芝生岳全身心投入教育事业,忠厚诚实,注重身教,讲课条分缕析,通俗易懂,深受学生欢迎。他先后任县二中、五中、九中校长。每到一校,率先垂范,调查了解,对教师量材施用,建立健全规章制度,稳定教学秩序,调动人的积极因素,鼓励教师爱岗敬业,多渠道培养提高。县五中教育教学质量在全县独立初中名列前茅,得到社会广泛好评。1986年县九中(初为独立高中)建成后,芝生岳被调任校长。他建立健全各项规章制度的同时,带领师生勤俭建校,几年间使学校面貌焕然一新,教学步入正轨,先后有342名学生考取了大中专院校;1988年荣获甘肃省优秀"园丁奖",1993年被评为"全国优秀教师"并获奖章,1994年被评为临夏州"专业技术拔尖人才",1999年被评为省"优秀教师标兵"。

附录六

我的读后感

芝生郁

我哥生岳所写的回忆录，详读以后，对我触动很深刻，因为他前几篇对家庭的回顾，只言片语与我同脉相连，深感亲切。爷奶的事我辈知之甚少。父辈二人和伯母给我们留下了许多宝贵的精神财富。这"财"不是金钱的财；"富"不是欺诈的富，这财富则是"富贵不能淫，贫贱不能移，威武不能屈"的人生价值，其高风亮节的身影，后辈永远难以忘记。

至于我兄生岳对长辈的孝敬则有口皆碑，"孝者"可谓名副其实，弟兄之间则做到了兄友弟恭的楷模。其回忆情真意切甚是动心。

兄从政后，以"教育"为业，从教37年如一日，孜孜不倦，呕心沥血，爱岗敬业，创校院，立规章，身先士卒。每到一校，其貌焕然一新。与教职工同心，育学生苦读，为祖国培养出了大批的栋梁之材，可谓"桃李遍天下"，"蚕丝蜡烛惠千家"。因而，荣誉常得，褒奖不断，此乃当之无愧。

其余琐事连连，亦当回忆以启后昆，知德报恩，承啟先祖的光辉人生，恪守"公生明，廉生威"训言，让代代兴旺发达。

生 郁
2015年7月1日

附录七

甘为清贫苦为乐，言传身教育新人
——永靖五中校长芝生岳同志先进事迹

芝生岳，汉族，出生于一九三九年九月，甘肃永靖县人。一九六六年毕业于天水师专，毕业后被分配到本县任教，曾先后任县二中（原县农中）、县五中书记兼校长职务。他从事教育工作二十四年如一日，勤勤恳恳、兢兢业业，在教学、治校等方面取得了优异成绩，真可谓桃李芬芳，受到了人们的称颂：不愧为教育战线上的优秀园丁。

以苦为乐

一九六六年，芝生岳同志从天水师专毕业回到自己的家乡永靖后，服从组织分配，到东部困难山区负责县农中的筹建工作。在自然条件、生活条件极差的情况下，他克服了重重困难，建成了初具规模的全县第一所农中（后该校被改名为永靖二中），但教学设施等几乎空白，他在争取上级教育主管部门支持的同时，发动师生开展勤工俭学，学校小型的维修全部自己搞，还办了校办农场，千方百计地增收节支。为了解决学校操场问题，他发动和组织师生利用三年中的劳动课时间将紧挨学校的一条大沟填平。三年中，芝生岳同志除了上课时间外，其他空余时间均和有劳动课的师生们一起挖土填沟，师生们深情地说：“我们每周只有一个下午的劳动课。而我们的芝校长却几乎天天有劳动课！"，在他的带领下，师生们硬是一镐一锨地、一筐一车地将数万方的大沟填成能开小型运动会的操场了，此一项为国家节约了一笔可观的资金。不但解决了没有操场的问题，还扩大了校园，而且也教育了师生。

以身作则

在几十年教育工作中,芝生岳同志始终坚持自定的一条原则:要求师生做到的自己首先做到,身先士卒,以自己模范的言行带动全校师生的自觉行动,深得师生的尊敬和爱戴,起到了不令而其自动的作用。二是十多年来,芝生岳同志一直担任学校领导工作,处理和安排教学等日常工作就够忙了,但他从不脱离过教学第一线,随着年龄的增长,疾病对他的折磨也愈加加剧,胃炎使他不能正常饮食,末梢神经炎使他坐立不安,行动不便,疼痛难忍,但他置自己的病于不顾,边服药边工作,也从不以年高或领导自居,特别是调到县五中后,每年担任初三政治课教学,为了上好课,他经常工作到深夜,一学期光备课札记就有五六本,平时,他似乎不善言辞,可他上课却别有风趣,如给学生讲法制和自由的关系时,他运用既浅显又易懂的比喻:"法制和自由好比玻璃框子和玻璃,窗框子限制着玻璃的自由,一旦窗框子放松了对玻璃的限制,其结果玻璃摔得粉碎。"使学生马上理解了社会主义的自由是法制保护下的自由,绝对的自由是不可能的。学生在反映教学时说:"听芝老师的课,简直是艺术享受"。他不但认真上好每一堂课,还积极带头教学改革。他开展的"问答式"、"单元小结式"、"临场断案式"等教学试验取得了良好的效果。由于他治学严谨,执教认真,创新改革,他带的政治课成绩始终名列前茅,八六年统考,平均成绩77.3分,及格率94%,高分率50%,八七年统考,平均成绩78分,及格率95%,高分率53%。

关心师生

芝生岳同志深刻地认识到,教师是教学工作的主导者,要提高教学质量,必须从各方面调动教师的积极性,特别是尽可能地解决教师生活中的具体困难。解除他们的后顾之忧,这是学校工作中至关重要的一环。因此,他在担任学校领导工作二十九年中,始终对教师关心备至。如从陕西聘请来的李日强老师突然患急性盲肠炎,他就深更半夜找车把李老师送到医院,得到及时治疗。张淑芳老师的婆婆来带孙子,但住房紧张,芝校长马上腾出两间办公室中的一间,而自己和两个孩子挤在一间内。芝生岳同志不仅在生活上关心大家,而且在政治上关心同志们的进步,在他的帮助下,该校二十三名教师有十二名光荣地加入了中国共产党,其中有三位同志进入了学校的领导班子。

工作上他不抓辫子。也不摆架子,对工作中的失误,勇于承担责任,而对荣誉总是一让再让,奖掖年轻人,有荣誉,就让年轻人出头露面,甘当青年的人梯。

芝生岳同志十分重视师生的思想教育。为了配合时事教育,每学期要作四场时事政治报告,还经常组织民意测验,掌握学生的思想动态,以便对症下药,加强思想教育。青年教师何启刚被分配到学校后就以改革为名,不写教案,芝校长发现后,多次与他谈心,使他认识到不写教案的害处,在教师会议上做了自我批评,以后就改正了错误。学生祁国俊因骄傲自满,成绩直线下降,芝老师就帮助他找原因,辨利害,动之以情,晓之以理。经过耐心教育,他的学习目的明确了,态度端正了,进步很快,并在年终获得了优秀成绩奖。

芝生岳同志关心学生,经常深入到学生宿舍了解情况,去年,他发现一部分学生患有传染病,马上与县防疫站联系,利用半月时间。对全校师生进行了一次普查,对患有传染病的人进行了治疗,并做了妥善安排,及时控制了传染病的蔓延。近年来,学生人数猛增,住宿和供应开水十分紧张。他就东奔西跑与有关单位联系,解决了这些问题,他就是这样,凡有利于教学的事,情愿四处求情,而把自己的荣辱毁誉置之不顾。

从严治校

在芝生岳同志的工作调动中,等待他的或是新校初建,或是后近学校待变,但他从无怨言,毫无条件地服从组织的决定,每到一校从头做起,从我做起,特别是调到县五中后,面对近似一盘散沙的教育状况,迎难而上,调查研究,认真虚心地听取各方面的意见集思广益,总结出致使学校教育工作处于瘫痪状态的原因:除了没有一个行正言明的领导班子外,无章可循,于是经过充分酝酿,亲自主持制定了校长(副)、教导主任、班主任、任课教师、后勤人员等职责。各司其职,责任到人,每学期均进行几次检查,并不断使其完善。在具体的工作中,极力维护制度的尊严,按制度办事,这些制度的建立和实施,有力地促进了良好学风、教风、校风的形成,给提高教学质量注入了活力,为了打破以前吃"大锅饭"的现象,制定明确的奖罚制度,学校每年专门拿出一部分资金做奖金。奖励出勤好的同志,奖励班级工作和教学工作中成绩突出者,奖励学习成绩优秀者。这样大大调动了广大师生工作和学习的积极性。近年来,教师中出满勤的、认真搞好班级工作的、积极辅导学生参加第二课堂的人越来越多,八二年以来,学校共输出初中毕业生七百五十一名,其中二百二十一名升入省内外中专,升入高中三百二十一名,合格率为百分之二十五,三名学生曾在《初中生》等报刊社举办的大奖赛中获奖,校党支部八三至八八年连续六年被上级党委评为先进党支部而受奖;八五年学校被县委、县政府命名为文明单位,学校教育工会被县总工会评为先进基层工会受奖,学校被临夏州委、州政府命名为教育战线先进集体;八七年学校党支部被县委、州委评为端正党风工作先进集体受奖;八八年学校出席了省政府临夏教育工作座谈会,芝生岳同志本人也多次被评为全县先进教育工作者、优秀党员,受到表彰奖励。

芝生岳同志虽然在教育教学工作中取得了显著的成绩,但他从不感到满足,在思想上,以一个共产党员的标准严格要求自己;在业务上,总是孜孜不倦,精益求精;在师德修养上,始终以身作则,为人师表,以关心他人为重,置自身的疾病于不顾,为党和人民的教育事业,勤勤恳恳,继续奉献着自己的一切。

永靖五中教师　吴朝阳
1988 年 6 月 25 日

附录八

丹心育桃李　粉笔写春秋
——永靖九中校长芝生岳同志纪实

芝生岳同志是甘肃永靖人,是一位在永靖教育界交口称赞的老教育工作者,在三十多年的教学生涯中,他以一颗朴实无华、坦诚无私的心,勤勤恳恳扎根于基层工作岗位,不骄不躁,谦虚为人,勤奋努力,开拓进取,为永靖的教育事业呕心沥血,做出了不可磨灭的贡献,赢得了永靖教育界的尊敬和爱戴,先后荣获全国"优秀教师"称号、甘肃省"园丁奖",被评为临夏州第二批"专业技术拔尖人才",永靖县"优秀知识分子"、"优秀德育工作者"。

1966年10月,他从天水师专毕业被组织分配到陈井农中,从此开始了他漫长而不平凡的教学生涯。三十多年来,他所教过的学生走了一批又一批,但他始终保持着作风正派、廉洁自律、办事公道、坚持原则、团结同志、知人善任、关心爱护知识分子的优良品质,一直深受广大师生的信赖。1966年,尽管那是一个风雨如磐、教育被荒芜的年代,但他以一个"乡土先生"的使命感,一心扑在教书上,拼命干,认真教,点点滴滴,从不马虎。他从农中到县二中的那段时间,他教高中三个班的政治,他费尽心思,查找资料,请教有经验的教师,常常备课到深夜。他从不打骂学生,爱生如爱子,特别是对犯了错误的学生总是怀着极大的耐心去说服教育,去感动学生正确对待过错。他上课总是联系学生实际,讲解做到透彻浅显易懂,由于他对教材提前做了充分的准备,因而十分熟悉,能融会贯通,举一反三的讲透问题,所以学生特别爱听他的课,爱做作业,几年下来,由于他的勤奋努力,学生的刻苦学习,教学成绩有了不断地提高。逐渐名列全校乃至全县前茅,成了学校的教学骨干。他担任了县二中校长,把教学岁月中几近一半的青春年华奉献给了条件极为落后、处在穷乡僻壤、山大沟深的山区学校。这是一段真实而又难忘的经历,每当谈及这些,他说:"那时候确实苦,但人们精神很好。"

光阴荏苒,风月如梭。1980年,由组织安排他调任为永靖五中校长,翻开他教育生涯新的一页,他仍然没有改变那颗朴朴实实的心,又以高度的责任心服从组织安排,到了永靖五中。他信心百倍,当然困难和阻力也随之而来,因为当时的五中是全县出了名的"烂摊子"学校,每年考不上一个合格的中专生,校风差,教风更差,个别教师既无素质,又无敬业精神,缺课旷工的大有人在,这些人要是校长一问起,就喋喋不休跟你闹个没完,搞"软对抗",事实告诉他,不下定决心狠抓县五中,县五中就没有希望,对不起世世代代面朝黄土背朝天的父老乡亲。于是他吃住在学校,爱人病了也没工夫去照顾,家里的几亩地几近荒芜,要不是靠兄弟的帮助,妻子儿女恐怕难以维持生计,支撑下去。他对学校进行了深入的调查研究,决定在县五中大胆地引入教学评估机制,评估领导班子、评估教职工,拟定了"能者上,不能者下"的管理制度,特别是在教师方面,对个别业务道德水平差、无进取心的教师采取停课,甚至调离学校的强硬措施,严肃校风校纪,在这方面,他确实得罪了一部分人,但他坚定地说:"学校烂,就烂在校风教风不正上,贻误教育,误人子弟,这是最不应该的良心事。"前前后后他对几个教学态度极不端正的教师采取了停、转、离的方式,整顿了教师队伍,强化了学校管理,净化了县五中的教学风气。由于他在"狠""严""硬"字上下了功夫,有魄力地开展了工作,并以身作则,县五中的教风、学风、校风有了根本性的转变,学校面貌焕然一新,不到三年,永靖五中不但实现了考入小中专零的突破,而且成为永靖县各独立初中学校考入小中专和升入高中人数最多的学校。永靖五中从一个全县教育行业的"无名小卒"一下成了全县各中学(独立初中)的"领头羊"。永靖五中也成了一所团结求实创新的学校,1985年被评为甘肃省教育系统"先进集体"。尤其值得指出的是,他不但把县五中抓成了先进模范学校,而且由于他的知人善任,一手培养提拔出了许多年轻教学骨干和青年领导,并涵盖了全县其他中学,有的担任教导主任,有的担任学校校长,还有的提任为县文教局局长,并把一种严谨求实,上进创新的工作作风带到了新的工作岗位,取得了新的成绩。毋庸置疑,他的这种耳濡目染,为永靖教育事业树立了光辉的榜样,成了有口皆碑的事实,尤其他的不计个人名利,甘为人梯是值得称颂的。试想,在改革开放的今天,在贫困落后的少数民族地区,几十年如一日,培养德才兼备的领导干部,是多么的任重而道远,他就是在"校长"这一中间岗位上,传帮接带,为党的教育事业,为永靖人民培养出了一些中坚力量,自己却既没升官,又没发财,而是抓好五中后,义无反顾,又投入新的工作岗位。

1986年,为了解决盐锅峡地区初中毕业生上高中难的实际问题,永靖县委、县政府决定在盐锅峡黄河北岸新建一所独立高中,始名"盐锅峡中学",即现在的永靖九中,新建的学校,新的一方天地,这个重任又落在了他的身上——1988年担任了永靖九中校长。

这,不是一般的调任,事先有人"劝"他:"五中的质量抓上去了,有了功也有了名,见好就收吧,抓九中,这可是刚刚建立才两年的学校,一切都得从零开始。"最后的结论是:稳坐五中。但他说:"我不能为自己而放弃组织的厚望,放弃盐锅峡地区父老乡亲的殷切期望与重托,做人要诚,要上进,要无私,要从大处着想……"就这样,他又一次打点行李,离开了五中,到了九中。

跃入他眼帘的永靖九中,除了二幢单面双层教学楼、一幢两层办公楼、一幢学生住宿楼外就是荒沙草滩,缺少一所中学所应有的其他基础设施,既要抓好学校的教育教学管理,又要建设学校,担子委实不轻。为了九中,为了人民的教育事业,为了改变贫困地区落后的教育面貌,他又一次加足马力,不断奔跑。学校管理不规范,教师教学进入不了状态,他就抓,抓思想、抓制度、抓教研、抓上课,甚至请专家来指导。学校建设缺少资金;他就跑,跑上面、跑地方、跑企业、跑个体户。培养提拔得力骨干,救济困难教师,甚至为青年教师找对象……沧海横流,他从一个年轻人变成了两鬓银霜的老头。这种执着,这种敬业精神,是一种表率的升华和蔓延。孔子曰:"爱之,能勿劳乎?忠焉,能勿诲乎?"中国的知识分子情之根,德之本在于为人,为社会,为国家。他就是这样一个人。

让我们翻开永靖九中的校史看看吧:

1990年,学校成立了"春华"文学社,创办校报《峡风》;

1991年,自筹资金修房34间,解决了17户教师住房问题;

1992年,学校被临夏州评为教育系统"先进集体";

1993年,请兰大教授来校作专题知识讲座;

1993年,学生张小红在当年高考中以全州总分第一名的成绩考入西北建筑工程学院,创下了建校以来最高纪录。同年,校长芝生岳获得"全国优秀教师"荣誉称号;

同年,学校修成三层办公楼一幢,两层单面营业楼一幢,房屋16间。全校师生人数近1800多人;

1995年,学校建成双面教学楼一幢;

1996年,学校修建新食堂;同年举办十年校庆,组织编写《浇灌未来——永靖九中十年史》这部校史。

1997年,省地震局扶贫,建成藏书近3万册的图书馆;

1998年,学校引入电化教学,同年"职工之家"建成;

1999年,硬化学校两个篮球场,即将投入使用……

这点点滴滴,这件件实事,虽然离不开上级领导和有关部门鼎力支持,但无不倾注了这位在永靖教育事业上默默无闻、忠心耿耿工作了三十多个春秋的老教育工作者的心血。他是永靖人民学习的楷模。1998年他因病住进了医院,但永靖九中的发展已使他欣慰满足,因为永靖九中经过十多年的建设和发展,从小到大,已经成为师资力量适中,办学力量较为雄厚,办学效益和社会效益不断提高,已博得了上级领导的肯定和社会各界普遍赞誉的一所六年制完全中学。他实现了当初的诺言:"一定能抓好九中。"如今的九中,是一个环境整洁优美,教室宽敞明亮,富有蓬勃朝气的九中。建校十多年来共向大中专院校输送合格人才近600多人。他们中有的成为工程师、企业家、干部、教师……

如今,他康复出院了,他仍奋斗,还在执着的追求,"踏遍青山人未老","而今迈步从头越",他将那黄河、那丝路文明、唐番古道给予他的点点光辉毫不保留地奉献给土地,奉献给养育了他的家乡人民。

他,就是这样的一个人,一个为党的教育事业不懈奋斗着的老校长、好校长、是永靖人民的骄傲。

永靖九中教师　张金平
一九九九年九月十日

附录九

生平简历

1939年农历二月十二日出生于甘肃省永靖县岘塬镇芝家湾村,时年父亲35岁,母亲26岁。出生后取乳名安福,扎耳眼、戴耳环,意在贵气。

1949年—1950年,上私塾;

1950年—1954年,上陈张初小;

1954年—1956年,上白塔完校;

1956年6月,父亲去世,年仅53岁,我17岁;

1956年—1959年,在莲花上初中;

1959年—1962年,在莲花上高中;

1962年—1963年,在四局当工人;

1963年6月,参加四清运动;

1964年,办肖赵家民校;

1965年,5.4节评为优秀共青团员和"五好青年";

1965年—1966年,在天水师专学习;

1966年—1969年,在陈井农中工作(革委会副主任);

1969年—1980年,在永靖二中工作(副主任—校长);

1971年,加入中国共产党;

1974年,母亲病故,享年61岁,当时我35岁;

1980年—1988年,在永靖五中工作(任校长);

1987年,5.4节共青团甘肃省委颁《绿色希望》光荣证;

1988年8月,被评全县优秀党员;

1988年9月,获省级"园丁奖";

1988年—2000年,永靖九中工作(任校长);

1989年10月,评为县级工会积极分子;

1990年9月,评为县优秀德育工作者;

1990年,出席县十一届人代会和第九次党代会;

1991年,出席省举办农村优秀教师夏令营活动会议;

1993年9月,评为全国优秀教师;

1993年,被评为县级知识分子优秀人才;

1994年7月,民族报刊登《提高教师素质,搞好学校管理》;

1994年8月,评为州级专业技术拔尖人才;

1995年9月,在《中华大地》征文评奖活动中被评为优秀人物奖;

1996年4月,评为中学高级职称;

1999年9月,评为甘肃省优秀教师标兵;

1986年—2005年的县志人物栏目刊登我的简介;

1997年,州教育志人物栏目刊登我的简介;

2000年9月,退休至今。

2006年,岘塬镇党委和镇政府评我为2005年的先进工作者,并颁发了荣誉证书。

后 记

让我萌生写回忆录的想法起于几次与老朋友们的谈话。但让我下定决心的一次是，2014年10月的一天，我的学生也是同事沈明永看望我，我们无话不谈。我对他说："我有很多很多的话对亲朋好友说，可是大家都很忙，没时间经常聊天。"当时他建议："你现在有的是时间，没有特别的爱好，何不把自己的经历和想说的话用文字写成回忆录，这样既满足了你以吐为快的心思，又打发了很多闲暇时间。"听了他的建议，我心中为之一动。我想，乘现在还能动笔，对一些事的记忆还较清晰，写一部回忆录，把它作为我留给子孙的家书，作为一份对亲朋好友的感谢，岂不是美事。

接下来的两个月，我开始打腹稿。回忆录写什么内容呢？我年过古稀，尝过人生的各种滋味；毛泽东时代三十年，我经历过；改革开放的几十年，我体验过。最终我决定从我的童年少年开始写。写完童年少年经历，然后写求学的过程，再写我工作过的几所学校的过程。接着写了我的家乡、家族、家庭的发展变化和传统文化及家教门风，还有亲情方面的感受等。最后写了点退休生活、旅游、探访和点滴体会及感悟人生等。

打了一个月腹稿，动手写时又犯难了，我是数学专业，没怎么写过文章，文学功底差，怎么办？就在这时，我的学生，是亲戚，更是二十多年的忘年交张旭文来看我。我向他表露了我的心思，他欣然答应愿意帮忙。后来的一年多的时间里，我白天尽力回忆并记录我的亲身经历，晚上旭文帮助修改并誊抄一遍，全部写完后打印了几份，再分发给各位好友、学生，让他们帮助修改，提出修改意见、在修改的基础上,再进行补充资料,最后拿出了书稿。交出版社刊印了几十本书。我把这些书分赠给了部分同事、好友、学生及我的家人,算是完成了一件心事。可是,大家看后认为,这本书是临时印本,不是正规出版。他们纷纷建议在进行修改的基础上,交正式出版社出版。我想,这本小册子,是我个人的一点平凡经历,普通得不能再普通了,不足与外人道也,乃羞于示人,再说,我也没有这个经济条件。当时同事、学生们鼓励我,并提出经济方面给予帮助。于是我就答应了,这里我要感谢我的同事,学生们对我的真诚帮助,特别感谢学生张旭文的协助,誊写,修改,是我有信心和恒心完成初稿,还有我弟生郁、同事沈明永、聂明礼对书稿校阅、修改、提出了不少意见,在此表示谢意。

但是,我合卷反思,还是觉得由于自己的经历平凡,回忆录的内容只是平铺直叙。因个人学识肤浅,构思不甚严谨,语言比较土俗,与规格录相比,差之万里。并编写时间短,查阅的资料有限,该说未说的和说得不当的地方不少。希望知我者和不弃我者原谅和指教。

2016 年 10 月 1 日